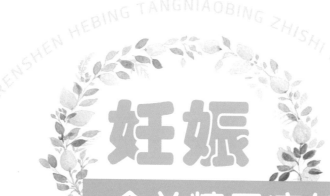

RENSHEN HEBING TANGNIAOBING ZHISHI DUBEN

妊娠

合并糖尿病知识读本

●李映桃 主编

U0395992

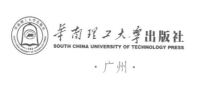

华南理工大学出版社
SOUTH CHINA UNIVERSITY OF TECHNOLOGY PRESS

·广州·

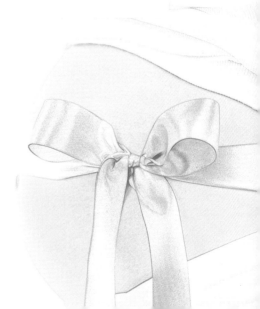

图书在版编目（CIP）数据

妊娠合并糖尿病知识读本 / 李映桃主编 . —广州：华南理工大学出版社，2017.4（2019.5 重印）
ISBN 978-7-5623-5163-4

Ⅰ. ①妊… Ⅱ. ①李… Ⅲ. ①妊娠合并症–糖尿病–防治 Ⅳ. ①R714.256

中国版本图书馆 CIP 数据核字（2016）第 297162 号

妊娠合并糖尿病知识读本

李映桃 主编

出 版 人：卢家明
出版发行：华南理工大学出版社
（广州五山华南理工大学 17 号楼，邮编 510640）
http://www.scutpress.com.cn E-mail: scutc13@scut.edu.cn
营销部电话：020-87113487 87111048（传真）
责任编辑：吴翠微
印 刷 者：广州市新怡印务有限公司
开 本：787mm×960mm 1/16 印张：20.25 字数：375 千
版 次：2017 年 4 月第 1 版 2019 年 5 月第 2 次印刷
印 数：3501～5000 册
定 价：68.00 元

《妊娠合并糖尿病知识读本》
编 委 会

主　任：李映桃　张　莹　梁丽霞

副主任：吴伟珍　李兆生　李湘元

编　委：昝　琼　王　艳　郑　暄　陈海霞　何　青　谢玉珍

　　　　卢澄钰　黄　蓓　陈郁葱　何文君　黎思颖　邓燕红

　　　　罗太珍　孙　斌　陈娟娟　郭　慧　王振宇　关晓宁

　　　　黄德钊　林美兰　黄贤君　白　恬　梁建钟　刘　丹

　　　　黎　蘅　陆秀清　黄蓉芳　陈　琳　闫嘉贺　刘　欣

　　　　麦婷婷　龚　懿　李　泽　黄福儿　钟肖英　李斯韵

　　　　Lemon　曾莉莎　张慧敏　梁永福　束菊萍　谢添香

　　　　邱翠玲　李青联　冯绮雯　Conker　戴　卉　张敬平

　　　　马　莹　罗　昊　张毅敏　徐晓丹　徐丽明　陈思微

　　　　湛献能　黄赟博　刘美兰　刘玉冰　余　琳　李　振

绘　画：陈俐颖　杨露铭　朱苑桐
　　　　华南理工大学设计学院圆梦设计服务队

序

　　近三十年来，我国人民生活水平不断提高，生活方式也发生了巨大改变：高脂、高糖、高蛋白食物摄入量增加，体力活动减少，劳动强度逐渐降低，超重和肥胖的患病率明显增高，这些综合因素造成了妮娠期糖尿病发病率剧增。2015年10月起，我国实行全面二孩政策，部分孕产妇生育年龄较大，她们当中相当一部分孕前已患有糖尿病或是糖尿病高危人群（统称为"糖妈妈"），故糖妈妈的队伍不断扩大。

　　妮娠期高血糖状态属于高危妮娠，可能导致严重的母婴并发症；并且，妮娠期糖尿病的妇女分娩后及其后代罹患2型糖尿病及各种代谢性疾病和心血管疾病的风险明显增高，严重影响了母婴两代的身体健康及其家庭幸福，也影响了我国整体人口素质。

　　早期诊断、合理管理妮娠期高血糖症对保障母婴健康具有十分重要的意义。孕期良好的血糖控制需要糖妈妈与医护人员共同努力，所以糖妈妈深入了解相关知识是妮娠期血糖管理的基础和保障。

　　由广州医科大学附属第三医院产科和内分泌科组成的妮娠期高血糖防控团队，在产科李映桃主任和内分泌科张莹主任带领下，多年来致力于妮娠期高血糖的防控工作，积累了丰富的临床经验，她们将自己在妮娠合并糖尿病防控领域工作的经验和体会编写成

《妊娠合并糖尿病知识读本》。这是一本面向糖妈妈的科普读本，以问与答的形式介绍了妊娠期高血糖防控的相关知识，并有孕妈妈常备知识以及糖妈妈分享的在控糖路上的心得体会，既适合有糖尿病高危因素而又有生育要求的备孕女性，也适合所有高血糖孕妇及其家属阅读。相信对从事妊娠期高血糖防控的基层医务人员也会有较大帮助。

严 励

2016 年 10 月 18 日

（严励，教授，主任医师，博士生导师。中山大学孙逸仙纪念医院副院长、内分泌科主任，中华医学会内分泌学分会常务委员，广东省医学会内分泌学分会主任委员。）

前言

　　妊娠期糖尿病指在妊娠期间首次发生或发现的糖代谢异常，属于严重高危妊娠，通常发生于妊娠中晚期。糖尿病孕妇中 80% 以上为妊娠期糖尿病，糖尿病合并妊娠者不足 20%。近年来，随着人们生活水平的提高和劳动强度的降低，特别是二孩政策的开放，妇女生育年龄提高，妊娠期糖尿病发病率剧增，达到 9%～18.7%，严重影响母婴安全。但医学营养和运动等规范的非药物治疗能使 80% 妊娠期糖尿病患者的血糖得到控制并维持正常。有效的团队、优质的策略以及病患和家属的参与是综合防治妊娠期糖尿病的保障。在医患关系略显紧张的当下，广州医科大学附属第三医院产科三区的控糖团队携手内分泌科独创了"糖糖俱乐部"和"柔济糖妈妈在线"，这种类似互联网＋的温馨健教管理模式，在国内多家医疗机构推广，成效显著，也是广东省适宜技术推广项目。而今，《妊娠合并糖尿病知识读本》集糖尿病知识问答、孕妈妈常备知识、糖妈妈控糖心得等内容，以多种形式阐述了妊娠合并糖尿病相关知识，语言风趣，通俗易懂，便于基层医护工作者、糖妈妈及其家属以及广大育龄妇女作为床头书，方便查阅相关知识点并付诸实践；同时可作为广大非育龄妇女了解相关知识的口袋书。

　　本书经过 5 年的酝酿，最终顺利出版，感谢、感恩的人太多。

首先感谢我先生和儿子，他们无微不至的关心及提供的"智囊"是我编写的源泉；然后要感谢赖永洪书记、程东海书记和陈德院长，他们的支持和鼓励是我前行的明灯；最后要感谢我们控糖团队的所有人，包括拍摄人员、产科和内分泌科所有医护人员、糖妈妈们、漫画组的小妹妹们、华南理工大学的朋友们，他们是我驾驶"控糖马车"的永动力！

李映桃

于美国路易斯维尔

2016 年 10 月 22 日

妊娠合并糖尿病知识读本

目录

糖尿病孕产妇知识问答

病因和高危因素篇

营养管理篇

母胎监护篇

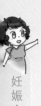

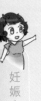

药物治疗篇

妊娠期糖尿病与代谢综合征

群策妙计　悦享甜蜜
——孕妈妈常备知识

随糖演绎　偶有主意

——糖妈妈控糖心得

附录　糖妈妈常用工具表

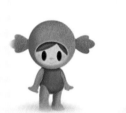

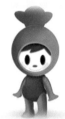

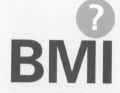

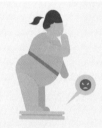

BMI

糖尿病
孕产妇
知识问答

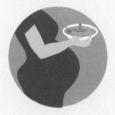

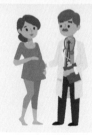

病因和高危因素篇

（广州医科大学附属第三医院　李兆生，李映桃，张莹）

1. 什么是妊娠期糖尿病？

妊娠期首次发生或发现的不同程度的糖代谢异常，包括一部分妊娠前已患有糖尿病但未曾获得诊断而仅此次妊娠期被发现的糖尿病患者。

2. 糖尿病分哪几种类型？

① 1 型糖尿病——胰岛素依赖型；② 2 型糖尿病——非胰岛素依赖型；③ 其他；④ 妊娠期糖尿病（GDM）。

3. 糖尿病的 White 分级标准是什么？

White 分级标准：

级别	诊断指标
A 级	妊娠期糖尿病。A1 级：单纯依靠饮食控制治疗；A2 级：需要加用胰岛素治疗
B 级	发病年龄＞ 20 岁，糖尿病病程＜ 10 年
C 级	发病年龄 10～19 岁，病程 10～19 年
D 级	发病年龄＜ 10 岁，或病程＜ 10 年，或眼底有背景性视网膜病变伴有高血压
E 级	发病年龄＜ 10 岁，病程＞ 20 年，伴盆腔动脉硬化
F 级	已合并有糖尿病肾病（尿蛋白＞ 300 毫克/天）
R 级	已合并有眼底增殖性视网膜病变或玻璃体出血
R1 级	同时合并有 R 与 F 两级病变
H 级	已合并有冠状动脉硬化性心脏病
T 级	有肾移植史

3

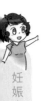

4. 为什么发生妊娠期糖尿病的准妈妈越来越多?

近年来,随着人们生活水平的提高和劳动强度的降低,我国育龄妇女的生活方式发生了巨大改变,高脂、高糖、高热量食物摄入量增加,久居不动、出门以车代步、疏于运动等造成营养过剩。简言之:没有"管住嘴"和"迈开腿"。另外,全面二孩政策实施后,妇女生育年龄增大,妊娠期糖尿病发病率剧增,由 4% 增高至 9.7% ~ 25%。

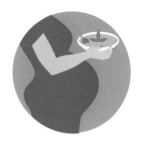

5. 为什么要重视妊娠期糖尿病?

因为这属于高危妊娠,如果母体罹患糖尿病,胎儿置身在母体高血糖环境中,会导致高胰岛素血症,胎儿脂肪细胞增加,使得子代在儿童期肥胖、成年期糖耐量受损和糖尿病发生,造成两代人罹患糖尿病的恶性循环。

6. 什么是体重指数?

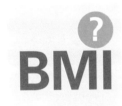

身体质量指数,简称体质指数(Body Mass Index,BMI),又称体重指数,是用体重(千克)除以身高(米)平方得出的数字,即 BMI= 体重(千克)/身高的平方(米^2)。例如,身高为 1.6 米的孕妇,怀孕前体重为 64 千克,她的 BMI=64÷(1.6×1.6)=25 千克 / 米^2。

BMI 可反映身体是否超重和肥胖。在衡量身体因超重而面临心脏病、高血压等风险时,比单纯地以体重来认定更准确。

目前,BMI 是国际上常用的衡量人体胖瘦程度以及是否健康的一个标准,主要用于统计。当我们需要比较及分析同一体重对于不同高度的人所带来的健康影响时,BMI 值是一个中立而可靠的指标。

7. 国际上用 BMI 评估健康的标准及其与疾病的相关风险是什么?

单位:千克 / 米^2

	WHO 标准	亚洲标准	中国标准	相关疾病(糖尿病、高血压等)发病危险性
偏瘦	< 18.5	< 18.5	< 18.5	低(但其他疾病危险性增加)

	WHO 标准	亚洲标准	中国标准	相关疾病（糖尿病、高血压等）发病危险性
正常	18.5 ~ 24.9	18.5 ~ 22.9	18.5 ~ 23.9	平均水平
超重	25.0 ~ 29.9	23 ~ 24.9	24 ~ 27.9	增加
肥胖	30.0 ~ 34.9	25 ~ 29.9	≥ 28	中度增加
重度肥胖	35.0 ~ 39.9	≥ 30	—	严重增加
极重度肥胖	≥ 40.0	—	—	非常严重增加

注：最理想的体重指数是 22。

8. 什么是标准体重、理想体重及消瘦和肥胖的定义？

身高 150 厘米以上者：
标准体重（千克）= 身高（厘米）－105
理想体重：标准体重 ±10%
体重状况（％）：（实际体重 － 理想体重）
÷ 理想体重 ×100%
肥胖：实际体重状况 ≥ 20%
消瘦：实际体重状况 ≤ － 20%

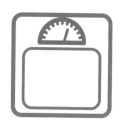

9. 想要降低妊娠期糖尿病风险，孕期体重控制标准是什么？

低体重者（BMI < 18.5 千克/米^2）、正常体重者（18.5 千克/米^2 ≤ BMI < 25 千克/米^2）、超重者（25 千克/米^2 ≤ BMI < 30 千克/米^2）、肥胖者（BMI ≥ 30 千克/米^2）孕期增重应分别控制在 12.5 ~ 18、11.5 ~ 16、7 ~ 11.5、5 ~ 9 千克。中晚期每周增重值约为 0.5、0.4、0.3、0.2 千克。

10. 腰臀比是什么？和妊娠期糖尿病的发病有关吗？

腰臀比是腰围和臀围的比值，当男性腰臀比大于 0.9，女性大于 0.8，可诊断为中心性肥胖。妊娠期糖尿病或妊娠期糖耐量异常孕妇，孕前腰臀围比、BMI、腰围均高于正常糖耐量人群，腰臀比、BMI、腰围与糖尿病关系密切。腰臀比被广泛用于评估体内向心性脂肪堆积，其中，腰围反映体内总脂肪及腹腔内脂肪含量，而肥胖特别是向心性肥胖普遍存在胰岛素抵抗。因此，通过孕前对腰臀围测定、孕前体质量测定筛查出高危妇女，并及时指导她们控制腰臀比及身体质量指数增长，使之达到正常水平有着重要意义。

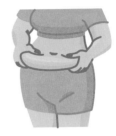

11. 妊娠期糖尿病妇女越瘦越好吗？

不是。体重控制过度，会影响胎儿生长发育，发生宫内生长受限；如果完全不予控制，想吃就吃，血糖控制不佳，胎儿迅速增大。饮食管理不仅要控制孕妇合理摄入热量，还需控制其体重每周增长 300 ～ 400 克，且以不能有饥饿感为最佳。其饮食管理及控制越早越好，但不能控制过度。

12. 妊娠期糖尿病与年龄相关吗？

是的。年龄在 33 岁以上，尤其是 35 岁以上的高龄孕妇患妊娠期糖尿病的风险增加。据研究，年龄在 35 ～ 40 岁和 40 岁及以上的孕妇，发生妊娠期糖尿病的危险分别是 25 岁以下孕妇的 5.2 倍和 8.2 倍。

13. 妊娠期糖尿病与家族史有关吗？

糖尿病家族史是妊娠期糖尿病的危险因素，有糖尿病家族史者妊娠期糖尿病的危险是无糖尿病家族史者的 1.55 倍，而一级亲属中有糖尿病家族史者升高到 2.89 倍。

14. 曾经患过妊娠期糖尿病，下一次怀孕一定会再次患病吗？

不一定，但再次妊娠时复发率高达 33% ～ 69%，并且远期患糖尿病概率增加，有 17% ～ 63% 的可能性将发展为 2 型糖尿病。

15. 多囊卵巢综合征与妊娠期糖尿病是否相关？

多囊卵巢综合征（PCOS）是育龄期女性最常见的内分泌疾病之一，研究发现有多囊卵巢综合征病史的孕妇发生妊娠期糖尿病的概率较高，并且妊娠前服用治疗多囊卵巢综合征的药物及降糖药物并不减少罹患妊娠期糖尿病的风险。但生活方式改变，特别是减重对减少妊娠期糖尿病的发生以及减轻其严重程度有很大好处。

16. 异常分娩史与妊娠期糖尿病是否有关呢？

有关。既往分娩先天畸形儿、巨大儿及胚胎停止发育等不良产科疾病与妊娠期糖尿病的关系越来越受到重视。有研究表明，既往有产科不良病史、患妊娠期糖尿病的妇女再次妊娠时，再发妊娠期糖尿病的概率显著升高。所以，有这些不良孕产史者，糖尿病的筛查和治病一定要规范。

17. 我那么瘦为什么也会患糖尿病？

肥胖只是妊娠期糖尿病其中一个高危因素，还有其他高危因素，例如高血压、糖尿病家族史、多囊卵巢综合征、高龄妊娠等，所以瘦人不一定没有妊娠期糖尿病，胖人也不一定有妊娠期糖尿病。妊娠期糖尿病通过口服葡萄糖耐量试验（OGTT）检查来诊断。

18. 罹患甲状腺功能亢进症（甲亢）的孕妇会患妊娠期糖尿病吗？

会的。因为生理水平的甲状腺激素在糖代谢中，既有升血糖作用，也有降血糖作用，但升血糖作用较降血糖作用略强。甲状腺激素可促进小肠葡萄糖和乳糖的吸收，促进糖异生及肝糖原的合成与分解，加速葡萄糖的氧化和利用，与其他激素一起维持血糖稳定。而甲亢患者体内甲状腺激素合成分泌增多，致使葡萄糖代谢异常，升血糖作用加强，出现继发性血糖增高，患者表现为糖耐量减低或轻型糖尿病。甲亢孕妇应进行常规血糖检测，必要时进行糖耐量试验，以免糖尿病的漏诊和误诊。

19. 有嗜铬细胞瘤的孕妇会同时患妊娠期糖尿病吗？

会的。嗜铬细胞瘤起源于肾上腺髓质、交感神经节或其他部位的嗜铬组织，可持续或间断地释放大量儿茶酚胺（肾上腺素、去甲肾上腺素）。高浓度的儿茶酚胺可使肝糖异生增加、加速肝糖原分解、抑制胰岛素分泌，造成糖耐量减退，最终导致血糖升高。临床上可通过测定血、尿儿茶酚胺及其代谢物进行定性诊断。

20. 妊娠期糖尿病会增加巨大胎儿的发生率吗?

妊娠期糖尿病巨大胎儿的发生率高达 25% ～ 42%，其原因是，孕妇血糖高，胎儿长期处于母体高血糖刺激胎儿胰腺自分泌致高胰岛素血症的环境中，促进蛋白、脂肪合成和抑制分解作用，导致胎儿躯体过度发育，脂肪皮下积聚，体重过度增长。

21. 怀孕期间如何降低妊娠期糖尿病风险?

怀孕期间注重良好的生活方式，食物的营养均衡摄入，适当增加新鲜水果、蔬菜、牛奶等摄入量，避免高脂肪、高热量食物的大量摄入，并且能进行适当的孕期运动，避免体重过度增加。孕前和孕期控制体重在恰当增长范围，可降低妊娠期糖尿病发生风险。简言之："管住嘴，迈开腿。"

22. 怀孕期间羊水过多与妊娠期糖尿病有关吗?

羊水过多除了与胎儿疾病、多胎妊娠、胎盘脐带等病变相关外，还与妊娠期糖尿病相关。妊娠期糖尿病羊水过多发生率较非糖尿病孕妇高10倍。其原因可能与胎儿高血糖、高渗性利尿从而导致胎尿排出增多有关。

23. 有高危因素者如何早期发现妊娠期糖尿病?

怀孕期间定期产检，尽早进行糖耐量实验。若首次产检发现空腹血糖 ≥ 7.0mmol/L，餐后 2 小时血糖 ≥ 11.1mmol/L，则诊断糖尿病合并妊娠。若进行口服葡萄糖耐量试验检查，服糖前，服糖后 1 小时、2 小时的血糖值应分别低于 5.1、10.0、8.5mmol/L（92、180、153mg/dL）。任何一项血糖值达到或超过上述标准即诊断为妊娠期糖尿病。

24. 避免高能饮食，每日推荐能量摄入是多少?

低体重者、正常体重者、超重者每日能量摄入推荐分别为 35 ～ 40、30 ～ 35、25 ～ 30 千卡 / 千克。

25. 导致妊娠期糖尿病病情加重的高危因素有哪些?

① 患了妊娠期糖尿病因无不适而常不自知。据统计，漏诊的妊娠期糖尿病孕妇中，约 1/3 发生酮症酸中毒。妊娠酮症酸中毒中 30% 为未诊断

的新发糖尿病，而妊娠酮症酸中毒导致的胎儿死亡率为 9% ～ 85%，近年呈下降趋势，约 9%；孕产妇死亡率＜ 1%。因此，如果糖妈妈得了妊娠期糖尿病而不自知，就危险了。

② 治疗不规范。很多糖妈妈明明已经被诊断患有妊娠期糖尿病，却不控制饮食，懈怠运动，连用药也不按医嘱规律或随意停药，甚至个别因害怕药物对胎儿的影响或怕"上瘾"坚决不同意用药，导致血糖失控并出现母胎并发症，严重可导致酮症酸中毒、感染、羊水过多、流产、早产、死胎、死产和新生儿死亡等危急状态。

③ 自幼患病的糖妈妈。糖尿病患儿以每年 10% 的幅度上升，现已占全部糖尿病人数的 5%。这些女童成年后，孕前需评估能否妊娠，因为孕期糖尿病病情会加重并易出现严重的母胎并发症。

④ 妊娠期糖尿病伴妊娠期高血压。糖妈妈发生妊娠期高血压疾病的可能性较非糖尿病孕妇高 2 ～ 4 倍。妊娠期糖尿病并发妊娠高血压疾病可能与存在严重胰岛素抵抗状态及高胰岛素血症有关。高血压患者容易患上糖尿病，糖尿病患者也易合并高血压，当两者"狼狈为奸"后，妊娠期糖尿病使得妊娠期高血压更难治疗，妊娠期高血压反过来又会加重妊娠期糖尿病病情，母胎预后更糟糕。

⑤ 妊娠期糖尿病合并感染。感染是糖尿病主要的并发症，未能很好控制血糖的孕妇易发生感染，感染亦可加重糖尿病代谢紊乱，甚至诱发酮症酸中毒、未足月胎膜早破、感染性流产、早产等急性并发症。

⑥ 糖妈妈罹患其他疾病，服用升高血糖的药物而又忽略检测。

26. 孕 6 ～ 8 周血糖检测为糖耐量异常，宝宝能要吗？

可以要。若糖化血红蛋白小于 6.5%，对胎儿生长发育影响不大。但孕妇一定要注意生活方式管理，并定期检测血糖，必要时在医生的指导下进行药物干预，避免发展为糖尿病。

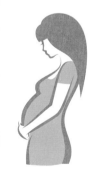

27. 若孕 26 周一次口服葡萄糖耐量试验检查正常，还有必要再复查吗？

若有妊娠期糖尿病高危因素，或有体重增长过快、羊水过多、大于胎龄儿、反复尿糖阳性等情况，必要时可在孕 28 ～ 34 周重复口服葡萄糖耐量试验检查。

28. 妊娠期糖尿病患者产后如何规范随访？

产后 6 ～ 12 周行口服葡萄糖耐量试验血糖筛查。

口服葡萄糖耐量试验筛查正常者：有高危因素的妇女一年一次口服葡萄糖耐量试验血糖筛查，两次口服葡萄糖耐量试验筛查之间可检测空腹血糖；无高危因素的妇女三年一次口服葡萄糖耐量试验血糖筛查。

口服葡萄糖耐量试验异常：空腹血糖 6.1 ～ 7.0mmol/L，餐后 2 小时血糖 7.8 ～ 11.1mmol/L（IGT），则每 3 个月随访 1 次，内分泌科随访。

口服葡萄糖耐量试验为糖尿病：空腹血糖 ≥ 7.0mmol/L，餐后 2 小时血糖 ≥ 11.1mmol/L 转内分泌科处理。定期医院监测糖化血红蛋白、尿蛋白、血脂、血糖、血压等。建档，做好随访登记，参与糖尿病科普知识学习。

29. 妊娠期糖尿病患者需要定期检测微量蛋白尿吗？

需要。妊娠期糖尿病患者微量蛋白尿更常见，因此需定期检测。在孕中后期，尿微量蛋白阳性的孕妇子痫前期、早产、胎膜早破、胎儿生长受限的发生率明显高于尿微量蛋白阴性的孕妇，尤其在孕早期，微量尿蛋白阳性者子痫前期的发病风险是微量尿蛋白正常者的 4 倍。此外，尿微量蛋白水平与早产发生率相关。有学者认为孕中后期尿微量蛋白阳性是孕妇发生子痫前期、早产、胎膜早破、胎儿生长受限的独立危险因素。

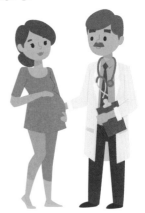

30. 出现妊娠期尿糖阳性怎么办？

约 15% 孕妇饭后出现妊娠期生理性糖尿，若妊娠早期反复出现尿糖阳性，则应警惕妊娠期糖尿病的发生。及时行口服葡萄糖耐量试验检查，也要注意尿糖阳性者易合并尿路感染。

31. 妊娠期间出现白带异常需要注意什么？

应及时检查白带常规，妊娠期糖尿病是细菌性阴道病和反复外阴阴道假丝酵母菌感染的高危因素之一。应及时就诊和治疗。

32. 哪些人孕前需要进行糖尿病的筛查？

超重或肥胖（BMI ≥ 25 千克 / 米 ^{2}，亚裔美国人 BMI ≥ 23 千克 / 米 ^{2}）且有一个以上其他糖尿病危险因素的无症状的成人，不论年龄，孕前均应进行检查以评估未来患糖尿病的风险。

33. 使用哪些指标进行糖尿病筛查？

孕前使用空腹血糖、随机血糖、餐后 2 小时血糖、糖化血红蛋白检测及葡萄糖耐量试验等进行糖尿病筛查。

34. 孕期行口服葡萄糖耐量试验检查正常，孕晚期检查空腹血糖为 5.1mmol/L，能诊断为妊娠期糖尿病吗？

若 2 次孕晚期检查空腹血糖 ≥ 5.1mmol/L，即可诊断。

35. 有糖尿病病史者孕前需要进行一次系统的全身检查吗？

需要。检查项目包括空腹和餐后 2 小时血糖、糖化血红蛋白、甲状腺功能、尿常规、肝肾功能、血脂、血压、心电图、眼底等检查。

36. 有糖尿病病史者孕前需要进行哪些咨询？

应详细了解妊娠可能对糖尿病病情的影响，包括孕前控重及其方法，妊娠前及妊娠期需积极控制所达到的目标血糖的标准，孕期高血糖和低血糖的诊断和预防，孕前和孕期如何均衡营养、适宜运动、定期血糖检测和适宜的药物治疗及其调整等。

37. 有糖尿病病史的妇女孕前如何评估病情及能否妊娠？

需要强调的是，需要药物治疗的糖尿病妇女，计划妊娠前应找产科和内分泌科医生一起评价糖尿病的危重度，是否存在并发症，如糖尿病视网膜病变、糖尿病肾病、神经病变和心血管疾病等。知情同意原则，进行母胎风险评估。

已存在糖尿病慢性并发症者，妊娠期症状可能加重，需在妊娠期定期检查时由产科和内分泌科医生共同重新评价，然后由内分泌科和产科医生对患者的病情进行评估，符合条件者方可怀孕。

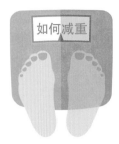

38. 有糖尿病病史的妇女孕前如何减重？

对于糖耐量异常（IGT）、空腹血糖受损（IFG）或糖化血红蛋白在 5.7% ～ 6.4% 之间的超重的糖尿病患者，孕前目标是通过营养和运动，减轻体重的 7%，使体重指数（BMI）< 25 千克 / 米^2。

39. 有糖尿病史的妇女孕前需要减压和心理调适吗？

需要。应激会增加体内胰岛素拮抗激素的产生，从而引起血糖升高。如果糖尿病妇女处在很多应激的重压之下，糖尿病护理将变得很难进行。长期应激还会导致抑郁。糖尿病妇女情绪状态的变化较普通人更明显，要安排好工作和生活，减少来自单位和家庭的压力，让家庭参与妊娠合并糖尿病的科学管理，获得家庭的支持和配合，让治疗和监护更容易，渐渐学会自我心理调整和减压，从容应对妊娠所造成的种种生理上的不适，以及妊娠合并糖尿病可能增加监护和治疗所带来的痛楚，必要时看心理科医生，进行心理辅导。

40. 糖妈妈如何发现合并妊娠期高血压疾病呢？

糖妈妈合并妊娠期高血压疾病的概率是非糖尿病孕妇的 2 ～ 4 倍，注意警惕与妊娠期高血压相关的不适，如头晕、头痛及睡眠不佳等；一周内体重增加超过 0.5 千克并出现双下肢水肿等情况。每次产前检查时应监测血压及尿蛋白，若血压高于 140/90 毫米汞柱，就可诊断为合并妊娠期高血压疾病。

41. 糖妈妈如何做好自我检测血压前准备？

首先要采用经过核准的水银柱或电子血压计，测量血压前必须处于安静休息的状态，在测量前 30 分钟内禁止饮用咖啡，排空膀胱。最好采用坐位来测量上臂肱动脉部位血压。绑袖带应该松紧有度，绑好时宜刚好可塞进一根手指，避免穿过厚或有弹性阻力的衣服（如毛绒衣等）。

42. 糖妈妈若合并慢性高血压，每天什么时间测量血压更准确？

正常人的血压呈现明显的昼夜节律，日间血压较高而夜间血压明显降低。因此，建议孕妇若血压偏高，则分三个时间点监测血压：早上起床后、下午午休后、晚上睡觉前。这三个时间点患者多数为安静休息状态，能够比较准确反映患者昼夜血压变化规律，测量后应注意记录收缩压、舒张压以及脉搏，这样一定程度上可协助医生判断病情并调整用药方案。

43. 糖妈妈如何区分慢性高血压合并妊娠和妊娠期高血压疾病？

慢性高血压合并妊娠指孕前就发现高血压，孕期若血压控制良好，预后较好，产后依然会高血压，为严重高危妊娠，常合并子痫前期，出现蛋白尿。

妊娠期高血压疾病指孕 20 周后发生的高血压水肿和蛋白尿综合征。若血压大于 140/90 毫米汞柱，尿蛋白阳性，可诊断，随孕周病情进展，引起母体多器官功能损害，终止妊娠后病情会好转。

44. 糖妈妈如何知道自己羊水过多？

糖妈妈羊水过多发病率为 10%，为一般孕妇的 10 倍。注意肚子是否大得过快，是否伴有夜间不能平卧和呼吸困难，以及产检的宫高曲线及子宫张力，如宫高增长过快，或子宫张力增大，应及时进行 B 超检查。了解羊水量，羊水指数大于等于 25 厘米或羊水最大暗区大于等于 8 厘米就可确诊。

45. 糖妈妈如何知道自己羊水过少？

注意孕妇的宫高曲线，如果连续 2 周、不连续 3 周宫高和腹围增长曲线小于同孕周的 3% 或 5%，孕妇体重无明显增长，要及时进行 B 超检查。了解羊水量，若羊水大区小于 2 厘米或羊水指数小于 5 厘米，即可诊断。这与胎儿宫内缺氧、出生缺陷和胎盘功能不良及过期妊娠有关。要特别注意。

46. 慢性乙型肝炎病毒感染和妊娠期糖尿病有关吗？

有研究表明，年龄、肝功能状态是妊娠期糖尿病发生的高风险因素。HBV 感染状态不增加妊娠期糖尿病的发病率，不影响妊娠期糖尿病孕妇的妊娠结局，但妊娠期糖尿病合并慢性乙型肝炎者应注意新生儿窒息的发生。

47. 糖妈妈如何警惕酮症酸中毒的发生？

糖妈妈妊娠期出现不明原因恶心、呕吐、乏力、头痛甚至昏迷，

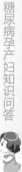

应尽早入院，注意检测血糖和酮体水平，必要时行血气分析，明确诊断。实验室检查显示：高血糖＞13.9mmol/L（250mg/dL）、尿酮体阳性、血pH＜7.35、二氧化碳结合力＜13.8mmol/L、酮体升高、电解质紊乱。

48. 妊娠期糖尿病妇女，多久产检一次？

妊娠期糖尿病妇女在36周前每1～2周产检一次，36周后每周产检一次。

49. 糖妈妈如何预防早产？

糖妈妈早产率明显高于非糖尿病孕妇，发生率为10%～25%。控糖理想可预防早产。对妊娠合并糖尿病、宫颈机能不全者，建议12～14周行预防性宫颈环扎术，特别注意预防细菌性阴道病导致的胎膜早破和早产。而对妊娠期血糖控制不满意以及需要提前终止妊娠者，应在计划终止妊娠前48小时促胎儿肺成熟。但抑制宫缩的药物（如安宝）及促胎儿肺成熟药物（如地塞米松）均可升高血糖，使用时注意血糖监测和调整降糖药物剂量。

50. 糖妈妈如何预防细菌性阴道病？

培养良好的卫生习惯，饮食卫生，家居要通风，衣着要舒适，穿着棉质内衣裤，勤洗澡和更衣，内衣裤要分开清洗并日光曝晒；避免工作和舟车辛劳，尽量降低感冒、腹泻、阴道炎和尿道炎的发生。另外，控制血糖达标是预防细菌性阴道病的主要手段，一旦出现感染征兆，应及时就医。

51. 妊娠期糖尿病对母儿有何风险？

妊娠期糖尿病对产妇和围产儿的危害很大，不仅可引起产妇流产率、妊娠期高血压疾病发生率、羊水过多发生率和感染率增加，而且还可提高畸胎儿、低体重儿和巨大胎儿发生率，以及胎儿红细胞增多症、新生儿高胆红素血症、新生儿低血糖和新生儿呼吸窘迫综合征发病率。如果不对妊娠期间的高血糖及时进行控制，将会增加母儿的近期并发症（如剖宫产、肩难产、子痫前期）及远期不良结局（如代谢综合征等）。并且，曾患妊娠期糖尿病女性将来发展成为2型糖尿病概率明显增加。

52. 妊娠期糖尿病孕妇如果血脂高有何危害?

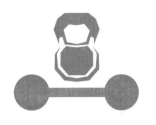

妊娠期糖尿病孕妇如果合并有高血脂,可明显提高子痫前期、早产以及巨大儿的发生率。因此,关注孕早期血脂水平,及时予以干预,有助于降低妊娠期糖尿病的发生,对于妊娠期糖尿病孕妇在严格控制血糖的同时应严密监测血脂水平,有效降低血脂水平能显著改善母儿的结局。

53. 曾患过妊娠期糖尿病的妇女,以后一定会得糖尿病吗?

不一定,但发生率会高达60%。诊断了妊娠期糖尿病的产妇的孕周早、空腹血糖高、需要胰岛素治疗是产后发生糖尿病的高危因素。研究显示,糖尿病家族史、BMI 高、高脂血症、妊娠期糖尿病孕妇合并妊娠期高血压疾病、羊水过多及巨大儿等合并症可增加产后得糖尿病的概率,所以,诊断妊娠期糖尿病的孕周愈早、有糖尿病家族史、孕期应用胰岛素控制血糖、高 BMI、高脂血症均为产后糖代谢恢复的影响因素,这一部分人群应特别注意。

54. 糖尿病会不会遗传给下一代?

目前已知,单基因突变所致的糖尿病(如 MODY 和线粒体基因突变糖尿病)具有较高的遗传性,但临床上占绝大多数的糖尿病是 2 型和 1 型,其发病与遗传因素、环境因素、免疫因素等多种因素有关,而且它遗传的不是糖尿病本身,而是糖尿病的易感性。换句话说,糖尿病患者的后代未必一定会得糖尿病,但患病的概率确实要比非糖尿病患者的后代高一些。如果父母双方都有糖尿病,其后代发生糖尿病的概率会更高。但糖尿病不是不治之症,不需太过惊慌,也不建议孕前和孕期对胎儿是否罹患糖尿病进行产前诊断。

55. 夫妻间是否会传染糖尿病?

糖尿病是可以在夫妻间"传染"的,不过传播的媒介不是空气、细菌等传染源,而是生活方式。配偶间相同的生活方式,导致与生活方式极度相关的糖尿病会高发。另一种意义的"传染"——夫妻同患一种病,而且可能后代也患糖尿病。

56. 有糖尿病家族史的糖妈妈在日常生活要注意什么?

早期给予科学饮食和运动干预能改善胰岛素抵抗,降低妊娠期糖尿病的发生,并改善妊娠的结局和减少母婴并发症。

57. 妊娠期糖尿病和糖尿病合并妊娠是同一回事吗?

妊娠期糖尿病就是说怀孕以前没有糖尿病,在怀孕期间由于种种激素因素而产生抵抗胰岛素的作用,使血糖升高,从而形成所谓妊娠期糖尿病。这种患者在分娩以后,部分发展成糖尿病,还有部分患者血糖恢复正常,但是多年后,其中也有部分可发展成糖尿病。所谓糖尿病合并妊娠就是先有糖尿病后怀孕,如果口服葡萄糖耐量试验达到糖尿病的诊断标准,可认为怀孕前就有糖尿病了。不管是妊娠期糖尿病还是糖尿病合并妊娠,都属于高危妊娠,如不加以控制,对母亲和胎儿的危害都很大。

58. 妊娠期糖尿病对母婴的危害这么大,如何尽早发现呢?

①产前检查,定期做好产前检查是发现疾病的重要方法之一。

②有不明原因的死胎、死产、巨大胎儿、畸形儿等分娩史,再次妊娠应该引起重视,提前进行产前检查。

③有糖尿病史、多囊卵巢综合征患者或有糖尿病家族史者,怀孕时应到医院进行相关的产前检查和咨询。

59. 糖妈妈需要注意睡眠时间和质量吗?

需要。因为人体需要通过睡眠来调节,胰岛素的自然分泌有昼夜节律性,睡眠不规律或睡眠时间不足,都会影响其血糖的波动,高血糖和低血糖极易发生,产后抑郁也易发生。

60. 糖妈妈各种睡姿分别对于孕妇和胎儿有怎样的影响?

① 左侧卧位:可纠正增大子宫的右旋,能减轻子宫对下腔静脉的压迫,改善血液循环,增加对胎儿的供血量,有利于胎儿的生长发育。

② 向右侧卧:因为下腔静脉的位置正好处于腹腔脊椎的右侧,膨大的子宫不但会压迫下腔静脉,而且子宫还会有不同程度的向右旋转,血管受到牵拉,从而影响胎儿的正常血液供应。

③ 仰卧位：有研究指出，妊娠期妇女坐位及仰卧位时的上呼吸道口径如口咽结合部、咽部明显狭窄于非孕及产后妇女。仰卧位时尿量增加，夜尿增多，可使妊娠期妇女夜间睡眠间断次数增多，致睡眠时间减少及睡眠质量下降。妊娠晚期不宜仰卧，否则易患孕期仰卧位综合征。仰卧时巨大的子宫压迫下腔静脉，会使回心血量及心输出量减少而出现低血压，孕妇会感觉头晕、眼前发黑、心慌、恶心、憋气，且有面色苍白、脉搏增快而细弱、四肢无力、出冷汗等症状，即患上孕期仰卧位综合征。

61. 糖妈妈睡多长时间最佳?

个体有差异，以消除疲劳、使身体舒适为度，养成良好的作息习惯。平均睡眠时间为每晚睡眠 7 ～ 8 小时。除每晚的睡眠外，糖妈妈还应该在白天有 30 ～ 60 分钟的休息时间。但同时也要注意，要是每天的睡眠时间过长，就会让体重增加过多，血糖也难控制；若睡眠不足，身体抵抗力差，容易罹患各种生理和心理疾病。

62. 糖妈妈怎样提高自身睡眠质量?

① 洗个热水澡或者用热水泡脚，水温控制在 35 ～ 38℃为宜，时间为 20 分钟左右。

② 睡前喝牛奶有利于安眠，但注意一定要提前两个小时喝。

③ 内衣、睡衣要选好。睡觉要保持身体清爽，内衣、内裤要选择棉织品，睡衣要宽松、舒服。

④ 保持卧室通风，开空调时间不要太久，可适当吹吹电风扇，感觉清凉舒适有利于胎儿的发育。另外，卧室最好采取一些隔音和挡光的措施，以避免噪音和强光影响睡眠。

⑤ 尿频严重时影响睡眠质量，所以临睡前不要喝过多的水或汤。

⑥ 夜间少看喜剧和惊悚片，夫妻和睦相处，睡前不要胡思乱想。

⑦ 心理干预。有心理和工作的压力应及时找心理科医师排解，减轻孕期焦虑抑郁情绪。

63. 在不同孕周（早中晚），该采取怎样的睡姿更有助于良好睡眠?

① 妊娠早期（1 ～ 3 个月）可随意，不必过分强调睡眠姿势，但应改变以往的不良睡姿，如趴着睡觉，或搂抱一些东西睡觉等。可随意采取舒适的体位，仰卧位、侧卧位均可，尽量不俯卧。

② 妊娠中期（4～7个月）采取侧卧或半侧卧：这段时间要注意保护腹部，避免外力的直接作用。如果孕妇羊水过多或双胎妊娠，就要采取侧卧位睡姿，这样会感觉舒服些，其他睡姿会产生压迫感。如果孕妇感觉下肢沉重，可采取半仰卧位，下肢用松软的枕头稍抬高。如果孕妇没感觉特别不适的，可以随意选择卧姿。

③ 妊娠晚期（8～10个月）采取左侧卧位。

营养管理篇

广州医科大学附属第三医院　吴伟珍，昝琼，陈海霞，李映桃

佛山市南海区妇幼保健院　关晓宁

新会区妇幼保健院　黄德钊

中山市板芙医院　林美兰

64. 妊娠期糖尿病的饮食原则是什么？

① 合理控制总热能，每天 30～35 千卡/千克，避免过低热能摄入而发生酮症。

② 碳水化合物占 50%～55%，应避免精制糖的摄入，但过低不利于胎儿生长。

③ 蛋白质占 20%，每日摄入 80～100 克蛋白质，1/3 以上为优质蛋白质。

④ 脂肪应尽可能适量摄入，占总热能 25%～30%。

⑤ 增加膳食纤维摄入可降低过高的餐后血糖。

⑥ 少量多餐，每日三大餐、三小餐，定时定量进食可有效控制血糖，限制饮酒，坚决戒烟。

⑦ 必须配合一定量的体育锻炼。

⑧ 饮食控制不理想，应尽早采用胰岛素治疗。

65. 为什么糖妈妈的饮食要多样化？

我们知道，人体必需的营养素有 40 余种，这些营养素均需要从食物中获得。人类需要的基本食物一般可分为谷薯类、蔬菜水果类、肉蛋奶豆类和油脂类四大类，不同食物中的营养素及有益膳食成分的种类和含量不

同。除供 6 月龄内婴儿的母乳外，没有任何一种食物可以满足人体所需的能量及全部营养素。因此，只有多种食物组成的膳食才能满足人体对能量和各种营养素的需要。只有一日三餐食物多样化，才有可能达到平衡膳食。

66. 孕妇的营养素主要有哪些？

主要膳食营养素：三大宏量营养素（碳水化合物、蛋白质和脂肪）和微量营养素（维生素 A、B1、E、B2、钙、叶酸、铁、碘等）。营养素摄入不足也是胎儿宫内发育迟缓的影响因素。

67. 糖妈妈如何控制主食的总量？

《中国孕期、哺乳期妇女膳食指南》中提到谷薯摄入量：备孕期 250 ～ 300 g，孕中期 275 ～ 325 g，孕晚期及哺乳期 300 ～ 350 g。对于孕吐严重者，最低摄入碳水化合物 130 g，即 180 g 米或面食，或 550 g 薯类或鲜玉米。目标：达到并维持理想体重，避免过低热能摄入而发生酮症；体重增长 10 ～ 12 千克为宜。

68. 糖妈妈的主食类调控原则是什么？

① 主食类每天控制在五六两，并尽量配上玉米、小米、荞麦等粗粮，少吃大米、白面等细粮。
② 重体力劳动的孕妈可多吃一点，如每天六七两。
③ 轻体力劳动的孕妈则少吃一点，如每天吃四五两。

69. 糖妈妈的副食类调控原则是什么？

没有合并肾病的糖妈妈要选择含蛋白多的食物，如大豆、瘦肉、鸡蛋等。豆制品含蛋白质丰富，与动物蛋白搭配起来吃最好，如瘦肉、鱼、鸡、鸭、牛奶等。蛋白质在体内会慢速转化为葡萄糖，如果在临睡前加食这些含蛋白质的食物，还可防止药物引起的半夜低血糖。

70. 糖妈妈的食用油调控原则是什么？

糖妈妈适宜吃植物脂肪，如花生油、豆油、芝麻油等，忌吃动物油，且每天的油量要控制在一茶匙左右。

71. 什么叫平衡膳食?

任何一种食物无法含有全部营养素,只有通过多种食物混合才能达到营养均衡,饮食品种多样化是获得营养全面的必要条件。平衡膳食每日应吃以下四大类食品:谷薯类、蔬菜水果类、肉蛋奶豆类、油脂类。应做到主食要粗细粮搭配、干稀搭配;副食要荤素食搭配,勿挑食、勿偏食。

72. 糖妈妈如何少量多餐?

在保证每天主食总量不变的前提下将三餐变为六餐。两餐之间再加一餐,比如早上加餐补充一瓶鲜奶搭配一种水果,下午加餐补充一碗汤水搭配一种坚果,晚上加餐补充一碗汤水搭配几只蒸饺,使血糖更加平稳、营养更加全面。

73. 糖尿病饮食治疗就是饥饿疗法吗?

不是的。糖尿病饮食首先是平衡膳食,根据患者的标准体重、活动、孕周及血糖摄入合适的食物,饥饿疗法可能使自身的物质被消耗,导致体重下降,引起代谢紊乱,营养失衡,反而加重病情。

74. 糖尿病医学营养治疗会不会使母儿营养缺乏?

不会。因为糖尿病医学营养治疗的每日摄入量是在已经充分考虑了母儿营养需求的基础上制定的,能够保证营养的充足、平衡、合理,所以无需担心营养的缺乏。

75. 糖妈妈的主食选择原则是什么?

适宜主食:粗、杂、干、黑、少水。
不宜主食:甜、精、白、细、湿、糊、糯。

76. 可以给糖妈妈一个固定食谱吗?

不行。应该根据糖妈妈的体重及血糖情况随时修改食谱,固定食谱不合理且不够人性化,只要掌握了食物交换份法和记录食谱、体重、血糖的方法,糖妈妈一样可以吃得多姿多彩。

77. 有简单快速的方法掌握一日食谱吗?

可用下面通俗易懂的方法来掌握一日的食谱。如:

① 一把菜：两只手能够抓住的菜量（1 把），相当于 500 克的量。

② 拳头米：相当于 1 只拳头大小的生米或生面约 50 克的量。

③ 二米饭：2/3 的大米+1/3 的粗粮混煮，可有效降低血糖生成指数值。

④ 手捧果：1 只手掌捧起的水果，约 200 克。

⑤ 巴掌肉：50 克的蛋白质，相当于掌心大小、小指厚的一块瘦肉，或者相当于与食、中两指长宽一致的瘦肉量。50 ～ 100 克的瘦肉可满足一天的需求。

⑥ 拇指油：1 个拇指节大小的油，相当于 10 克。

78. 糖妈妈健康饮食"九个一"原则是哪些？

① 一至二杯合适的奶制品（250 ～ 500 毫升）。

② 一份粮食（250 ～ 300 克）粗细搭配。

③ 一斤蔬菜（500 克绿叶）。

④ 一至二个水果（200 克）。水果吃法四原则：适时、适量、加餐用、低糖水果交换份。

⑤ 一百克豆制品。

⑥ 一百克肉类（动物肉类选择：无腿（如鱼肉）优于两条腿（如鸡肉、鸭肉）优于四条腿（如猪肉、牛肉））。

⑦ 一个鸡蛋。

⑧一定量的调味品（油 25 克、盐 6 克、不用或少用糖）。

⑨一定的饮水量（2000 毫升，6 ～ 8 杯）。

合理膳食四句话：有粗有细，不甜不咸，每天五六顿，七八分饱。

79. 糖妈妈的饮食到底应如何控制？

每天要合理地摄入食物来维持孕期所需的总热量：低脂肪、适量蛋白质、高碳水化合物是食物的基本成分；高纤维饮食，对血糖下降及大便的通畅有很大的帮助；清淡饮食，不能吃太油腻或太咸的食物；每天进餐要保持少量多餐，还要定时定量。

尽量减少外出就餐，外出就餐时也要尽量按照平时在家吃饭时的量和食物间的搭配来选择饭菜；注意一日三餐进食规律，可以少量多餐，而且要定时、定量，尽量不要打破进餐的规律。

80. 糖妈妈饮食六大注意事项是什么？

① 吃干不吃稀（如吃饭不吃粥，尽量不吃泡水的主食如粥、糊、汤面等）。

② 先喝液体15分钟后再吃淀粉，吃淀粉后两小时内不要喝液体。

③ 每餐都是混合膳食，即有淀粉、蛋白质、蔬菜等。

④ 加餐避免低血糖。加餐也尽量混合膳食，如赛百味、加鱼肉蔬菜的饼干、菜肉包子、饺子等。

⑤ 吃粗不吃细（如吃米饭但不吃精加工的米粉）。

⑥ 吃杂不吃白（如饭里加些杂粮、选择全麦面包）。

81. 什么是血糖生成指数？

血糖生成指数（GI）指食用含50克有价值的碳水化合物后2小时内血糖应答，是衡量食物摄入后引起血糖反应的一项有生理意义的指标。

高血糖生成指数（＞70）食物，进入胃肠后消化快，吸收率高，葡萄糖释放快，葡萄糖进入血液后的峰值高。

低血糖生成指数（＜55）食物，在胃肠中停留时间长，吸收率低，葡萄糖释放缓慢，葡萄糖进入血液后的峰值低。

82. 孕期营养常见的误区有哪些？

① 盲目增加食量，自认为营养已足够，但实际上胎儿发育所需的特殊营养未能满足（未达到孕期特殊的营养均衡要求），而某些营养素过多（糖类如主食、水果），导致孕妇肥胖。

② 认为均衡营养就是什么都吃一点，但不知道每类食物吃多少，导致营养不均衡，有的少有的多。

③ 认为增加营养就是什么都多吃一点，其实宝宝有特殊的营养需求。

④ 认为吃多点、妈妈长得胖点无所谓，宝宝越大越好带（不知道孕期肥胖可能导致妊娠期糖尿病，宝宝营养过剩会导致巨大儿而难产）。

⑤ 认为妈妈体重增长正常或快，营养就会充分，宝宝就不会小（宝宝积累的营养素与孕妇不同，常见的"肥妈不肥仔"并不是宝宝不吸收，而是妈妈吃反了）。

⑥ 认为多一个人多一碗饭，每餐吃两碗饭，或吃了过多的食物，结果体重增长过快过多，导致妊娠期糖尿病。

⑦ 认为多吃水果宝宝皮肤就好，没有不良影响（水果太多可能会导致糖尿病）。

⑧ 认为多吃坚果宝宝聪明，结果吃了过多坚果体重增长过快引起糖尿病。

⑨ 认为汤比肉更好，只喝汤不吃肉（蛋白质不溶于水，汤中的氨基酸太少导致胎儿蛋白质营养不良，生长受限）。

⑩ 认为吃了多种维生素、DHA、燕窝等营养品宝宝营养就好了，忽视了宏量营养素的适当摄取（蛋白质、糖分、脂肪）。

⑪ 认为吃了足量的食物就不会营养不良，不需要补充维生素、矿物质，造成缺铁性贫血、缺钙抽筋等。

83. 什么是食物交换份法及其特点?

将食物按照来源、性质分成四大类。同类食物的每一份所含的蛋白质、脂肪、碳水化合物和热量相似，可以任意选择。不同类食物间所提供的热量也是相等的。

其特点如下：

① 易于达到膳食营养平衡。只要每日膳食包括四大类食品，即可构成平衡膳食。

② 便于了解和控制总热能。四大类食品中每份所含热能均约为 376 千焦（90 千卡），便于快速估算每日摄取多少热能。

③ 容易做到食品多样化，避免选食单调。

④ 利于灵活掌握。

84. 仅靠食补就能控制血糖吗?

不能。营养是一个人维持生存最基本的需要，人如果缺少食物，身体能量缺乏，无法维持健康需要，也就无法开展后续的治疗。另外，食物摄入对血糖的影响最为直接，食物的总量、食物种类及搭配等都可直接导致血糖波动。所以糖妈妈控制血糖水平，首先要保证做到营养平衡，保证胎儿正常生长需要，同时配合体育锻炼和胰岛素治疗等方法。要保证体重增长达标，切勿只控制血糖达标而忽视体重增长情况。任何食物都可能导致血糖的升高，只是有些食物或者食物搭配合理时可使血糖的升高速度降低，血糖的波动幅度更小，从血糖的控制上来说，更容易控制在理想的范围内。因此，控制血糖没有食补的说法，强调哪一种食物的重要性都是有危险的。

85. 吃什么食物可以降血糖？

食物没有降血糖的作用，只有升糖高低区别。有人想到带有中药作用的食疗有助于降低血糖，但还未见"食疗"可有效地降低血糖。至于说苦瓜、玉米须可降低血糖，只是因为其本身糖分含量低，并且含有较高的膳食纤维，吃后血糖变化较小。糖妈妈饮食原则：低盐、低脂、低糖，尽量少吃甜食。

86. 糖妈妈进餐有顺序吗？

有。糖妈妈进餐时应该先吃蔬菜。蔬菜粗纤维含量较多，先吃蔬菜可以增加饱腹感，有助于减少后面主食的摄入。吃主食要少稀多干，多吃一些富含膳食纤维的食物，如小米、窝头等，这些粗粮在胃里消化的时间长，升糖指数较低，对血糖的影响也较慢，可以有效抑制餐后血糖升高。吃完主食再吃肉，摄入的肉类自然就会相应减少。另外，鱼肉的制作也应用较为清淡的烹调方法，如清蒸、水煮等。

87. 糖妈妈控糖饮食技巧有哪些？

① 饮食颜色白一点儿。红肉主要是指牛羊肉、猪肉、兔肉等，白肉是指鱼肉和鸡鸭肉。红肉的肌肉纤维粗硬、脂肪含量较高；白肉肌肉纤维细腻，脂肪含量较低，但不饱和脂肪酸含量较高。建议糖妈妈尽量多白少红，有利控制体重和血脂。

② 饮食脂肪少一点儿。肉类中含有人体所必需的氨基酸、维生素和微量元素，其含热量较高，但含脂肪较多，过量食用对控制血糖和血脂不利。因此，建议糖妈妈食用瘦肉，炒菜时可以荤素搭配，把瘦肉做成肉丁、肉丝等。

③ 选择花一点儿。糖妈妈可以多吃绿叶菜，吃菜最好还要多种颜色混杂，营养更加丰富，蔬菜每天可以吃 500 克左右。瓜类蔬菜、藻类蔬菜、鲜豆类蔬菜也建议糖妈妈适量选择。其中，各类蔬菜中，深绿色蔬菜的控糖效果最好；豆类蔬菜兼有豆

类和蔬菜两方面的营养，且都是高膳食纤维食物，有利于延缓餐后血糖的上升速度。

④ 烹调淡一点儿。对于糖妈妈而言，清淡饮食可以帮助预防一些并发症。可以多吃凉拌蔬菜，少放油盐，口味清淡。凉拌前将菜用热水焯一下，去掉对健康不利的成分。蒸菜营养不易流失，只要油盐控制得当，也是较好的做法。

88. 适合糖妈妈的烹调制作方法具体有哪些？

主要推荐以下几种适合糖妈妈的烹饪方法：

① 汆：指将小型原料置于开水中快速致熟的烹调方法，多用于制作汤菜。
② 煮：指将食物放在开水中煮熟的方法。
③ 炒：指用一种少油旺火翻炒原料的烹调方法。
④ 拌：指用调料直接调制原料成菜的烹调方法。
⑤ 蒸：指以蒸汽为传导加热的烹调方法。

烹调宜用植物油，尽量少用煎、炸、红烧、爆炒等耗油多的方法，也不宜采用糖醋、糖渍、拔丝和盐浸等方法。

89. 糖妈妈如何灵活控制自己的主食量？

固定自己用餐的碗、勺，50 克生重米，做成米饭是 130 克，用固定的碗盛饭，就不会多吃了。二米饭（大米和小米）、杂豆饭（红小豆、芸豆等）混搭一起，吃同等的数量，餐后 2 小时血糖比吃白米饭低 1/3。

饮食要量化管理。面食称生重，做成饺子后数个数，这样对每个饺子面皮的重量做到心中有数。一般而言，面粉 50 克，做成馒头是 75 克；面粉 500 克，做成 50 个饺子，每个 10 克。

90. 糖妈妈如何简易地进行主食之间的交换？

50 克生重米，相当于 130 克熟重的米，薯类食物与谷类食物的交换，简单的原则就是 100 克薯类换 25 克谷类粮食。

91. 五谷杂粮如何烹饪更利于控糖？

杂粮不主张加工精细，一般而言，加工越精细，粉碎得越细小，煮得越软烂，越不需要咀嚼，就越容易消化吸收，餐后血糖就上升得快。所以，不主张做杂粮糊糊、软烂杂粮粥，而主张杂粮饭，白米比例含量减少。

92. 糖妈妈为什么要加餐？

首先，如果糖妈妈不加餐，每次的进餐量会偏大，导致血糖波动大，容易出现餐后高血糖。因此，少量多餐是糖妈妈饮食的基本原则。其次，糖妈妈及时加餐可避免低血糖反应，尤其是运动量过大时非常容易发生低血糖，甚至危及生命。最后，适当加餐，血糖波动幅度小，会减轻胰岛的负担。

93. 哪些食物不宜作为加餐？

首先是无糖类糕点。所谓"无糖糕点"实质上是未加蔗糖的糕点，其中仍含有大量的碳水化合物以及脂肪等，也不能随意吃。在临床工作中见过这样的糖妈妈，三餐控制不错，加餐的时候喜欢吃无糖糕点，血糖控制并不理想，究其原因是无节制吃无糖糕点。其次，慎用坚果类食物充饥，如花生米、瓜子、核桃仁、杏仁、松子等。因为坚果类食物富含脂肪，用它们充饥不利于控制一日总热量的摄入。

94. 糖妈妈怎样科学加餐？

① 加多少。应从正餐中匀出食物作为加餐用，千万不要正餐按照原量又再度加餐，加餐量应为总热量的 5% ～ 10%。加餐不加量。

② 什么时候加餐。加餐宜选在餐后 2 ～ 3 小时。一般而言，餐后 2 个小时达到血糖值的高峰，随后下降，加餐应在下降的时段。一些特殊情况发生时不要拘泥于时间，要及时加餐。运动量过大时，应在运动后少量进餐。发生低血糖反应时，应立即进餐，喝糖水、蜂蜜水或吃饼干等。

③ 加餐应吃什么。加餐宜选用牛奶、无糖酸奶、苏打饼干、酱牛肉、烤馒头片、全麦面包、黄瓜、西红柿等。

95. 为什么不饿还要加餐？

加餐的目的是使血糖由不稳定过渡到稳定，同时减轻胰腺负担。即使无饥饿感，也需要定时加餐。这样全天摄入的碳水化合物才可以均匀地分配，有利于将血糖控制在正常范围。相反，如果不加餐，可能导致正餐时摄入过多的食物，从而引起血糖升高。

96. 主食吃多了，就增加胰岛素用量来达到控制血糖的目的可以吗？

不可以。有些糖妈妈开始控制饮食，有点管不住嘴，不小心吃多了，怕血糖会高，就擅作主张增加了胰岛素的用量，这样做是十分危险的。反之，如果吃得少，也绝不能擅自将药物减量。糖妈妈在自行增减胰岛素量时，很难掌握好度，如果胰岛素不足，血糖降不下来；胰岛素过量，则会诱发低血糖，甚至增加胰岛负担、加重胰岛功能的衰退，后果十分严重。糖妈妈严格控制每餐的主食量。如果偶有超标，建议适当增加活动量来消耗掉多摄入的热量，达到总热量的平衡，但应尽量避免主食过量。确实需要调整胰岛素量时，一定要遵医嘱执行。

97. 作为糖妈妈，可以到餐厅吃饭吗？

可以，但不推荐吃自助餐。外出用餐时通常菜的油量大，糖妈妈可以单独要杯热开水，吃菜前用水涮涮，这样就可以防止摄入过多脂肪。记住，吃不完（超量）的食物千万不要继续吃，可以打包回家。

98. 需注射胰岛素控糖的糖妈妈外出用餐时要注意什么事项？

记住控制食物总量，别忘记注射胰岛素时间。短效胰岛素，用餐前30分钟注射；速效胰岛素及类似物，用餐前即刻注射，用餐时间更灵活方便。

99. 糖妈妈若经常上夜班，作息不规律，怎么办？

作息不规律也会影响血糖，有条件的可转为较规律的工作，一定要上夜班的，建议规律上夜班，不要三班倒，每天用餐时间可根据实际情况向后调，保证两餐之间相隔 2～3 小时，每天睡眠 8～9 小时。

100. 糖妈妈只要每日摄入总量达标，饥一顿饱一顿可以吗？

不可以。有的糖妈妈可能这一顿吃多了，已达到了规定的每日主食摄入量，因此下一顿就不吃主食了。这是不可取的，虽然看似能量摄入总量没变，但并不利于血糖的平稳。血糖波动过大对糖妈妈是十分有害的，可能引起低血糖、酮症酸中毒等急性并发症。

101. 有些糖妈妈认为主食含糖量高，升糖作用强，因此只吃很少主食甚至完全不吃，可以吗？

不可以。这样做对健康是十分有害的。主食富含碳水化合物，可提供人体所需能量的55%。因此，每天必须吃一定量的主食。一般来说，一个身材适中的育龄妇女，如无重体力劳动，推荐的主食量是每天300克左右（生食重量），可以均匀分配，每餐约100克。

102. 是不是吃饭越少，血糖控制就越好？

不是的。因为吃饭少会造成两种不良后果：① 由于主食摄入不足，总能量无法满足机体代谢需求，导致体内脂肪、蛋白质过量分解，身体消瘦、营养不良，甚至产生饥饿性酮症而影响宝宝的正常发育。② 让人误以为已经控制了饮食量，而对油脂、零食、肉蛋类食物不加控制，使每日总能量远远超过控制范围。

103. 糖尿病饮食是不是多吃素、少吃肉？

不是的。糖尿病饮食首先是平衡膳食，各种营养素之间需要保持一定的比例，由于肉类摄入过少，会使机体蛋白质不足，导致抵抗力下降，易发生感染。另外，缺少肉类食物会使人没有脂肪的饱腹感，容易饥饿，难以坚持饮食治疗。

104. 糖妈妈优质早餐是什么样的呢？

糖妈妈好的早餐应该是既吃饱又吃好，注意科学搭配。如果早餐包含了谷类、肉类、奶豆类和蔬菜水果类，则认为早餐营养充足，属优质早餐；早餐还应定时定量，干稀搭配，避免吃油炸、肥腻、含糖多的食品，七八成饱为好。

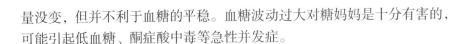

105. 糖妈妈晚餐宜选择哪些食物？

适量主食；富含优质蛋白质的食物，如鱼虾、瘦肉、豆类制品等；绿叶蔬菜，适量汤类食物。

106. 糖妈妈晚餐不宜选择哪些食物？

各种油炸食物，如炸鱼、炸鸡、炸肉等；高脂肪、高胆固醇食物，如动物内脏、肥肉等；高能量食物，如奶油蛋糕等。

107. 如果糖妈妈的血糖控制理想，但体重不增长怎么办？

要重新评估热卡的需要量，详细了解饮食摄入情况，是否按照计算的量添加食物，应少量多餐，每日定时进餐，适当补充糖尿病适用的肠内营养制剂，如蛋白质粉和维生素，以利于人体吸收。

108. 糖妈妈在饮食治疗中感到饥饿难忍怎么办？

饥饿是糖尿病的一种症状，病情改善后饥饿感会随之减轻；另外，对平常进食过量的糖妈妈，一旦进食量突然明显减少，胃肠道暂时会不适应，但过几天后饥饿感会慢慢减轻。

建议多吃低热量、高容积的食品，如各种蔬菜；少量多餐，将正餐的主食匀出 1/4 的量作为加餐；多选用粗杂粮代替精细粮，可有更强的饱腹感；将口味变清淡，也会降低人的食欲。

109. 糖妈妈在家和在医院称的体重不一样，以哪个为准？

两个体重都要记录，可分开比较，每次称重都要具备相同的条件，例如同样的秤、衣服、时间等。

110. 糖妈妈孕早期呕吐严重，体重下降了 5 千克，中晚期要把这部分体重补回去吗？

整个孕期增加的体重是以孕前体重开始计算的，所以轻了的这部分体重要慢慢补回去，保证胎儿体重增加。

111. 白开水有热量吗？

白开水并不产生任何热量，推荐每日饮水量为 6～8 杯，但饮茶要适量。糖妈妈应该限制饮酒和咖啡，并且不推荐饮用任何含糖饮料。

112. 糖妈妈可以喝汤吗？

可以喝清汤，不建议喝老火汤，汤表面的油要去掉。

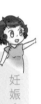

113. 糖妈妈什么时间喝水、喝汤较适宜？

餐前 15 分钟喝液体（水、汤、奶），餐时及餐后 2 小时内不喝液体（避免主食在胃内糊化，加速通过及消化吸收增加），但要保证水分 1200 ～ 2000 毫升（6 ～ 10 杯 / 碗）。

114. 糖妈妈如何科学吃米饭？

① 让米"粗"起来。对于糖妈妈来说，粗米是好东西。所谓粗米，就是指糙米。糙米可以在肠道中吸附胆固醇和脂肪，起到降低餐后血糖和血脂的作用。吃的时候要吃得慢一些，食量小一些，有利于控制体重。虽说"粗米"有益健康，但如果每天吃百分之百的糙米饭，口感上会觉得不适，也难以长期坚持。因此，在煮饭的时候，不妨用部分糙米、大麦、燕麦等粗粮和米饭"合作"，口感就会比较容易接受。

② 让米"淡"起来。一方面，尽量不要在米饭中加入油脂，以免增加额外的能量，也避免餐后更多地升高血脂。因此，最好少吃炒饭；加香肠煮饭或者用含有油脂的菜来拌饭，也应当尽量避免。另一方面，尽量不要在米饭中加入盐、酱油和味精，避免增加额外的盐分。这里要说明的是，加入醋、紫菜、蔬菜和生鱼一类做法是符合清淡原则的。醋本身可降低血糖反应，并能帮助控制血脂；紫菜和生鱼也是对控制血糖有利的食材。

③ 让米"乱"起来。在烹调米饭的时候，最好不要用单一的米，而是加入粗粮、豆子、坚果等。比如，红豆大米饭、花生燕麦大米粥等。加入这些食材，一方面增加了 B 族维生素和矿物质；另一方面还能起到补充蛋白质的作用，能够在减少动物性食物的同时保障充足的营养供应。当然，更要紧的是，这样做能有效地降低血糖反应。其中豆类与米的配合最为理想，因为豆中含有丰富的膳食纤维，其中的淀粉消化速度非常慢，还含有一些延缓淀粉变成葡萄糖的成分，如单宁和植酸等。

④ 让米"色"起来。白米饭固然晶莹可爱，但也意味着不含有抗氧化物质，维生素含量很低。如果选择有色的米，并用其他的食材配合米饭，让米饭变得五颜六色，就能在很大程度上改善其营养价值。比如，煮饭时加入绿色的豌豆、橙色的胡萝卜、黄色的玉米粒等，既美观，又提供了维生素和类胡萝卜素抗氧化成分；又比如，选择紫米、黑米、红米与白米搭配食用，也能提供大量的花青素类抗氧化成分，可降低血糖水平，预防妊娠期糖尿病并发症的发生。

115. 糖妈妈需要禁糖吗？

我们应该改变对糖的错误认识。实际上，葡萄糖是生命中不可缺少的。在孕期，绝对不是拒绝糖的时候，因为胎盘对糖分有过滤作用，会使胎儿的血糖含量比母亲的低 3 倍。如果再拒绝糖的摄入，母体及胎儿会出现低血糖，那么胎儿的生长、大脑发育都有可能受到影响。因此，糖妈妈既要控制血糖过高，又要防止低血糖的发生。在食物选择方面，选择升糖指数低的食物。糖妈妈应该使用各种类型的糖，同时要避免消化后血糖的突然升高。要选择那些既含糖，也含蛋白质、脂类的食物，避免只是单纯地从巧克力或含糖高的饮料中获取糖分。

116. 隐形糖是指什么？包括哪些？

世界卫生组织所说的隐形糖，并不包括新鲜完整水果中天然存在的糖和奶类中的乳糖，也不包括粮食谷物和薯类中的淀粉。隐形糖是指人类制造食品时所加入的蔗糖（白砂糖、绵白糖、冰糖、红糖）、葡萄糖和果糖等，还包括食品工业中常用的淀粉糖浆、麦芽糖浆、葡萄糖浆、果葡糖浆等。纯水果汁、浓缩水果汁和蜂蜜也需要限制，尽管它们都给人以"天然"和"健康"的印象。

117. 隐形糖有哪些危害？

糖妈妈孕期摄入过多的游离糖易导致酮症酸中毒的发生，严重危害母儿生命；远期来看，可增加患肥胖、糖尿病、肾结石、痛风，甚至心脏病和多种癌症的风险。因此应重视隐形糖，限制隐形糖的摄入。

118. 怎样限制隐形糖的摄入？

直接吃水果，果汁和鲜榨"原汁"应当控制在 1 杯以内。榨果蔬汁时尽量多放蔬菜，少放水果，避免自制果蔬汁含糖过多；乳酸菌饮料限量饮用，认真阅读食品标签上"碳水化合物含量"一项（乳酸菌饮料中的碳水化合物大部分为添加糖）；喝牛奶、豆浆也不要加糖；如果某种产品号称"低糖"或"无糖"，那么要看看它是否达到营养标签上注明的标准（100 毫升液体或 100 克固体中的糖含量低于 5 克为低糖，低于 0.5 克才能标注为无糖）；焙烤食品尽量控制数量，自己制作面包饼干点心除非不加糖，否则也不是可以每天放开吃的理由；日常家庭饮食中尽量不要养成喝粥加糖的习惯；不喝甜汤，做菜不放糖；小心"营养麦片"和各种"糊粉"类产品中添加的糖，数量真的非常可观。

119. 糖精不是糖，可以代替一般甜食吗？

美国 ADA 建议，只有美国食品药品监督管理局批准的非营养性甜味剂孕妇才可以使用，并适度推荐。目前，相关研究非常有限（E 级证据）。美国 FDA 批准的 5 种非营养性甜味剂分别是乙酰磺胺酸钾、阿斯巴甜、纽甜、食用糖精和三氯蔗糖。

120. 糖妈妈吃甜食有原则吗？

有。要科学地吃甜食：血糖控制不好时，不要吃甜食；血糖控制稳定时，可少量食用甜食，如水果等。学会食物换算原则，吃甜食后应相应减少主食摄入量；吃甜食前后要监测血糖，了解甜食对血糖的影响；甜食在两餐之间食用；使用不影响血糖或影响较小的甜味剂，也是一种较安全的选择。

121. 无糖食品可以随便吃吗？

不可以。虽然无糖食品有可能用甜味剂取代蔗糖、果糖等作为添加剂，如无糖月饼，但它仍然含有较多的碳水化合物，最好少吃或不吃。

122. 咸味食品可以随便吃吗？

不可以。因为咸味食品如面包、饼干等，与米饭、馒头一样也会在体内转化成葡萄糖而导致血糖升高，而市面上大部分无糖食品都只是"无蔗糖"，仍然含有一些含能量相对较低的甜味剂，其食品本身仍由粮食、奶粉等制成，因此这类食品仍应计算进总能量范围内，要有控制地吃。

123. 调味品"安全"吗？

绝大多数调味品是安全的，如豆酱、咖喱、辣椒粉、薄荷、香料、胡椒、醋等，但要避免使用含糖分及热量较高的调味品，如辣酱、甜面酱、麻酱等。

124. 糖妈妈能吃月饼吗?

月饼富含淀粉、糖、油脂，热卡太高，不太适合糖妈妈吃。糖妈妈可以计算吃月饼的热卡，减相应的主食解馋；或自己用杂粮自制月饼，控制好月饼的热量，这样既应节，又保证血糖保持在安全范围内。

125. 糖妈妈如何巧吃不能吃的粽子呢?

端午节，糖妈妈对着粽子流口水，而糯米粽子升血糖快且孕妈难消化，并且甜粽中常有含糖量高的红枣、豆沙等；而肉粽呢，口味虽好，但含脂肪多，太油腻，挑来挑去，似乎没有一款粽子是适合糖妈妈的。所以，建议自己动手包粽子，把握"三少一多"的原则，即少油、少盐、少糖、多纤维。将高热量、高糖分的食材，如咸蛋黄、五花肉、油腊肠、红枣、豆沙等统统抛弃，替换成高纤维、低油脂的食材，如香菇、竹笋、萝卜干、栗子、瘦肉、蔬菜等；以五谷杂粮如紫米、芸豆等取代糯米，并将包粽子的米量减少。这样包出来的迷你粽子既与众不同，又美味健康，然后搭配蔬菜分次吃。吃粽子还需要适当减少其他食物的摄入来保证一天摄入的总热量不变。

126. 糖妈妈能喝粥吗? 怎样科学地喝粥?

可以喝粥，但需要减少大米的分量，加一些杂粮和青菜，如小米、燕麦、菜叶等。另外熬粥的时间也不宜太长，并在粥变稠前喝，此时的粥升糖指数并不高。

127. 肠粉不是糊状，糖妈妈为什么不能吃?

肠粉是大米磨成粉后再加工而成，消化吸收较快，同样，精粉馒头、精粉面条、发糕也属于这一类食物。

128. 为什么有人只吃麦片血糖也高?

因很多人习惯冲麦片时加糖。建议糖妈妈吃麦片要无糖，而且不能煮太糊。

129. 什么是脂肪酸？如何分类？

脂肪酸是脂肪的主要组成部分，与维生素、氨基酸一样是人体最重要的营养素之一。在生物学上脂肪酸分为两种：饱和脂肪酸与不饱和脂肪酸，而不饱和脂肪酸又分为多不饱和脂肪酸和单不饱和脂肪酸，它们在人体中发挥各自不同的作用。

130. 如何科学合理地摄入脂肪？

每人每日油脂摄取量只能占每日食物总热量的二成（每天的用油量控制在 15～30 毫升），每日单不饱和脂肪酸的摄食量要占一成，多不饱和脂肪酸要占一成，而饱和脂肪酸要少于一成。否则油脂长期摄取失衡，会导致疾病。

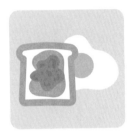

131. 哪些是不饱和脂肪酸？

由不饱和脂肪酸组成为主的脂肪在室温下呈液态，大多为植物油，如花生油、玉米油、豆油、菜籽油等。

132. 哪些是饱和脂肪酸？

由饱和脂肪酸为主组成的脂肪在室温下呈固态，多为动物脂肪，如牛油、羊油、猪油等。但也有例外，如深海鱼油虽然是动物脂肪，但它富含多不饱和脂肪酸。

133. 糖妈妈为什么要控制脂肪的摄入？

虽然脂肪不会直接使糖妈妈的血糖升高，不过富含脂肪的饮食会使体重增加，并且使糖尿病病情难以控制。

134. 糖妈妈日常生活控制脂肪摄入有哪些技巧？

烹调时尽量减少烹调用油、人造奶油、蛋黄酱、色拉酱等；减少腰果、榛子、花生等坚果食用量，每天进食 10～15 克；不要摄入奶油、椰奶、油炸或油腻食物，避免食用煎萝卜糕、炸春卷、炸薯条、泡芙等高脂肪食品。

135. 糖妈妈如何巧吃坚果？

当加餐吃。坚果富含蛋白质、不饱和脂肪酸、维生素和矿物质，尤其富含磷脂。100 克干核桃仁含有 627 千卡能量，一个中等大小的核桃仁为 8 ～ 12 克，作为加餐，一次别超过 3 个为好。一般加餐 15 粒巴旦木、15 ～ 18 粒花生米和 30 粒开心果约含 90 千卡能量，相当于 1 勺油。1 颗榛子的可食用部分约 7 克，100 克榛子约含 590 千卡能量，一般榛子每次别超过 4 个，能量控制在 150 千卡以内。

136. 糖妈妈体重增长过快，为控制体重，是不是不能吃含脂肪过高的食物？

在怀孕阶段尤其不应该拒绝脂肪，因为脂肪对胎儿神经系统以及细胞膜的形成是必不可缺少的。脂肪被分为两类：好脂肪（不饱和脂肪酸，如有名的欧米伽 –3）和坏脂肪（饱和脂肪酸，如黄油或全脂奶产品中的脂肪）。在孕期，这两种脂肪都应该吃吗？答案很明确：是的，因为胎儿需要各种类型的脂肪。如果在孕期的某个阶段，胎儿缺乏本应该得到的某种脂肪，在以后的时间里是无法弥补的。因此，孕妇不能吃素！还有一点需要提醒：不要忽视暗藏的脂肪，如果在烹饪的菜肴当中已经含有脂肪，那就没必要再加更多的脂肪进去。

137. 糖妈妈蛋白质的需要量是多少？

蛋白质供给量：占总热能的 10% ～ 20%，蛋白质不会对血糖产生过多的影响，但是不应超过 20%。

孕妇、乳母：每天每千克体重需 1.5 克蛋白质；
合并糖尿病早期肾病：每天每千克体重需 0.8 克蛋白质；
蛋白质来源：动物类蛋白与植物类蛋白各占 50%。

138. 糖妈妈食用蛋白质时，需要注意哪些事项？

① 蛋白质基本不溶于水，喝汤不吃肉几乎等于没吃肉；
② 蛋白质食物要配淀粉质食物以保证蛋白质得到充分利用；
③ 蛋白质不宜长期过量。

139. 糖妈妈是否需要少吃奶制品？

不需要。因为胎儿的成长发育需要吸收大量的钙质，从而使得妈妈的血钙含量降低。奶制品中的钙多以酪蛋白钙的形式存在，吸收率较高，是钙的良好来源，含钙量达 120 毫克 / 毫升。建议糖妈妈每天摄入 2 ～ 3 次的奶制品就足够了，并不是通常人们所说的一定要摄入 4 次。

140. 大豆制品是否更益于糖妈妈?

是的。研究者发现,把米饭和豆腐配在一起吃,就能很好地降低餐后的血糖反应。把豆浆和面包一起吃,也有同样的效果。实验发现,把豆浆和白糖组合在一起,与单独吃白糖相比,糖的消化速度会明显降低,血糖反应也会明显降低。大豆中含的大豆异黄酮和大豆多肽有一定降糖功效,对于预防和控制糖尿病来说,多吃粗粮和淀粉豆类,用豆浆替代甜饮料和甜汤,用豆腐、豆腐干替代一部分肉,再多吃绿叶蔬菜,控制血糖就会变得更加容易,同时营养供应大大丰富,体质也会有所改善。因为豆腐营养好,属热量少、升糖指数很低的食品,加之摄入豆腐能提高饱腹感,对那些饮食控制能力差或者肥胖型的糖妈妈,无疑是有益的。

141. 糖妈妈为什么不能喝孕妇奶粉?

孕妇奶粉热量高,不适合糖妈妈,可选择专为糖尿病人群设计的奶粉。

milk

142. 糖妈妈若喝牛奶会拉肚子,可以吃奶酪代替吗?

不行。市面上的奶酪(芝士)都加了盐,盐分高的食物也不适合。可以喝羊奶、酸奶、豆浆代替。

143. 糖妈妈可以喝益力多之类的乳酸菌饮料吗?

建议喝酸奶,其他含糖量高的乳酸菌饮料如优酸乳、益力多,不建议喝。

144. 糖妈妈应该选择牛奶还是酸奶?

牛奶和酸奶都是补钙的较好选择,建议选择脱脂或半脱脂的奶制品而不是含有丰富的饱和脂肪酸的全脂奶制品或奶酪,选择无糖或低糖的牛奶制品而不是高糖的甜牛奶。酸奶的血糖反应较低,搭配谷物类食品,可以降低混合食物的血糖反应,利于血糖的控制。

145. 糖妈妈若尿酸高,可以吃杂粮饭吗?

影响尿酸的嘌呤主要来自动物类食物,杂粮是可以吃的,但最好每天不超过 100 克。

146.炒肉的时候，糖妈妈可以勾芡吗？

勾芡可以增加肉的口感，使肉吃起来更加鲜嫩，但对于糖妈妈而言，勾芡时所添加的淀粉会造成额外的糖分吸收，增加了血糖控制的难度。淀粉类制品属于高升糖指数食物，应尽量减少。

147.糖妈妈可以吃菌类食物吗？

可以。一般的香菇和木耳就不错，而菌类食物还有很多种，像柏树菌、灵芝、灰树菌、鸡腿菇等还有很好的降糖效果。最好每天的饮食中都有1～2种菌类食品，搭配肉类、蔬菜等，营养更全面。

148.哪些蔬菜可以自由进食？

首选深色蔬菜，除淀粉类蔬菜外都可以自由进食，不用控制食用量。深色蔬菜包括菠菜、油菜、空心菜、西兰花、小葱、韭菜、茼蒿、胡萝卜等；含淀粉类的蔬菜包括土豆、甘薯、木薯、南瓜、莲藕、荸荠等，这些含有大量碳水化合物的蔬菜的食用量需要控制，在食用以上食物时，应该适当减少主食的摄入。

149.糖妈妈能吃水果吗？

水果口感好，还能补充大量维生素、果酸和矿物质，糖妈妈可以吃适量的水果，但要注意掌握好时机与数量，既不使血糖太高，又能防止低血糖的发生。

150.糖妈妈怎样科学地吃水果？

① 由血糖状况决定。当血糖控制比较理想，没有经常出现高血糖或低血糖时，就满足享受水果的先决条件了。如果血糖控制不理想，可先用西红柿、黄瓜等蔬菜代替水果。

② 吃水果时间有讲究。水果一般在两次正餐中间（如上午10点或下午3点）或睡前1小时吃，这样可以避免一次性摄入过多的碳水化合物而使胰腺负担过重。一般不提倡在餐前或餐后立即吃水果。

③ 低升糖指数水果更适合。

在遵循上述几个要素的同时，糖妈妈还要自己摸索规律，如果能在吃水果前后2小时测一下血糖和尿糖，对了解自己能不能吃这种水果、吃得是否过量等会很有帮助。

151. 糖妈妈吃水果应遵循哪些原则?

首先,糖妈妈可以食用每 100 克水果中含糖量少于 10 克的水果,包括青瓜、橙子、柚子、柠檬、桃子、李子、杏、枇杷、菠萝、草莓、樱桃等。其次,糖妈妈还可以食用每 100 克水果中含糖量为 11 ~ 20 克的水果,包括香蕉、石榴、甜瓜、橘子、苹果等,但是这类水果要谨慎食用,避免食用过多造成血糖升高。最后,糖妈妈应禁食含糖量过高的水果,包括红枣、红果,特别是干枣、蜜枣、柿饼、葡萄干、杏干、桂圆等干果,以及果脯等。

152. 糖妈妈如何三餐搭配蔬菜水果?

早餐配 100 ~ 150 克叶菜或半条黄瓜,午、晚餐每餐 150 克叶菜(少量吃根茎类蔬菜)。

叶菜要求是水煮菜(上汤、白灼),煮熟拌一点油或少量油水炒菜。

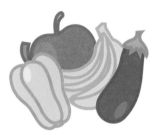

水果可选青苹果、青桃、杨桃、李子、柚子、青番石榴、樱桃,于加餐时吃,每次半份。

153. 糖妈妈可以吃西瓜吗?

西瓜虽然升糖指数高,但水分也高,摄入约 1562 克才吸收相当于 50 克的碳水化合物,所以可以适量食用(不超过一个拳头大小的量)。

154. 糖妈妈可以吃荔枝吗?

荔枝含糖高,美味。糖妈妈在血糖控制未达标时,最好不要吃。血糖控制良好后,可以适当吃,一天控制在 10 粒左右(可提供约 260 千卡的热量)为宜,同时减去相应分量的主食,即约 75 克生米做成的米饭。可在两餐间当加餐吃。

155. 糖妈妈可以喝果汁吗?

可以喝鲜榨果汁,代替一天的水果量,要选择不太甜的水果,不能喝包装好的加糖的果汁饮料。

156. 糖妈妈可以自由吃水果吗?

不能。水果中含有丰富的维生素、矿物质和膳食纤维素,可以补充人体每日所需的营养,但是水果也同样含有丰富的果糖等糖类物质,果糖经过肠道吸收会先进入肝脏,再转化成葡萄糖、糖原和脂肪,与葡萄糖相比,果糖更容易变成脂肪。当果糖少时,就主要转化为葡萄糖,使糖原增加。但是当果糖摄入量多时,就会合成脂肪。在导致人体肥胖的因素中,果糖远远超过了葡萄糖和蔗糖。葡萄糖进入人体,胰岛素会增加,饥饿感会减弱,热量会被分解,同时"瘦素"也会增多,食欲降低、脂肪减少。然而,果糖却没有这个作用,吃了果糖,还想吃别的,"瘦素"也不会增多,会不知不觉变胖。糖妈妈在控制主食和脂肪摄入的基础上,也不应忽视控制水果的摄入。中国营养学会妇幼分会推荐,孕期每天吃 200 克水果就够了。这里的水果包括果汁,也就是喝了果汁就不要再吃水果了。如果只喝果汁,一天不应超过 150 毫升。

157. 吃水果好还是喝果汁好?

吃水果比喝果汁好,哪怕是鲜榨果汁。因为果汁里那些抗肠癌的纤维素、抗氧化物质已经基本损失完。

158. 糖妈妈可以喝无糖饮料吗?

所谓无糖饮料,只是饮料加工过程中没有加入蔗糖,狭义上说它们是无糖的,因为不含蔗糖。但广义上说,它们虽不含有蔗糖,却可能含有果糖。因此,即使标签显示"无糖"的饮料也并非无糖,应避免"敞开喝"而导致摄入过多的糖。

159. 蔬菜怎样吃更有利于控制血糖?

蔬菜中含有丰富的膳食纤维和维生素,热量较低,对血糖的影响较小。因为糖妈妈要适当控制饮食,有时会出现饥饿感,这时食用一些蔬菜,既能减轻饥饿感,又不容易造成血糖波动。而生吃又是糖妈妈食用蔬菜的最好方式。一方面,生吃蔬菜可以减少蔬菜中维生素的损失;另一方面,经过油、盐等烹饪后的蔬菜会提高油脂、盐分的含量,生吃蔬菜就没有这些担心。

160. 哪些蔬菜适宜生吃呢?

适宜生吃的蔬菜有胡萝卜、黄瓜、西红柿、柿子椒、莴苣、白菜、卷心菜、茄子、菜花、辣椒、洋葱、芹菜等。生吃的方法除做沙拉外,还可自制新鲜蔬菜汁,或将新鲜蔬菜凉拌。

161. 糖妈妈挑选零食要算入热卡吗?

糖妈妈的三小餐可以理解为零食。要将零食所含的热量计入每天饮食的总热量中,定额定量。零食的热卡仅占总热卡的 15% ～ 20%。吃零食要讲究营养,不能只图解馋。

162. 糖妈妈挑选零食的原则是什么?

① 低升糖指数(不会明显升高血糖);
② 天然、低糖、低盐、低油脂,无添加剂。

163. 糖妈妈可以天天吃的零食有哪几类?

共三类,为水果、坚果和杂粮谷类点心。

① 水果。富含维生素和纤维素,口味香甜,是糖妈妈可以选择的零食。不过,由于水果糖分含量差别较大,挑选起来要特别注意。

② 坚果。兼具了天然、少加工、低糖等特点,可以补充 DHA,因此拿它作为零食,是糖妈妈的首选。不过坚果往往油脂含量高,选择时也要区别对待。大杏仁、腰果、开心果、花生的油脂含量为 45% ～ 50%,一天可吃 10 颗花生米或者七八粒腰果。榛子、核桃、夏威夷果等油脂含量超过 60%, 吃起来就更要注意了。

③ 杂粮谷类点心,如大麦面包、小麦面包、燕麦面包、荞麦面包、黑米点心、甜玉米、低糖饼干等。需计入糖类食品的份额,要适量。选择那些单独的小包装食品,能够计算得出每小包的热卡,以便控制加餐零食的量。

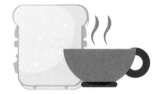

164. 不建议糖妈妈吃的四类零食是哪些?

① 甜食类:巧克力、甜饼干、甜面包、果酱、蜂蜜等。
② 高淀粉食物:土豆、山芋等。
③ 熬煮时间过长或过细的淀粉类食物:如大米粥、糯米粥、藕粉等。
④ 煎炸食品、腌制食品和各种含糖的饮料、果汁、酒精饮品等。

165. 食物纤维素包括哪些？

粗纤维、半粗纤维和木质素。

166. 糖妈妈孕期多食用纤维素有哪些益处？

有助于肠内大肠杆菌合成多种维生素；纤维素比重小，体积大，在胃肠中占据空间较大，使人有饱食感，有利于减肥；纤维素体积大，进食后可刺激胃肠道，使消化液分泌增多和胃肠道蠕动增强，可防治糖妈妈的便秘；高纤维饮食可通过胃排空延缓、肠转运时间改变、可溶性纤维在肠内形成凝胶等，使糖的吸收减慢；亦可通过减少肠激素如抑胃肽或胰升糖素分泌，减少对胰岛 β 细胞的刺激，减少胰岛素释放与增高周围胰岛素受体敏感性，使葡萄糖代谢加强。

167. 不含纤维素食物有哪些？

鸡、鸭、鱼、肉、蛋等。

168. 含大量纤维素的食物有哪些？

粗粮、麸子、蔬菜、豆类等。因此，建议糖妈妈适当多食用豆类和新鲜蔬菜等富含纤维素的食物。目前国内的植物纤维食品多是用米糠、麸皮、麦糟、甜菜屑、南瓜、玉米皮及海藻类植物等制成，对降低血糖、血脂有一定作用。

169. 膳食纤维摄入每日总量是多少？可溶性和不可溶性纤维分别是哪些？

建议每日膳食纤维的摄入总量：25 ～ 30 克。

可溶性纤维包括：燕麦、荞麦、水果中果胶、海藻类中的藻胶及魔芋制品等人工提取物。

不可溶性纤维包括：谷物的表皮（粗粮）、水果的皮核、蔬菜的茎叶、玉米面等。

170. 糖妈妈可增加多种维生素和矿物质的食物有哪些？

富含 B 族维生素食物：粗粮、干豆、蛋类、绿叶蔬菜。
富含维生素 C 食物：新鲜蔬菜、水果。

富含钙质食物：牛奶、豆制品、海产品。

富含钠盐食物：腌制品、罐头等。食盐限制在 6 ~ 8 克 / 天，如并发高血压应控制在 5 克 / 天以下。

富含铬食物：参与葡萄糖耐量因子的组成，菌菇类、牛肉、肝脏、粗粮、啤酒中较多。

富含锌食物：与胰岛素活性有关，常见于粗粮、豆制品、海产品、肝脏、红肉中。

171. 糖妈妈若早孕时合并妊娠呕吐，如何安排饮食？

精神放松；症状较轻者给予孕妇喜欢吃的、易消化的食物；少量多餐；清淡为主，避免让其闻到烹调食物的味道；采用流质的方式，尽量经口摄入少量食物。

如果完全不能进食，也必须补充一些水分，可食用果汁。让孕妇远离厨房的油烟味；多食用新鲜蔬菜、水果、薯类有助于排便。

对于无法经口进食的孕妇，给予鼻饲喂养或肠外营养支持来补充营养。

172. 糖妈妈若有合并高血压，该如何调整饮食？

按糖尿病饮食总热卡控制，但进一步限制钠的摄入；限制烹调用盐，每日摄入总量不超过 6 克；避免含盐量高的食品，如浓肉汤、腌制品、罐头制品、外卖油炸食品、香肠、火腿、海产品等。酱油也不能摄入过多，6 毫升酱油约等于 1 克盐的量。或在医生建议下可以用含钾盐代替含钠盐，尽可能培养清淡口味，也可用其他调味品制出多种风味来满足食欲。

173. 糖妈妈合并有高血脂，是不是要"滴油不沾"？

不是，但应注意辨别好脂肪和坏脂肪，首先应该了解，脂肪对胎儿神经系统的发育是必不可少的，但同时我们也知道，过多的脂肪摄入会引起妈妈体重增加过快，使血糖更难控制，过多的脂肪摄入也是心、脑血管疾病发生的潜在危险因素。糖妈妈合并有高血脂，对脂肪的摄入应该有所限制，但不是绝对不吃，每日可摄入一茶匙左右。

174. 肥胖的糖妈妈，严格控制热卡，血糖控制理想，查尿酮体阳性，怎么办？

肥胖孕妇严格控制热卡一天为 1 600 ～ 1 800 千卡，建议查晨尿是否出现酮体。出现酮体者可适当增加热卡摄入。

175. 糖妈妈在孕期缺钙会有哪些表现？

① 小腿抽筋。一般在怀孕 5 个月时就会出现，往往在夜间容易发生。

② 牙齿松动。钙是构成人体骨骼和牙齿硬组织的主要元素，缺钙能造成牙齿珐琅质发育异常，抗龋能力降低，硬组织结构疏松。

③ 妊娠期高血压综合征。缺钙与妊娠期高血压疾病的发生有一定的关系，如果被诊断为妊娠期高血压，则要考虑缺钙的可能。

④ 骨盆疼痛。如果钙摄取不足，为了保证血液中的钙浓度维持在正常范围内，在激素的作用下，孕妇骨骼中的钙会大量释放出来，从而引起关节、骨盆疼痛等。

176. 糖妈妈孕期如何补钙？

孕中晚期，胎儿生长发育钙需求量增加，母体内的钙被大量消耗，容易导致缺钙，我国营养学会建议妊娠 16 周起每日摄入钙 1000 毫克，妊娠晚期增至 1500 毫克。日常饮食难以满足，因此需要额外补充钙剂。

177. 糖妈妈需要补充 DHA 吗？

需要。我国营养协会确定亚油酸和 α - 亚麻酸为两大必需脂肪酸，孕期缺乏此类脂肪酸会严重影响胎儿的大脑和视网膜的发育。吃鱼补充 DHA。但鱼的 DHA 受鱼的种类、捕捞季节等影响。世界卫生组织建议：怀孕及哺乳期妇女补充 DHA 300 毫克 / 天，婴幼儿补充 DHA 100 毫克 / 天。

178. 糖妈妈需要补铁吗？

需要。孕妇每日摄入一定量的铁以补充自身的消耗；储备相当量的铁，以补偿分娩时由于失血造成的铁的损失。同时，胎儿制造血液和肌肉组织需要一定量的铁，还必须在肝脏内储存一部分铁，以供出生后 6 个月的消耗，胎儿铁储备不足，使婴儿期较早出现缺铁性贫血。建议孕妇每天铁的供给量为 28 毫克。

179. 糖妈妈补充微量元素和维生素有无简易方法?

有。首先主张均衡饮食。另外,糖妈妈们每天一次,每次一片,服用孕妇专用的多种维生素即可。

运 动 篇

广州医科大学附属第三医院　何青　梁丽霞　李映桃　王艳　张莹

180. 妊娠期运动对母体有什么益处?

孕妇进行有规律的适度运动,对母体和胎儿可产生良好的影响,还可提高自然分娩率和有利于产后恢复。

妊娠期妇女进行运动和锻炼有助于适应妊娠期的不良反应,减轻疲劳感,使她们心情愉快、精力充沛,减轻她们因为妊娠导致的腰酸背痛,并且有助于改善妊娠期的睡眠等;有助于控制妊娠期孕妇和胎儿体重的过度增加,减少孕妇便秘、痔疮的发生;有助于预防和减少妊娠期糖尿病、高血压的发生,预防压力性尿失禁等。

181. 妊娠期运动对胎儿有什么益处?

运动对胎儿的益处包括减少脂肪量,提高抗逆性和促进神经行为成熟。运动所产生的一系列代谢水平的变化可改善妊娠结局。

182. 妊娠期运动对促进自然分娩有帮助吗?

有。一些促进骨盆底肌肉和会阴肌肉的运动,以及一些提高调整力的运动是顺利分娩的保证;同时,妊娠期锻炼能减少剖宫产和阴道助产等难产情况的发生。进行运动的孕妇产程更短,剖宫产率更低。

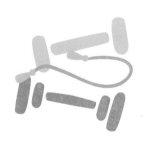

183. 妊娠期运动可以降低抑郁症发生吗?

妊娠期运动可以减少抑郁症的发生。运动能帮助放松心情、舒缓压力；提高孕产妇的自我尊严，改善自我形象，充满自信，帮助其建立良好的精神卫生和生活习惯，不易产生颓废失望等不良情绪。

184. 糖妈妈产后运动是否对 2 型糖尿病有预防作用？

对产后糖妈妈运动给予支持，使其坚持运动，获得更高的自我效能，有更好的饮食自律性，可更好地预防及推迟 2 型糖尿病的发生。

185. 妊娠期运动对母体有什么弊端？

如果孕期有氧运动过度则存在一定的弊端：母体全身骨骼肌的高氧耗和高代谢可造成胎盘灌注血流量减少、胎儿低血糖的发生而导致胎儿宫内生长受限，或交感神经过度兴奋刺激机体分泌去甲肾上腺素，可能诱发子宫收缩而引起流产或早产。

186. 妊娠期运动对胎儿有什么弊端？

若运动强度过大和持续时间过长，运动环境高热潮湿，可使母体中心体温升高大于 $1.5℃$，会影响胚胎的发育。已有研究证实在早孕 $45 \sim 60$ 天，母体高热大于 $39℃$ 可致胎儿出生缺陷，但目前暂无过度运动致胎儿畸形的报道。

187. 最佳开展孕期运动的孕周？

孕 14 周进入中期妊娠是进行运动的最佳时机。丹麦对 92 000 例孕妇进行妊娠结局与运动的关系的研究发现，妊娠 $11 \sim 14$ 周孕妇流产率随运动时间的延长而增加，故妊娠早期建议减少运动强度及持续时间。

188. 孕期运动如何选择合适的地点？

要选择较好的运动环境，室内运动时要保持空气流通，室外运动时选择花草茂盛、人车较少的地方。

189. 冬天和夏天运动时间一样吗？

不一样。按气候特点，建议：

冬天以上午 10 点至下午 2 点为宜，因该时间段温度适宜，运动不易诱发子宫收缩。

夏天应避开上午 10 点至下午 5 点，这段时间一般温度较高，紫外线强度较大，空气污染较明显。

190. 一天中最适合运动的时间段及推荐的运动方式是哪些？

按照全天人体的生物钟特点，有以下建议：

① 上午 6 点至 9 点。许多人习惯晨练，不过此时体温较低，刚刚起床，关节和肌肉最为僵硬，适合做一些强度较小、可增强耐力的运动。推荐运动方式：散步、慢跑、打太极拳等。

② 下午 3 点至 6 点是最佳锻炼时机，因为此时体温上升，肌肉的力量和弹性已开始达到顶点。推荐运动方式：自行车、游泳等有氧运动。

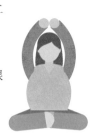

③ 晚上 6 点至 8 点。此时肌肉最为柔韧，同时肾上腺素的分泌也达到了顶点，艰苦持久的运动也能变得轻而易举，有助于更快地适应这些运动。推荐运动方式：瑜伽、伸展运动或有氧运动。

191. 糖妈妈为何不宜在清晨空腹锻炼？

运动要消耗能量。空腹锻炼容易出现头晕、心慌、出冷汗甚至昏迷等低血糖反应。尤其是注射胰岛素或口服降糖药者在锻炼时，一定要预防低血糖的发生，必要时提前适当加餐。

192. 运动时为何要养成用鼻呼吸的习惯？

因为鼻孔里有很多鼻毛和分泌液，可以清洁空气，使器官和肺部不受尘埃、病菌的侵袭。当然，活动剧烈时可用口鼻一起呼吸。口宜半张，舌头卷起，抵住上腭，让空气从缝隙中出入。必要时，可戴上口罩。

193. 运动前怎样评估身体状况？

在开展孕期运动前应到产科医生处检查和咨询，评估全身情况和产科情况，决定是否适宜进行运动。妊娠期运动的顾忌主要在于其可能诱发流产、早产、胎儿生长受限或孕母骨骼肌肉损伤。另外运动前也需进行心电图（EKG）检查并评估运动加剧的心肺负荷。

194. 妊娠期运动的禁忌症是什么?

美国妇产科医师协会（ACOG）在对妊娠期中等强度锻炼的指导中指出了以下一些禁忌症:①妊娠高血压综合征;②胎膜早破或提早出现阵痛;③宫颈闭锁不全 / 宫颈环扎术;④孕中期或孕晚期持续阴道流血;⑤胎儿宫内发育迟缓;⑥多胎妊娠;⑦妊娠妇女有慢性高血压或甲状腺功能亢进,以及心脏、血管或肺部疾病等。

除了上面这些禁忌症,我国协和医院的郎景和教授还提出了有下列情况的孕妇不适合做剧烈运动:①以前有过 3 次或 3 次以上自然流产;②早产;③前置胎盘。

195. 孕期安全的运动有哪些?

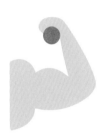

最安全的运动形式应符合维持孕妇孕期体重的合理增长且不引起胎儿窘迫和子宫收缩。

孕妇可根据场地及兴趣开展合适的运动方式,散步、游泳、瑜伽、健身操、爬楼梯、上肢运动等都是妊娠期常推荐的运动形式,其中散步是最受欢迎的方式之一。

196. 孕期不安全的运动有哪些?

① 竞赛及身体接触性运动。如女运动员妊娠后应停止剧烈运动和参加比赛。

② 关节过屈或过伸运动。

③ 平衡及协调性运动,剧烈的跳跃,快速转体,如滑雪、体操、篮球、足球、跳伞、潜水、骑马等。因这些运动存在腹部创伤及摔倒的风险。

另外,非在高原居住的孕妇,也不建议在海拔 2500 米以上的地方散步。

197. 糖妈妈推荐的运动疗法是哪些?

推荐有氧运动联合耐力运动,以便更有效地管理血糖,改善健康状态。但是,同时使用这两种方式会更耗时,而且极大依赖于个人的合并症、并发症、辅助设备和偏好。即便如此,组合运动仍能改善血糖控制。

耐力训练可增加肌肉组织对葡萄糖的利用,增加血液中葡萄糖的摄取;而有氧运动则通过增强胰岛素的刺激作用,增加血液中葡萄糖的摄取。

198. 孕晚期应该以什么运动为主?

孕晚期应以舒展运动为主,加强盆底肌肉、腿部、手臂等肌肉训练,为分娩做好体能准备。孕 37 周以后尽量避免水中运动以免胎膜早破而感染。

199. 进行散步、快走、慢跑、爬楼梯等孕期安全运动时要注意什么?

散步、快走、慢跑、爬楼梯等这些运动均是适宜孕妇进行的运动形式,这些运动形式不需要进行学习,对锻炼的条件要求不高,也无需借助器械。

散步时不要走得太急,要慢慢地走,以避免对身体振动太大或造成疲劳,在妊娠早期和晚期要格外注意。散步时间和距离以孕妇自己的感觉来调整,以不觉劳累为宜。

跑步是国外非常流行的运动。大多数习惯跑步的孕妇可坚持至妊娠后期,跑步时间最好缩短到 45 分钟以内。同时,孕妇应避免进行快速跑步或是竞赛性质的跑步,以慢跑为宜。

孕妇爬楼梯时应注意速度不宜过快,避免摔倒,尤其孕后期应注意扶好楼梯扶手,由亲属陪伴,保证安全。

200. 妊娠期可以游泳和水中运动吗?

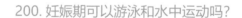

可以。游泳和水中运动要求在泳池中进行,孕期水疗运动非常安全,能提高孕妇的积极性,利于妊娠管理。研究显示,中等强度的有氧水中运动可以提高体能,减少外周水肿。水疗运动可以减少肌肉、骨骼和关节受伤的风险,并且是一种缓解腹部疼痛的运动方式。

201. 妊娠期游泳和水中运动有什么建议?

① 游泳时间以 1 小时为宜。

② 每周不应少于 2 次。

③ 当室温和水温低于 30℃时,不能下水游泳。

④ 游泳时动作要稳健和缓,入水时千万不可纵身跳水,要防止池内人多拥挤,使腹部受碰撞。

⑤ 在妊娠 9 ～ 10 个月期间，蛙泳易使髋骨松动，因此要慎行。妊娠未满 4 个月或有过流产、早产、死胎史及阴道出血或腹部疼痛者，或患有心脏病、高血压疾病、癫痫症，以及患有耳鼻喉方面疾病的孕妇都应避免游泳。

202. 孕期如何进行广播操、保健操、瑜伽等运动？

这些运动方式均需要专业人员指导，经过一段时间的练习才能掌握。由于其运动方式平稳，设计科学，运动量适宜，适合孕妇进行锻炼。为了适应孕妇的特殊性，在动作的选择上需要做相应调整。怀孕早期不可做跳跃运动，而且每节操可少做几个节拍，以免运动量太大；怀孕中期，可做全套，跳跃动作要少做或不做；到了怀孕后期，不仅要减少弯腰等动作，其他几节的节拍也要适当控制，但可以自己增加一些脚腕、手腕、脖子等动作，每次不要太累，微微出汗即可。

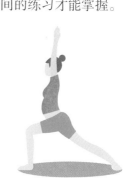

203. 瑜伽运动对糖妈妈有何益处？

孕妇和产妇要在医生或专业瑜珈师的指导下练习瑜珈，瑜伽通过呼吸、体位、冥想等练习能较好地改善孕妇身心健康，有效缓解孕期常见的不适症状，如腰骶部痛、乏力、静脉曲张、下肢水肿、情绪波动、失眠等。

练习一些有针对性的动作，可以打开骨盆，有利于顺利分娩；增强肌肉张力和身体的平衡感，提高整个肌肉组织的柔韧度和灵活度；同时刺激控制荷尔蒙分泌的腺体，增加血液循环，消除身体不适；也是一种非常好的盆底肌肉的康复训练。

但孕妇要注意在运动过程中不宜出现弯腰、屏气、腹部受压等动作，否则容易伤害胎儿。

204. 孕期能继续在健身房锻炼吗？

可以。目前，国内各城市的健身房越来越多，对于一些妊娠前常去健身房锻炼的人来说，妊娠期间虽然有些器械锻炼不再适合，但有一些器械锻炼仍然是适合的，如原地跑步机、踏步机、固定脚踏车（直立式）、功率自行车等。孕妇在运动过程中应掌握好锻炼的时间和频率，温度适宜、通风良好，有专业人士全程指导较佳。

205. 糖妈妈能进行耐力训练（如举重）吗？

耐力训练（如举重）也有利于妊娠妇女和胎儿的安全。虽然多数妇科医学会均建议孕妇进行耐力训练，但尚未提出实践的具体指南。研究发现，中等强度的耐力训练能改善健康孕妇的妊娠结果，且不影响胎儿健康。每周三次的中等强度耐力训练，能有效改善妊娠糖尿病妇女的血糖控制。我们常用的上肢运动也是耐力训练（如举重）的一种方式。

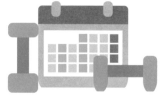

206. 有早产风险的糖妈妈，适宜的身体局部运动和锻炼形式有哪些？

盆底肌肉锻炼（Kegel 训练）和上肢运动。

① 盆底肌肉锻炼，是指孕后的妊娠特异性盆底运动训练，能减少尿失禁和膀胱无力。

② 上肢运动：最安全的运动，不会引起胎儿窘迫或子宫收缩。有研究表明，采用上肢功率计对妊娠期糖尿病进行治疗的方法是有效的，甚至可以减少某些糖妈妈的胰岛素治疗剂量。

207. 盆底肌肉锻炼如何进行？

首先排空膀胱，收缩盆底肌肉并持续 2 ～ 5 秒，然后放松肌肉 2 ～ 5 秒，重复 10 ～ 15 遍为 1 次治疗，3 次 / 天，通常训练 4 ～ 6 周后，大部分患者的症状可改善，3 个月后可显著改善。

孕期进行盆底肌肉锻炼，在锻炼体位和方法选择上必须接受专业指导并相对谨慎，亦可配合会阴按摩同时进行。

在产后长期持续进行盆底肌肉功能训练是目前公认的防治产后尿失禁的一个简单易行、无痛且有效的方法。

208. 上肢运动如何进行？

①在医院内采用上肢功率计进行运动。

②家庭运动方案：让孕妇坐在坚固的椅子上，手持 2 磅哑铃或饮料瓶内装水或沙 2 磅，先交替上举，左右各上举 10 次，然后双手同时上举 10 次，重复，持续 20 分钟。

209. 糖妈妈运动时应该注意什么？

① 运动前做一些必要的准备，选择合适的鞋袜，确定适当的场地，准备适量的糖果等。

② 运动前要有热身运动，结束时也应再做一些放松运动，要逐渐结束。

③ 持续运动时间不宜过长，一般 20 ～ 30 分钟较好。

④ 选择比较舒缓有节奏的运动项目，如散步、缓慢的游泳和打太极拳等。

⑤ 运动量不宜过大，一般使心率保持在每分钟 130 次以内为宜。

⑥ 切记不能进行剧烈刺激的运动，如跑步、球类、俯卧撑、滑雪等。

210. 糖妈妈的安全运动五步法是什么？

① 运动前自我血糖检测。运动前检测血糖低于 4.0mmol/L 时，先吃点东西再运动，避免低血糖；运动前血糖高于 13.9mmol/L 时，应该延后运动，避免应激性的血糖升高。

② 5 ～ 10 分钟热身运动。

③ 运动 20 ～ 30 分钟。

④ 10 ～ 20 分钟的恢复放松运动。

⑤ 运动后检测血糖。运动后血糖低于 4.5mmol/L 时，应立即进食含糖食品，防止低血糖。

211. 妊娠期在运动过程中出现哪些状况要中止运动？

一旦出现下面一些状况，就需要中止运动和锻炼，并尽快就诊。

① 阴道出血或有液体漏出。

② 骨盆前下方疼痛。

③ 感到头晕、无力、呼吸费力甚至困难。

④ 腹部剧烈疼痛。

⑤ 胸部疼痛。

⑥ 胎动减少。

⑦ 严重头痛等。

212. 妊娠期运动和锻炼的频率、强度和时间是多少？

美国妇产科学会对妊娠期运动和锻炼的频率、强度做了规定：采用轻度至中度的锻炼方式，并且需要经常运动（每周至少 3 次）；最好是间歇性的运动，建议运动时脉搏每分钟不能超过130次，但对每次运动的时间没做明确要求。

郎景和教授认为孕妇无论进行怎样的运动，每运动15分钟应休息一次，经过5～10分钟时间来降低体温继续运动，因为孕妇体内温度高于38.9℃会增加胎儿先天性异常的发病率，特别是在胎儿器官形成的孕期最初3个月。而在运动过程中，孕妇和未怀孕的女性都会体温升高，尤其是孕妇的基础体温会升得更高。一般规定，妊娠期体温不应超过38℃。

213. 糖妈妈的运动处方如何制定？

在制定妇女的孕期运动处方时，应考虑孕妇的先前体力活动、心肺功能和力量。对于先前久坐的妇女，推荐妊娠中期开展运动计划，多数孕妇的晨吐、恶心和疲劳等不良症状将会消失。然而，妊娠早期运动可减少妊娠糖尿病的风险，因此越早开展对孕妇越有益。

对于有轻度体力活动的妇女，推荐每周3次，每次15分钟的连续有氧运动，逐渐增加至每周至少4次，每次30分钟。虽然无相关运动时间的上限值推荐，但建议不超过45分钟，因为会增加胎心体温的风险。若孕妇在温度控制适当的环境中并自行调节运动，那么这种升温可忽略不计。

另外，推荐有氧运动的时间间隔不应连续超过2天。这是由于胰岛素作用和葡萄糖摄取的短暂改善最多可达48小时。

对于耐力训练，推荐每周非连续2～3次。鉴于孕期运动的最佳效果，推荐孕妇进行中等强度运动，每次最多3组。

214. 糖妈妈孕期运动的强度是否有遵循的原则？

有。运动强度要遵循个体化和由轻度到中度循序渐进的原则。重视在运动中和运动后的自身感觉。

215. 糖妈妈每日如何进行散步运动？运动量多少适宜？

适当的运动可降低糖妈妈血糖，提高对胰岛素的敏感性。运动方式可选择极轻度运动（如散步）和轻度运动（如中速步行）持续20～40分钟，每天至少1次。一般散步30分钟，餐后1小时进行。餐后1小时平路徒步慢走40分钟，走2公里，每周5次，以运动后有微汗，轻松愉快，食欲、睡眠良好，虽稍感疲乏，肌肉酸痛，但休息后可消失，次日体力充沛为适宜。

216. 运动时和运动后应注意哪些情况?

① 运动时穿宽松的衣服、合适的胸罩和合脚的平底鞋。

② 运动时不宜过热，锻炼身体后腋下体温不宜超过 38.3℃，运动后沐浴注意保暖。

③ 补充足够的水分和营养，以满足孕期运动的需要，防止低血糖反应和延迟性低血糖。进食 30 分钟后进行运动，时间控制在 30～45 分钟，运动后休息 30 分钟，运动前后要数胎动。运动后 2～4 小时应补充适量碳水化合物。

217. 孕期运动的强度如何分类?

① 依据每次运动不少于 15 分钟后身体的变化。高强度运动是指运动后心跳加速并自觉疲乏无力，中强度运动是指运动后心跳加速但不觉疲乏，轻强度运动是指运动后心跳不加速并不觉疲乏。

② 交谈法。是一种通过运动时仍可流畅交谈、话语成句来简单衡量为适宜运动量的标志。

③ 数步法。主要根据每日行走总步数：不足 5 000 步视为久坐不动，5 000～7 499 步为低活动度，7 500～9 999 步为较低活动度，10 000～12 499 步为中等活动度，大于 12 500 步为高活动度。研究发现，超重和

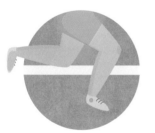

肥胖的妇女，每天行走的总步数小于正常人群。加拿大的指南建议孕妇每天行走 10 000 步。

④ 靶心率法：目前国际上多用运动中的心率作为评定运动强度的指标。临床上将能获得较好运动效果，并能确保安全的运动心率称为靶心率。孕期主张靶心率小于 130 次／分。

218. 孕期运动的效果如何评估?

孕期运动效果评估为是否达到最成功的体重控制计划。但常需要运动、饮食和行为方式的联合管理。

219. 孕期运动如何去监督?

建议由一位合格的运动教练进行初始教导和监督，并使用客观的评

估工具（如多功能测心率和计步器等）督促其完成运动；或以"广场舞"的形式组织孕妇群体运动健康操，相互督促，效果良好。

220. 糖妈妈运动治疗前有哪些建议？

① 运动前进行心电图检查以排除心脏疾患，并需确认是否存在大血管和微血管的并发症。

② 对照并排除妊娠期糖尿病运动疗法的禁忌：1型糖尿病合并妊娠、心脏病、视网膜病变、多胎妊娠、宫颈机能不全、先兆早产或流产、胎儿生长受限、前置胎盘、妊娠期高血压疾病等。

③ 血糖明显升高，超过13.9mmol/L，尤其是尿酮体阳性的患者暂时不宜运动，应待血糖稳定、酮体消失后再运动；明显的低血糖症或者血糖波动大，发作时血糖低于4.0mmol/L，暂时不宜运动，应待血糖稳定后再运动。

④ 运动期间出现以下情况应及时就医：腹痛、阴道流血或流水、憋气、头晕眼花、严重头痛、胸痛、肌无力等。

⑤ 避免清晨空腹未注射胰岛素之前进行运动。

⑥ 对于空腹血糖异常的妇女，推荐中等或剧烈强度运动，作为最佳强度和胰岛素作用增益。

221. 对糖妈妈孕期运动的总体评价和要求是什么？

推荐孕期进行体力活动，孕妇能够受益于计划性和规划性运动。糖妈妈的运动可以作为治疗的一种工具，以及连续护理方面的一部分。

鼓励孕妇进行中等强度的娱乐性有氧运动和耐力训练。另外，孕期运动处方应由专业人员，如运动生理学家进行量身定制，因为有知识、培训和经验的专业人员能够了解每个人的心理需求和相关风险。

222. 糖妈妈健康运动"30-170"法则是什么？

① 每天坚持30分钟以上时间的运动；或每周3～4次，累计2.5小时。

② 中等强度运动，关注170，即最佳活动时心率 = 170 – 年龄，以无出现不适为度。

③ 运动应避开清晨空腹、胰岛素作用高峰期，备小点心和水，要及时补充能量。

④ 适宜运动：快步走、体操、游泳、瑜伽、健身单车等。

223. 医生建议卧床，还能做运动吗？

可以。床上运动可防止下肢静脉栓塞。可做上肢运动，例如两手各上举 500 毫升的矿泉水。

224. 上班很辛苦，下班还要做运动吗？

量力而行。餐后运动有利于提高胰岛素敏感性，降低血糖。若工作强度大，可根据体重增长速度，增加每餐热量，餐后运动可减少时间和强度，如只做 20 分钟。

225. 不用上班，但做家务和带孩子也很辛苦，算作运动吗？

做家务和带孩子也算中度体力劳动，和上班同理。根据体重增长速度，增加每餐热量，餐后运动可减少时间和强度。

226. 孕期可以跑步吗？

建议糖妈妈运动时心率小于 130 次 / 分钟可做低强度运动，例如快步走、瑜伽、孕妇体操、上肢运动等，不建议跑步。

227. 如何轻松找出碎片运动时间？

下面的建议，可以让孕妇每天都有时间来活动下筋骨。

① 上下班路上：每天吃完早饭，提前 15 分钟出门，走 10 分钟；下班回家少坐一站车，步行回家，享受散步的好时光。

② 上班休息的空余。避免长时间坐在电脑前不动，给自己创造一些办公空间"走动"的机会。

③ 在家体会劳动乐趣。在家时，可以做一些家务活，例如扫地、拖地、擦桌子、将散乱的居家用品归置整齐等一些简单的劳动。

④ 外出增加步行机会。外出时，能爬楼梯就尽量不乘坐电梯；能步行到达就尽量不乘坐公交车；需开车外出时，可以选择距离较远一点儿的停车位，再步行至目的地。

228. 糖妈妈运动疗法是如何控制血糖的?

运动不仅有助于减轻体重和消除肥胖,促进机体能量代谢,还可提高胰岛素的敏感性。包括肌肉对血糖的利用和糖原合成,从而改善糖耐量,降低血糖,稳定血糖水平。运动还可使机体肌肉内葡萄糖转运蛋白 4(GLUT4)增加,从而增强胰岛素葡萄糖的转运能力。此外,运动可降低妊娠期基础的胰岛素抵抗,进而使血糖水平趋于正常。

229. 糖妈妈合并高血压还可以运动吗?

可以。在运动前进行心电图检查以排除心脏疾患,并需筛查出大血管和微血管并发症。心脏和身体没有问题的情况下,只要不是过于刺激和剧烈的运动都是可以的。像散步、快走,适当爬楼梯、跳健身操等有氧运动都是很好的。运动可增加血液循环,提高葡萄糖的摄取和利用,使体内高血糖逐渐下降,还可以消耗脂肪,对体重增长过快、偏胖型糖妈妈非常有益;可以改善心肺功能,增加血管弹性,减少高血压糖尿病的严重并发症。除此以外,运动也能帮助放松心情。

230. 糖妈妈进行运动疗法的小技巧有哪些?

① 分层着装。建议贴身穿速干的衣物,外面穿防风保暖的衣物,必要的话多穿几层,随时增减,以防感冒;穿宽松的衣服、合适的胸罩和合脚的平底鞋。运动时不宜过热,锻炼身体后腋下体温不宜超过 38.3℃,运动后沐浴注意保暖。

② 及时补充水分。准备一个保温杯,运动中可以随时补充一些水分。

③ 注意监测血糖。运动前后测血糖,避免运动量过大引起低血糖。

④ 养成运动习惯。很多人都有这种感受:习惯运动了,几天不动,身体一下很难受。习惯可以成为促进长期坚持的动力,坚持运动肯定会收到意想不到的效果。

231. 糖妈妈怎样快走才能有效地降血糖?

加大步幅,大步走时,摆幅要加大,尽力前后直臂摆平,有助于让全身更多的肌肉得到锻炼,可以挤压人体至少 50% 的血管,推动下肢的血液流动。

232. 糖妈妈进行运动疗法时应怎样配合饮食治疗？

一般来说，常规的运动，饮食不会有什么特别的变化。因为运动的目的不是要运动后就去加餐，运动后血糖是降低了，但加一个餐，降低的血糖抵消了，就没起到降低血糖的效果。所以一般来说，运动就是指自然的饮食状态下的一种自然的运动方式，因为糖妈妈不太可能是职业运动员，不太可能有所谓的强化的、大量的运动。所以这种运动一般来讲，饮食应该保持平常的饮食，不应该有什么特别的调整。除非有特别强的运动量，糖妈妈感觉摄取的营养不够，这个时候可以适当地增加一些营养。

233. 糖妈妈运动时如何防止低血糖的发生？

建议糖妈妈运动时，随身携带巧克力、饼干、糖果，运动时一旦发生心慌、手抖、出冷汗等低血糖症状，应及时服用。

234. 糖妈妈如何保持参加运动的积极性？

① 列出每天运动计划并督促执行。最好把计划写下来，并放在醒目的地方，每天提醒自己；把运动对糖妈妈的益处告诉家人，并把运动计划告诉他们，让他们监督你完成。

② 与其他人结成运动伙伴。当糖妈妈对运动失去兴趣而欲放弃时，运动伙伴会鼓励她坚持下去。

③ 各种运动交替进行。长时间从事同一运动，会让人感觉单调，容易失去兴趣，因此，可以选择喜欢的几项运动，每周轮流进行。

④ 制定切实可行的目标。不要寄希望在短时间内就可以达到控制血糖和体重增长过快的目的，应长期坚持，根据自身体质指数计算每周需增长的体重数。不可为控制血糖而忽略体重增长情况。

⑤ 予以奖励。在糖妈妈坚持一段时间的运动计划后，糖妈妈的家人应该赞扬她，让她有一种成就感。

⑥ 为运动进步而骄傲。在坚持一段时间后，糖妈妈血糖控制平稳，母儿体重增长合理，身体状态良好，可加强运动的信心。

235. 孕前运动是否对妊娠期糖尿病有防治作用？

多项研究显示，孕前运动比妊娠后运动对妊娠期糖尿病预防效果更好；孕前对运动方式和强度百无禁忌，高强度运动更为有益，而且可以把良好的运动习惯延续到妊娠期，提高人体肌肉和骨骼在孕期运动的适应性。

236. 糖妈妈产后 42 天需要做盆底功能操吗？

需要。对产后 42 天的妇女常规进行盆底肌肉训练，从而大大减少了盆腔器官脱垂以及尿失禁等盆底功能障碍性疾病的发生。同时，唤醒盆底的神经及肌肉，使阴道更好地回复到紧缩状态，从而提高性生活的质量、快感及高潮。

237. 糖妈妈产后运动的目的是什么？

预防或减轻因生产造成的身体不适及功能失调，协助骨盆韧带排列恢复，腹部及骨盆肌肉群功能恢复，并使骨盆腔内器官位置复原，有利于减重和恢复体型。

238. 产后运动的注意事项有哪些？

①排空膀胱；②选择在硬板床或榻榻米上做；③穿宽松或弹性好的棉质运动衣裤；④避免于空腹、饭前饭后 1 小时内做；⑤注意运动场所空气流通；⑥运动后若出汗，需适当补充水分；⑦所有运动请配合深呼吸，缓慢进行以增加耐力；⑧每天早晚各做 15 分钟，至少持续 3 个月，次数由少渐多，勿勉强或过度劳累；⑨若有恶露增多或疼痛增加，需暂停，等恢复正常后再开始。

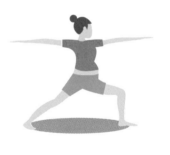

239. 常推荐的产后运动和方法有哪些？

① 腹式呼吸运动方法：平躺，闭口，用鼻深吸气使腹部凸起后，再慢慢吐气并松弛腹部肌肉，重复 5 ～ 10 次。

② 头颈部运动方法：平躺，头举起试着以下巴靠近胸部，保持身体其他各部位不动，再慢慢回原位，重复 10 次。

③ 会阴收缩运动方法：仰卧或侧卧吸气，紧缩阴道周围及肛门口肌肉，闭气，持续 1～3 秒再慢慢放松，吐气，重复 5 次。

④ 胸部运动方法：平躺，手平放二侧，将二手向前直举，双臂向左

右伸直平放，然后上举至二掌相遇，再将双臂向后伸直平放，再回前胸后回原位，重复 5 ～ 10 次。

⑤ 腿部运动方法：平躺，不用手帮助举右腿，使腿与身体成直角，然后慢慢将腿放下，左右交替同样动作重复 5 ～ 10 次。

⑥ 臀部运动方法：平躺，将左腿弯曲举至脚跟触及臀部，大腿靠近腹部，然后伸直放下，左右交替同样动作 5 ～ 10 次。

⑦ 阴道肌肉收缩运动方法：平躺，双膝弯曲使小腿成垂直，二脚打开与肩同宽，利用肩部及足部力量，将臀部抬高成一个斜度，并将二膝并拢数三下后再将腿打开，臀部放下，重复作 10 次。

⑧ 腹部肌肉收缩运动（仰卧起坐运动）方法：平躺，二手掌交叉托住脑后，用腰及腹部力量坐起，用手掌碰脚尖二下后，再慢慢躺下，重复 5 ～ 10 次，待体力增强可增至 20 下。

240. 产后运动何时开始？

产后运动时间因分娩方式和个人体质而异。

①自然分娩、没有产后大出血情况的产妇在生产后 6 ～ 12 小时就可以下床走动，3 ～ 5 天后就可做一些收缩骨盆的运动，而在产后两个星期，就可以做柔软体操或伸展运动。

②剖宫产的糖妈妈：在手术后 2 天就可以下床走动，3 ～ 5 天后就可做一些收缩骨盆的运动。视伤口愈合情况，一般来说，产后一个月可开始做伸展运动，而产后 6 ～ 8 周才适合做锻炼腹肌的运动。

241. 产后 1 周内，适宜产妇的运动项目有哪些？

产妇身体虚弱，应做一些温和的有氧运动。

① 会阴收缩运动。

目的：促进阴道恢复和预防子宫脱垂。

时间：自产后第 1 天开始。

② 胸部运动。

目的：使乳房恢复弹性，预防松弛下垂。

时间：自产后第 2 天开始。

③ 颈部运动。

目的：加强腹肌张力，使颈部和背部肌肉得到舒展。

时间：产后第 4 天开始，每天 5 ～ 10 次。

④ 臀部运动。

目的：促进臀部和大腿肌肉收缩。

时间：自产后第 7 天开始。

242. 产后运动有原则吗？

有的。产后运动要按照如下几个原则进行。

① 避免剧烈运动。产后立即进行剧烈运动减肥，很可能影响子宫的康复并引起出血，严重时还会使生产时的手术创面或外阴切口再次遭受损伤。

② 选择轻、中等强度的有氧运动。有氧运动有极佳的燃脂效果，包括慢跑、快走、游泳、有氧舞蹈等，进行的时间要持续 12 分钟以上才有效果。

③ 循序渐进，恒心坚持。制订计划，逐步实施，产后健身的信念一旦树立，一方面不能半途而废；另一方面也不要急于求成，要心态平和地面对产后减肥和体型恢复。

243. 产后盆底肌肉锻炼的适应症有哪些？

严格来说，所有的中、晚期妊娠及产后妇女均适宜进行盆底肌肉康复训练。对于有下述情况者，更应及早进行盆底肌肉康复：①盆底肌力减弱。如无法对抗阻力、收缩持续时间 ≤ 3 秒（检测盆底肌力评级 ≤ 3 级）或阴道收缩压 ≤ 30 cm H_2O 者。②产后出现尿失禁或者尿失禁在产后持续存在。③产后出现盆腔脏器脱垂，如 POP-Q 系统评分 1 期或以上，尤其是伴阴道前后壁膨出。④会阴伤口疤痕疼痛。⑤产后性生活质量下降。⑥产后排便异常。⑦产后尿潴留。

244. 产后盆底肌肉锻炼的禁忌症有哪些？

① 阴道出血（如晚期产后出血、月经期等）。

② 泌尿生殖系统的急性炎症。

245. 产后盆底肌肉锻炼原理及基本原则是什么？

产后盆底肌肉锻炼的主要目标和基本原则是提高盆底肌肉收缩能力、

預防和治疗盆底功能障碍、改善性生活质量。1940年，阿诺·凯格尔（Arnold Kegel）医生提出了凯格尔（Kegel）训练法以加强盆底肌肉的力量，减少尿失禁的发生。在此基础上辅以生物反馈技术、电刺激等技术，大大提高盆底康复治疗的效果。

246. 产后如何瘦身？多久恢复孕前体重较理想？

产后瘦身减肥方法一定要遵循自然健康可持续进行的原则。要根据自身的情况选择产后减肥的方法，不能盲目节食或运动，应该多方综合考量，运动健身与减重是截然不同的两个概念。80% 与 20% 的比率才是恰当的，而其中 80% 是关于饮食，20% 是关于运动（合适的运动）的。肥胖是因长期不良生活饮食习惯而导致，更多需要学习自我管理体重的知识和饮食的能力，并把运动变成习惯。不主张短期大量运动去减重，这样容易反弹。

瘦身计划开始的时间为产后 6 ～ 8 周。一般产后 6 ～ 12 个月恢复孕前体重较理想。

247. 产后瘦身秘诀有哪些？

① 母乳喂养。母乳喂养既能满足宝宝的营养需求，又可以大量消耗自身的热量，利于形体的恢复。纯母乳喂养 4 ～ 6 个月，哺乳时间可以长到 1 ～ 2 年。

② 科学均衡饮食。每天必须摄入 38 卡路里 / 千克的能量，才能够有足够的乳汁供应给自己的宝宝。同时要按糖尿病饮食管理进行，碳水化合物 50%、蛋白 25%、脂肪 25% ～ 30%，多吃蔬菜水果。

③ 产后规律持久运动：运动能够加快新陈代谢，减少体内热量蓄积。可带着宝宝去散步，每周 4 ～ 5 次，每次 30 分钟适宜。也可以通过健身操、瑜伽等比较温和的运动进行减肥。产后半年可以在健身教练和营养师的指导下加强有氧运动。

④ 适当参与社会活动和工作。工作是瘦身的动力之一，受工作环境的影响，瘦身会有动力。参加社区活动，最好是产后妈妈俱乐部，大家一起分享，共同进行健康活动。

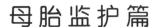

母胎监护篇

广州医科大学附属第三医院　郑暄　李映桃　李兆生　梁丽霞

谢玉珍　张莹

248. 糖尿病合并妊娠如何诊断?

① 妊娠前已被确诊为糖尿病。

② 妊娠前未进行过血糖检查的孕妇, 妊娠期血糖升高达到以下任一项的标准可以诊断:

a. 2 次或以上测得空腹血糖 ≥ 7.0 mmol/L。（空腹指禁食 8 小时）。

b. 2 次或以上行 75 克葡萄糖耐量试验, 服糖 2 小时后血糖 ≥ 11.1mmol/L。

c. 有口干、饮水量较前增多、小便量或者小便次数增多, 同时随机血糖 ≥ 11.1mmol/L。

注意: 存在以下情况的孕妇, 在首次产检前需明确有无糖尿病。

① 肥胖, 最简单的计算方法是: 体重（千克）÷ 身高（米^2）, 得出 BMI 值。若 BMI ≥ 30 千克 / 米^2, 为肥胖。

② 家中父母或者兄弟姐妹或者祖父母任何一人患有糖尿病。

③ 既往有妊娠糖尿病的孕妇。

④ 既往确诊患有多囊卵巢综合征的人。

⑤ 反复检测妊娠早期尿糖为阳性的人等。

249. 妊娠期糖尿病诊断标准是什么?

妊娠 24 ～ 28 周, 检查前至少禁食 8 小时及检查前连续 3 天正常饮食, 行 75 克葡萄糖耐量试验（从开始饮用葡萄糖水计算时间）。

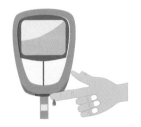

正常范围: 空腹血糖 < 5.1mmol/L, 餐后 1 小时血糖 < 10.0mmol/L, 餐后 2 小时血糖 < 8.5mmol/L。任意一项结果异常即可诊断。

250. "糖筛"和"唐筛"一样吗?

"糖筛"指糖尿病筛查试验,即"喝糖水试验",在孕 24 ～ 28 周进行,检查孕妇是否有血糖代谢异常。

"唐筛"为孕早中期唐氏筛查试验,是产前对唐氏综合征胎儿筛查,从筛查结果可以判断胎儿是否存在先天性智力缺陷,胎儿患有唐氏综合征的危险程度。

若唐筛结果为高风险,需要进行进一步无创或羊膜穿刺检查。而糖筛不过关则需监测控制血糖,而无需进行羊膜穿刺。

251. 我的血糖没有超过化验单上的数值,为什么说我是妊娠期糖尿病?

糖耐量试验报告单上的正常范围"< 6.1"是非孕妇的标准,孕妇的标准是"< 5.1",只是没有特别标示而已。

252. 是不是测试前喝的那杯糖水太甜了,所以数据测出来才高?

喝糖水是糖耐量试验的其中一部分,也就是故意要你喝的。所有人喝的份量都一样,是 75 克葡萄糖粉,用来测试体内调节血糖的能力是否正常,功能正常的人喝了糖水后测出来的值就正常。

253. 测血糖之前饿一天就一定能通过测试吗?

测血糖是为了发现潜在的妊娠期糖尿病可能性,降低胎儿及孕妇受妊娠期糖尿病影响的风险,不是为了测试而测试,而且饥饿会有低血糖的风险,测血糖前饿一天也不一定能通过测试。

254. 为什么糖妈妈也会发生低血糖?

血糖是会上下波动的,进食就会升高,进食后一小时达到峰值,然后会下降,过度饮食控制、剧烈运动、胰岛素使用方法不当等,都会导致血糖低而引起头晕、出冷汗、心慌、发抖、视物不清甚至昏迷等低血糖症状。

255. 产后什么时候复查口服葡萄糖耐量试验?

分娩后 6 ～ 12 周进行 75 克口服葡萄糖耐量试验检查,并建议进行身高、体质量、体质指数、腰围及臀围的测定及了解产后血糖恢复情况。

产后空腹血糖反复 ≥ 7.0mmol/L，或随机血糖反复 ≥ 11.1mmol/L，并伴有口干、多饮、多尿、消瘦等症状，如存在糖耐量异常或达到 2 型糖尿病诊断标准，应视为糖尿病，建议转内分泌专科治疗。

256. 产后糖尿病诊断标准是什么？

产后 6 周糖尿病诊断标准（妊娠合并糖尿病诊治指南（2014））见下表：

分类	空腹血糖 / （mmol/L）	糖负荷后 2 小时血糖 / （mmol/L）	糖化血红蛋白 / （%）
正常血糖	< 5.6	< 7.8	< 5.7
糖耐量受损	< 5.6	7.8 ～ 11.0	5.7 ～ 6.4
空腹血糖受损	5.6 ～ 6.9	< 7.8	5.7 ～ 6.4
糖尿病	≥ 7.0	或 ≥ 11.1	≥ 6.5

257. 糖妈妈为什么要进行血糖监测呢？

血糖监测是糖尿病管理中的重要组成部分，全面了解血糖情况的必要工具，其结果有助于评估糖尿病患者糖代谢紊乱的程度，制定合理的降糖方案，同时反映降糖治疗的效果并指导治疗方案的调整。方便患者进行自我管理，保证患者的安全，提高患者生活质量。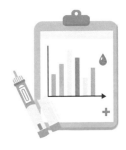

258. 糖妈妈的血糖监测包括哪些方法？

① 毛细血管血糖监测（self-monitoring of blood glucose，SMBG），即自我微量血糖监测。这种方法较常用。

② 糖化血红蛋白（HbA1c）检测。

③ 糖化血清蛋白（GA）检测。

④ 1,5- 脱水葡萄糖醇（1,5-AG）检测。

⑤ 动态血糖监测（CGM）。

259. 糖妈妈应用自我血糖监测的目的是什么?

目的是使治疗最佳化、血糖控制稳定、血糖控制在正常范围以内或接近正常范围,减少母胎并发症的发生。

260. 糖妈妈应用自我血糖监测的结果来调整血糖的"四步法"是什么?

① 收集糖妈妈血糖资料(自我血糖监测结果)。
② 根据糖妈妈具体情况设定血糖控制目标。
③ 选择合适的个体化的饮食、运动和药物治疗方案。
④ 应用自我血糖监测结果评估/调整饮食,制订运动和药物治疗方案。

261. 如何应用自我血糖监测结果指导糖妈妈调整饮食?

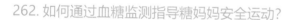

餐前血糖:指导当餐选择什么食物,应进食多少分量的食物;

餐后 2 小时血糖:评估血糖值是否安全,当餐是否吃了合适分量和适当种类的食物。

262. 如何通过血糖监测指导糖妈妈安全运动?

血糖监测是保证糖尿病患者安全运动的指南针,帮助糖妈妈避免在运动中出现低血糖的危险。

运动前检测血糖低于 4.0mmol/L,先吃点东西再运动,避免低血糖;运动前血糖高于 13.9mmol/L,应该延后运动,避免应激性的血糖升高;运动后检测血糖低于 4.4mmol/L,先吃点东西,立即进食含糖食品,防止低血糖。

263. 如何通过血糖监测指导糖妈妈安全使用胰岛素?

① 在使用胰岛素的同时进行自我血糖监测,可评估治疗效果;
② 掌握血糖波动情况,及时调整胰岛素剂量;
③ 及时发现低血糖,为注射胰岛素提供重要的安全评估。

264. 糖妈妈为什么提倡"七点法"监测血糖?

"七点法"便于了解全天血糖是否整体控制在一定目标内。妊娠期糖尿病 A2 级入院初始使用胰岛素或妊娠合并糖尿病病情控制不理想者必须使用"七点法"监测血糖。

三餐前后血糖的监测：有利于调整药物的剂量和用药时间。

睡前或夜间血糖的监测：有利于防止夜间低血糖和判断早晨空腹高血糖产生的原因。

265. 血糖监测时间如何确定？

空腹血糖：指禁食 8 小时以上，一般测定隔夜晚餐至早餐前的血糖情况，采血前不用降糖药、不吃早餐、不运动。

餐后血糖：从进食第一口开始计时（不能从餐中或餐后计时）满 2 小时的血糖情况。

夜间凌晨血糖：一般指凌晨 0～3 点血糖。

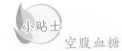

小贴士

空腹血糖监测的要求是不摄入热量，比如米饭、牛奶、蛋肉等提供能量的食物，水不提供热量，故测空腹血糖前如果口渴，可以喝少量白开水。

266. 测血糖前一天晚上该吃什么？

测血糖前一天晚上吃了大量不好消化的食物，或者晚餐时间过晚（太晚的话会导致空腹时间不足 8 个小时），都有可能导致第二天早上的空腹血糖值偏高。另外，有些糖妈妈为了获得比较好的空腹血糖结果，会有意地在检查前一天晚上少吃一些主食，这样使得空腹血糖值又比平时偏低。因此，为了保证第二天清晨空腹血糖的真实性，晚餐一定要保持在一个平常状态。

267. 什么时间测空腹血糖？

测空腹血糖必须在上午 8 点之前完成。可是，经常有不少糖妈妈为了请专家看病，早晨不吃不喝从家赶到医院，然后挂号就诊，往往要等到上午 9～10 点之后才轮到看病测血糖。此时虽然处于空腹状态，但是受到生物钟的影响，升糖激素已逐渐增高，即使不吃饭，血糖也会随之上升。所以，这时候测得的已不是真实的空腹血糖，只是随机血糖。

268. 测空腹血糖前可以晨练吗？

不合适的晨练是影响空腹血糖的常见原因。所以我们要求检查空腹血糖，应当在不做晨练的情况下进行。因为运动后血糖一般会下降，若血糖反而升高可能是在运动中发生了轻度低血糖，低血糖又导致反应性血糖升高。这些都是不真实的空腹血糖结果。

269. 晨练前后需要测血糖吗？

很多人喜欢先晨练再吃早饭，这种做法是不科学的，容易引发低血糖，最好在晨练前先吃些食物。晨练时注意检查一下运动前和运动后的血糖，以便寻找出一个适当的运动量。

270. 测量空腹血糖前能吃其他药吗？

一般的降压药、降脂药等其他药物，因为并不会影响血糖的变化，所以在空腹测血糖的时候是可以服用的。平时有服其他药物的糖妈妈需在医生指导下决定是否停药。

271. 睡眠时间对空腹血糖有什么影响？

每晚睡眠少于 6 小时，容易引起空腹血糖异常，要想获得真实的空腹血糖值，前天晚上要保证充足的睡眠时间。

272. 应激因素会不会影响空腹血糖？

若近期心情不好、焦虑忧郁、失眠多梦等，都可能导致空腹血糖高于平时，不能反映真实的药物效果或病情。另外，若发生急性感染或外伤，常会因应激因素导致血糖升高。还有的发生胃肠炎，恶心呕吐不能进食，也停止服药；有的认为不吃饭就不用注射胰岛素，如此种种可导致严重高血糖，这些情况下测得的空腹血糖都不能反映真实的基础空腹血糖，必须对症处理，而不是调整降糖药物。

273. 血糖仪的不合理使用会不会影响血糖结果？

运用血糖仪时监测方法不正确、血糖仪本身不合格或长时间没有校正、试纸过了有效期、质量不过关等都会影响血糖结果。

274. 血糖仪采血的正确方法是什么?

选择无名指指尖两侧皮肤较薄处采血,因为手指两侧血管丰富,而神经末梢分布较少,在这个部位采血不仅不痛,而且血量充足。采血笔要紧贴皮肤,下手一定要稳、准、狠,免受二次之苦,针刺后迅速用干棉签擦掉溢出的少量血液,然后轻轻推压手指两侧,让血慢慢溢出。

275. 糖妈妈有时想起来就测一下血糖,想不起来就不测,这样可以吗?

不行。有些糖妈妈自我监测没有规律,想起来就查一查,更有少数糖妈妈长期只查空腹或只查餐后血糖。一般而言,应监测全天(三餐前后及睡前,共七次)的血糖,以了解全天的血糖波动情况。血糖控制稳定者,可以半个月到一个月监测一次全天血糖。血糖波动较大或正在调整药物者,应连续几天监测全天血糖。

276. 糖妈妈的血糖值一不达标就要调药吗?

根据某一次测得的血糖值就自行增减药物,或者监测血糖水平正常便自行减药,甚至停药的做法都是很危险的。只有通过多次测血糖记录结果,才有助于医生选择最适合的模拟生理需要的治疗方案。

277. 为什么血糖仪有时候不显示数值?

家用血糖仪是在指尖采血,这种监测有一定的局限性,当血糖超过33.3mmol/L或低于1.1mmol/L时就不能显示数字了,而是显示过高(HIGH)或过低(LOW),这时并不是血糖仪坏了,而是报警,提示应尽快到医院取静脉血进行检测和进行相应治疗。

278. 糖妈妈运动前要不要测血糖?

需要。很多糖妈妈都知道每天要适当活动,却忽略了对运动前血糖的监测。运动可使葡萄糖消耗增加,降低血糖,因此运动前后应测血糖,若在运动期间感觉不适也应测血糖(判断是否发生低血糖)。

279. 糖妈妈测血糖需要停用降糖药吗?

在家自我检测空腹血糖后,应按平时习惯及时服用降糖药或使用胰岛素,然后吃早餐。如果检测血糖是为了评估胰岛功能,此时一般需要停用降糖药,并停用可能会影响糖代谢的其他药物。但是,针对这种情况,糖妈妈应该先咨询医师,不要自行决定停药。

280. 测血糖取血时，血量越多越好吗？

不是。血量能够完全覆盖试纸的整个测试区就够了。血量不足会导致检测失败或检测值偏低，但血量太多溢出测试区，会污染仪器，还会引起检测结果误差。

281. 保证取血检测结果准确的技巧是什么？

① 采血可刺无名指尖两侧，该部位神经纤维少，疼痛稍轻。

② 取血部位经酒精消毒后，须等酒精挥发后再采血，以避免酒精与试纸条上的物质发生化学反应，导致血糖检测值不准确。

③ 取血时要让血液自然通畅流出，不可过度挤压，以免组织液稀释标本使结果偏低。

282. 如何判断测血糖次数过多或过少？

一般应监测全天（三餐前后及睡前共 7 次）血糖，以了解全天的血糖波动情况。但目前使用的血糖检测方法是有创的，频繁采集会给糖妈妈增加精神负担。而如果测得太少，又不能达到监测效果。在增加新的食物时，也可以检测一下进食此食物前后的血糖水平。血糖稳定 3 天后，可适当减少检测的次数。

283. 等待监测餐后血糖期间要不要吃食物？

不要吃任何食物。

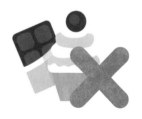

一位糖妈妈原本准备测餐后 2 小时血糖，餐后 1 个小时的时候忘记了，便吃了 2 个樱桃，结果测出来血糖值是 9.3mmol/L，吓了一跳。而在第二天重新测，这次严格遵守餐后 2 小时的规矩，血糖结果是 6.3mmol/L，据了解其当餐的饮食控制是达标的。

284. 外出与朋友聚会吃饭，用餐时间长，如何检测血糖？

用餐时间过长，可采用随机血糖代替餐后 2 小时血糖。

严格来讲，餐后 2 小时血糖应该从吃第一口饭开始计算。但是在外应酬的情况比较特殊：进餐顺序往往为先菜肴、后主食，进餐时间也相对较长，这就造成餐后 2 小时血糖监测的时间不好把握。遇到这种情况，糖妈妈可以采用随机血糖代替餐后 2 小时血糖。随机血糖是指不考虑用餐时间，一天中任意时间测量的非空腹状态的血糖。如果随机血糖 < 10.0mmol/L，说明餐后血糖控制尚可。

285. 测量餐后血糖有多重要？

通常，糖妈妈们用餐后血糖需要 3 ～ 4 小时才能回到基线水平，人一天吃三顿饭，那餐后的时间就约有 12 个小时。据研究统计，对广大的糖妈妈们来说，仅有一小部分人空腹血糖升高，而绝大多数的糖妈妈为餐后高血糖，及时了解餐后血糖情况，并控制好餐后血糖对糖妈妈来说是很重要的。

286. 查餐后 2 小时血糖有什么作用？

① 有利于病情的诊断。胰腺里的胰岛 B 细胞分泌的胰岛素是人体内唯一的一种降血糖的激素。妊娠中、晚期，孕妇体内抗胰岛素样物质增加，如胎盘生乳素、雌激素、孕酮、皮质醇和胎盘胰岛素酶等使孕妇对胰岛素的敏感性随孕周增加而下降，为维持正常糖代谢水平，胰岛素需求量必须相应增加。对于胰岛素分泌受限的孕妇，妊娠期不能代偿这一生理变化而使血糖升高，使原有糖尿病加重或出现妊娠期糖尿病。因此，妊娠期糖尿病，特征为空腹血糖的正常稳定和低血糖多见，而进餐后，尤其血糖迅速上升时，对胰岛素的需求量增加，此时，受损的胰岛 B 细胞产生的胰岛素量不能满足需要，导致餐后 2 小时血糖偏高更常见。而餐后 2 小时血糖高于 11.1mmol/L，是糖尿病合并妊娠的诊断指标之一。所以，检测餐后血糖可以更早地发现胰岛 B 细胞受损的情况。

② 有利于预防并发症。妊娠期的血糖控制讲究的是 24 小时全天候的控制，也就是空腹和餐后血糖都要控制。每天进食三餐，两餐之间是持续很长时间的餐后状态，这时血糖如果维持在一个较高的状态，就会导致多种慢性并发症，妊娠期糖尿病对母儿的影响及影响程度取决于糖尿病病情及血糖控制水平。病情较重或血糖控制不良者，母儿近远期并发症仍较高。近期并发症包括自然流产、妊娠期高血压病、酮症酸中毒、感染、早产、羊水过多、死胎、死产、胎儿生长受限、巨大儿及手术产率增加、新生儿低血糖、新生儿高胆红素血症等。远期并发症包括后代的肥胖、糖尿病、高血压、冠心病等危险性增加；母体远期糖代谢异常、2 型糖尿病发病

率增加。

③ 提供药物、饮食、运动调整依据。餐后 2 小时血糖能够反映进食以及用药后的血糖控制情况，如果进食高热量食物，或者口服药或胰岛素剂量不足，餐后缺乏运动，餐后 2 小时血糖也会高。所以，知道餐后 2 小时血糖，就可以相应地调整进食以及用药情况。

287. 糖妈妈可以根据血糖监测结果自行调整药物吗？

用血糖仪测得的结果仅仅是某一次的当时血糖值，不能反映一天或一段时间内的血糖波动情况。因而，根据某一次测得的血糖值就自行增减药物的做法，或者监测血糖水平正常便自行减药，甚至停药都是很危险的。只有通过在同一时段 2 ～ 3 次测血糖发现异常结果，医生才会做出调整药物剂量的决定。

288. 运动时如何测血糖才能判断运动的安全性呢？

① 运动前应测血糖，能知道是否可以继续进行运动。血糖值高于 13.9mmol/L 时或低于 4.0mmol/L 时不宜运动。

② 运动期间如果感觉不适也应测血糖，进而判断是否发生低血糖。

③ 运动后测一次血糖，就知道自己的运动量、运动强度、运动时间是否适当，这些都可以体现出来，以便调节运动量。

④ 运动时间的选择应避开胰岛素或降糖药物血浓度达到高峰的时间，同时应避免运动肢体注射胰岛素，以免胰岛素吸收加快，出现低血糖。

⑤ 如果运动过多，当天睡觉前最好测一下血糖，看看是否出现延迟的血糖改变。

289. 冬季血糖易波动是怎么回事？

① 冷空气刺激。寒冷的天气会刺激交感神经，导致体内儿茶酚胺类物质分泌增加，引起血糖、血压的波动。另外，受温度的影响，血管产生一些相应的收缩。

② 动得少，吃得多。天气转冷，糖妈妈们活动量少了，食欲也旺盛起来，吃得多运动量少，这样一来，稍不注意血糖就会升高。

③ 室内外温差增大，诱发疾病。冬季容易发生风寒感冒、各种感染、心脑血管等多方面的疾病，这些都会引起血糖的波动。

290. 该如何应对冬季血糖波动?

① 日常措施:冬季血糖波动大,坚持定时监测血糖,可以及时发现问题,并在治疗上作相应调整。监测的具体方法:如果稳定的情况下,一周或者两周查一个全天血糖谱。如果血糖很不稳定,隔天查一个全天的血糖谱。全天血糖谱的监测点,包括三餐前 30 分钟、三餐后 2 小时(从每餐第一口饭开始计时)、睡前,即每天"七点"的血糖。

② 紧急措施:出现下列几种情况,需要住院治疗:糖尿病急性并发症(羊水过多,感染)、长期血糖不达标、新确诊的糖尿病、近期要进行手术等。

291. 空腹血糖测定的意义是什么?

反映人体基础胰岛素分泌的水平;了解夜间血糖控制情况,帮助决定治疗和睡前加餐的调整。当血糖水平很高时,空腹血糖水平是首要关注的。

292. 餐前血糖测定的意义是什么?

有利于发现低血糖;寻找血糖异常的原因,区分是饮食问题还是药物剂量问题;指导糖妈妈调整进食量和餐前胰岛素剂量。有低血糖风险者也应测定餐前血糖。

293. 餐后 2 小时血糖测定的意义是什么?适用人群有哪些?

反映人体在进餐后体内制造或注射胰岛素能否有效控制进餐后摄入的葡萄糖;帮助糖妈妈调整饮食计划,调整药物种类。

适用于空腹血糖已获良好控制但仍不能达到治疗目标者。

294. 睡前血糖测定的意义是什么?适用人群有哪些?

预防夜间低血糖,保证夜间的安全性。

适用于注射胰岛素的糖妈妈,特别是注射中长效胰岛素的糖妈妈。

295. 夜间凌晨血糖测定的意义是什么?适用人群有哪些?

有效发现夜间低血糖,帮助发现无症状低血糖,保证夜间的安全性,判断早晨高血糖的原因，以便调整糖妈妈药物剂量。

适用于胰岛素治疗已接近治疗目标而空腹血糖仍高者。

296. 低血糖检测的意义是什么？

可有效发现、区分低血糖；及时治疗低血糖，保证糖妈妈和胎儿安全。出现低血糖症状时应及时监测血糖。

297. 糖妈妈如何选择血糖检测的时间？

不需要胰岛素治疗者，每周至少监测 1 次全天血糖（末梢空腹血糖及三餐后 2 小时血糖，共 4 次）。

血糖控制稳定者，每周至少血糖轮廓 1 次（三餐前 30 分钟、三餐后 2 小时和夜间血糖）。全天血糖 1 次，在 28 ～ 34 周胎儿快速生长期适当增加次数。

新诊断的、血糖控制不良或不稳定及应用胰岛素者，每日监测血糖 7 次（三餐前 30 分钟、三餐后 2 小时和夜间血糖）。

自我血糖检测的建议如下表：

监测频率	适用人群	监测时间
7 次 / 天（大轮廓）	新发现病例 A2 或 B 级；首次注射胰岛素，摸索恰当剂量	餐前 30 分钟、餐后 2 小时、睡前或夜间
3 ～ 4 次 / 天（小轮廓）	妊娠期糖尿病 A 级，血糖控制良好者	
在日常监测频率基础上增加次数，最多 8 次 / 天	生病或剧烈运动前后、血糖控制差、病情不稳定者，围分娩期	
1 ～ 2 天 / 周	A1 级，血糖控制良好	

注：具体时间根据医嘱和个体差异而定。

298. 临产后血糖监测频率及目标血糖值是什么？

潜伏期每 2 ～ 3 小时检测一次血糖，活跃期至胎儿胎盘娩出前每小时检测一次，因产妇分娩期饮食不规律，慎防低血糖，如有头晕、眼花、冒冷汗等症状，血糖低于 4mmol/L 时应静脉使用葡萄糖。临产后目标血糖值为 6 ～ 9mmol/L 较理想。

299. 围手术期糖妈妈血糖控制范围是多少？

围手术期糖妈妈血糖控制范围在 6.0 ～ 9.0mmol/L，且尽量安排在第一台手术，避免长时间的空腹。如孕妇有饥饿感，血糖低于 6.0mmol/L，可静脉使用 5% 或 10% 葡萄糖 500 毫升滴注。

300. 产后血糖控制标准是什么？什么时候恢复至非孕期标准？

产后 2 ～ 3 天正常进食后，空腹及餐前血糖值 3.9 ～ 6.1mmol/L，餐后 2 小时血糖值 4.4 ～ 7.8mmol/L，糖化血红蛋白为 4% ～ 6%。

一般于产后 6 ～ 8 周血糖可恢复至正常水平。糖妈妈在产后 42 天需行 75 克葡萄糖耐量试验，从而确认血糖恢复情况。

301. 什么是应激性高血糖？

应激性高血糖见于以下两种情况：①有糖尿病史的糖妈妈在应激情况下（感染、手术、分娩、使用糖皮质激素促胎儿肺成熟等）出现高血糖的加重；②无糖尿病史的病人在应激状态下出现的高血糖，称之为应激性高血糖。

应激性高血糖水平仍没有一个明确的限定。一般认为凡入院后随机测定，其空腹血糖 ≥ 7.0mmol/L 或随机血糖 ≥ 11.1mmol/L 者两次以上，即可诊断为应激性高血糖。

302. 如何处置和鉴别应激性高血糖？

应激性高血糖处置：不论先前有无糖尿病都应给予胰岛素强化治疗控制血糖，以减少高血糖所致的并发症，同时可促进疾病的恢复，改善母儿的预后。

其与真性糖尿病的鉴别：可通过检查糖化血红蛋白（单纯应激性高血糖糖化血红蛋白不高）和病情随访（应激性高血糖患者在应激缓解或解除后血糖可恢复正常）。

303. 糖妈妈低血糖如何诊断?

空腹及餐前血糖值低于 3.3mmol/L,餐后 2 小时血糖低于 4.4mmol/L;或有头晕、眼花、冒冷汗等症状者。全天 24 小时最好保障糖妈妈血糖不低于 3.9mmol/L。

304. 如何防止低血糖?

① 规律生活,防止熬夜,尽量一日七餐,科学饮食,营养均衡,为病人制订个性化饮食处方;指导病人及家属掌握每日总热量的计算方法和食谱之间的转换方法,保证既有利于血糖控制,又不至于营养不良及低血糖。

② 进食后 30 分钟再运动,五步法运动,每次运动时间控制在 30 分钟,运动后休息 30 分钟。在短效胰岛素注射后 2 ~ 3 小时即药物作用最强时,应减少运动或避免该时段运动。如有头晕、眼花、冒冷汗,马上检测血糖,小于 4.0mmol/L 时停止运动,随身携带高纤饮食有助于稳定血糖浓度。当血糖下降时或有低血糖征兆时,可将纤维与蛋白质食品合用(例如,麦麸饼干加生奶酪或杏仁果酱)。

③ 烹饪好食物,再进行胰岛素注射,注射后及时进食。

305. 孕妇患什么病易发生低血糖?

甲状腺功能减退症。与甲状腺功能亢进症相反,甲状腺功能减退症患者体内的甲状腺激素低于正常生理水平,从而导致对其他激素特别是儿茶酚胺和胰岛素的调节作用减弱,使肝糖原的合成与利用、葡萄糖的吸收与利用均发生障碍,故可引起低血糖。

306. 什么是黎明现象?

黎明现象是一种生理反应,糖尿病患者夜间无低血糖发生,由于午夜后和清晨升高血糖的激素(反调节激素)分泌增多,例如生长激素、肾上腺皮质激素、胰高血糖素、甲状腺激素等分泌增多,分泌高峰一般出现在早晨 5 ~ 7 时,增加肝糖释放以维持空腹血糖的正常,由于糖尿病人胰岛素的分泌不足或完全缺乏,不能使升高的血糖下降。因而把清晨空腹血糖升高的现象称为"黎明现象"。

307. 什么是苏木杰现象?

苏木杰(Somogyi)现象是由于胰岛素用量过大,经常可以在凌晨 2 ~

4时发生明显或不明显的低血糖，引起反调节激素的分泌增多导致清晨血糖升高。简单地说，也就是"低后高"现象。它主要是由于口服降糖药或胰岛素使用过量而导致夜间低血糖反应后，机体为了自身保护，通过负反馈调节机制，使具有升高血糖作用的激素（如胰高糖素、生长激素、皮质醇等）分泌增加，血糖出现反跳性升高。

308. 黎明现象与苏木杰现象的区别及处理方法？

二者的鉴别方法主要是检查午夜后凌晨3时的血糖，如果血糖＜3.3mmol/L，则诊断为苏木杰现象，应减少晚餐前的中效胰岛素。如果血糖＞3.9mmol/L，则诊断为黎明现象，应增加晚餐前的中效胰岛素。

黎明现象的处理措施：① 餐前短效胰岛素加长效胰岛素混合注射。② 晚餐前或睡前加用中效胰岛素。其中，在睡前加用中效胰岛素效果最好，因为它作用高峰时间恰好可位于黎明前后，也就能充分补充黎明时机体对胰岛素的需要量。③ 可将早餐前使用的胰岛素提前在早上6时注射，以缩短高血糖持续时间。④ 应用胰岛素闭环泵治疗，可依据患者的血糖高低自动调节胰岛素输入量。这也是目前最理想的方法，缺点是费用昂贵，无法普及。

苏木杰现象的处理措施：① 减少晚餐前胰岛素的用量。② 睡前尿糖阴性或血糖接近正常水平者，可适当进食少量糖类。

309. 美国营养协会提出 15/15 指导方针是什么？

① 15克碳水化合物常常会在15分钟内将血糖水平提高2.8 ～ 4.2mmol/L。

② 病人应该立即监测血糖，当血糖在2.8 ～ 3.9mmol/L时，服15克碳水化合物。

③ 若血糖为2.2 ～ 2.8mmol/L时，服20克碳水化合物，15分钟后监测；若血糖仍低于3.9mmol/L时，再服15克碳水化合物，确保血糖超过3.9mmol/L。

310. 有哪些因素可能影响毛细血管血糖监测的结果？

① 血糖仪的准确性因素。

② 干扰性因素。

③ 毛细血管血糖与静脉血糖差异的因素。

④ 操作者技术因素。

311. 血糖仪的准确性和精确性指的是什么？

准确性和精确性是不同的概念。准确性是指血糖仪的测量结果与患者真实血糖值之间的一致程度，而精确性是指同一样本多次重复测量后的一致程度。性能好的血糖仪既要准确，又要精确。

312. 使用毛细血管血糖监测的注意事项有哪些？

①尽量在室温下使用。

②避免将仪器置于电磁场（如移动电话、微波炉等）附近。

③采血量不能过多或过少（特别是光化学法的血糖仪）。血量一般在 0.5 ～ 10 微升，以能覆盖白色的测试区、试纸的标记范围为宜。

④ 快速血糖仪同生化仪静脉血糖之间的误差不超过 20% 都是准确的。

不论是家用的血糖仪还是医院的血糖仪，测出的数值不会每次都一样，应该说误差值在 ±10% 以内的血糖仪就是非常好的，一般要求误差不超过 ±20%，在这个问题上没有绝对正确，只有相对正确。

313. 使用毛细血管血糖测定的流程如何？

① 打开血糖仪，屏幕上显示出一个号码，调试该号码与将要使用的试纸瓶上的号码完全一致。

② 插入试纸。当屏幕上闪现插入试纸提示时插入，立即采血。

③ 采血。75% 酒精消毒手指，待消毒液完全蒸发；将采血笔固定在手指欲采血部位（采血笔在手指上压得愈重，则采血针将刺得愈深），按下中间钮。轻轻挤压手指，将一大滴血滴在试纸测试孔，测试孔应全部被血滴充满（注意：在第一次滴血后，勿再次把血滴入测试孔），待测试孔背面完全被血浸成蓝色后，将试纸插入血糖仪试纸插口，等待屏幕上显示血糖的测定值。

④ 从血糖仪中取下用过的试纸，关闭血糖仪。

314. 使用毛细血管血糖测定时，能用碘伏消毒吗？

最好不用碘伏消毒，建议采用 75% 酒精消毒手指，待酒精完全挥发或用干净的棉签拭擦干净，再采血，否则酒精未干混入会影响血糖值的准确性。

315. 使用毛细血管血糖测定时，采血的血量不足怎么办？

如果采血量不足，可在 15 秒内补充，超过 15 秒，请用新试纸重测。

316. 如何保护并准确使用毛细血管血糖测定仪？

① 核对血糖仪与一次性检测试纸代码是否一致。
② 检测试纸有效期。
③ 定期检查血糖仪，用棉签或软布蘸清水清洗。
④ 如果长时间没有使用，要在使用前矫正血糖仪。

317. 糖妈妈自我测微量血糖前，需要准备哪些物品？

包括 6 种物品：血糖仪，一次性采血针，一次性血糖检测试纸，75% 的医用酒精，医用消毒棉签，利器盒。

318. 糖妈妈自我测微量血糖时，如何预防感染？

糖妈妈要注意手卫生，勤剪指甲，勤洗手，并用肥皂或者皂液和流动水洗手，去除手部皮肤污垢、碎屑和部分致病菌。为达到普通洗手卫生的最大清洁度，洗手时间最好不要少于 20 秒钟，此时间与唱两遍生日歌大致相同，可以以此为标准来计时，并在采血部位消毒。

319. 糖妈妈自我测微量血糖时，如何安置试纸？

取出试纸时，注意手指头不能捏拿插入口和吸血测试部位，只能捏拿试纸中间部位，将试纸黑白间隔纹一头插入关机状态的血糖仪，若血糖仪屏幕出现闪烁的血滴样图案，说明试纸安置准确。

320. 糖化血红蛋白是什么？

糖化血红蛋白（HbAlc）是血红蛋白某些特殊分子部位和葡萄糖经过缓慢而不可逆的非酶促反应结合而形成的，当血液中葡萄糖浓度较高时，人体所形成的糖化血红蛋白含量也会相对较高。

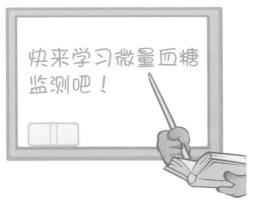

快来学习微量血糖监测吧！

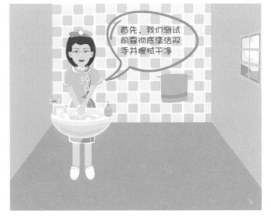

首先，我们测试前要彻底清洁双手并擦拭干净

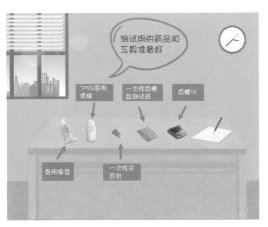

测试用的药品和工具准备好

75%医用酒精　一次性血糖监测试纸　血糖仪

医用棉签　一次性采血针

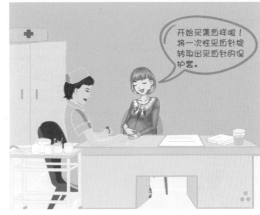

开始采集血样吧！将一次性采血针旋转取出采血针的保护套。

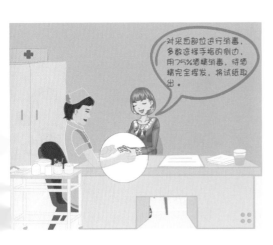

对采血部位进行消毒，多数选择手指的侧边，用75%酒精消毒，待酒精完全挥发，将试纸取出。

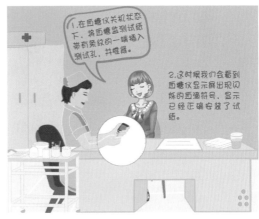

1.在血糖仪关机状态下，将血糖监测试纸带有条纹的一端插入测试孔，并推紧。

2.这时候我们会看到血糖仪显示屏出现闪烁的血滴符号，显示已经正确安装了试纸。

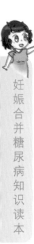

妊娠合并糖尿病知识读本

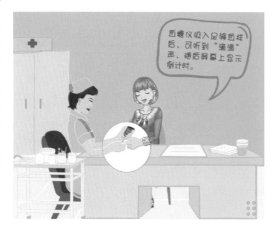

血糖仪吸入足够血样后，可听到"滴滴"声，随后屏幕上显示倒计时。

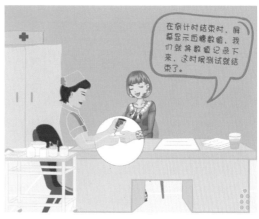

在倒计时结束时，屏幕显示血糖数值，我们就将数值记录下来，这时候测试就结束了。

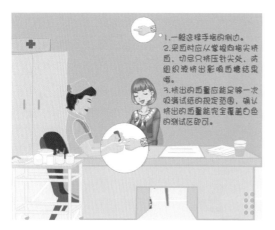

1.一般选择手指的侧边。
2.采血时应从掌根向指尖挤血，切忌只挤压针尖处，药组织液挤出影响血糖结果。
3.挤出的血量应能足够一次吸满试纸的规定范围，确认挤出的血量能完全覆盖白色的测试区即可。

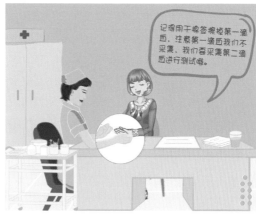

记得用干棉签擦掉第一滴血，注意第一滴血我们不采集，我们要采集第二滴血进行测试哦。

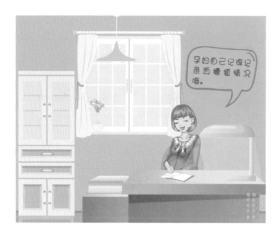

孕妇自己记得记录血糖值情况哦。

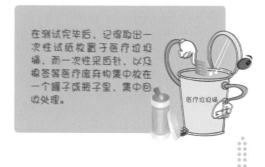

在测试完毕后，记得取出一次性试纸放置于医疗垃圾桶，而一次性采血针，以及棉签等医疗废弃物集中放在一个罐子或瓶子里，集中回收处理。

321. 检测糖化血红蛋白的意义是什么？

人体内红细胞的寿命一般为 120 天，在红细胞死亡前，血液中糖化血红蛋白含量也会保持相对不变。因此糖化血红蛋白水平反映的是在检测前 120 天内的平均血糖水平，而与抽血时间、是否空腹、是否使用胰岛素等因素无关，是判定糖妈妈过去 2 ～ 3 个月血糖控制状况的指标。

糖化血红蛋白的测定结果以百分率表示，指的是和葡萄糖结合的血红蛋白占全部血红蛋白的比例。正常人群的糖化血红蛋白的水平为 4% ～ 6%。

糖化血红蛋白是反映 2 ～ 3 个月平均血糖水平的指标，在临床上已作为评估长期血糖控制状况的金标准。但是检测结果对调整治疗后的评估存在延迟效应，不能精确反映患者低血糖的风险，也不能反映血糖波动的特征。

糖化血红蛋白每变化 1%，所对应的平均血糖的变化为 30mg/dL。

322. 围产期糖化血红蛋白监测有必要吗？

糖化血红蛋白是孕前和产后评价血糖控制情况的金标准，反映近 2 ～ 3 个月血糖控制的平均水平。

血糖控制不理想的糖妈妈妊娠早期流产及胎儿畸形发生风险明显增加，妊娠前后理想的血糖控制可显著降低上述风险，但目前尚无确切降低上述风险的血糖阈值标准。建议计划妊娠的糖尿病患者应尽量控制血糖，使糖化血红蛋白 < 6.5%，使用胰岛素者糖化血红蛋白可 < 7%。

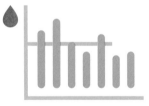

孕前或血糖控制未达到目标或治疗方案调整后，糖尿病患者应每 3 个月检查一次糖化血红蛋白；血糖控制达到目标的糖尿病患者，产后仍应每年至少检查 2 次糖化血红蛋白。

323. 选择糖化血红蛋白监测有哪些优势？

① 患者无需空腹，可以任意时间采血，不受进餐影响，检测更便捷。

② 较静脉血糖更能反映长期的血糖情况，且不受短期饮食、运动等生活方式变化的影响，个体内变异率小，日间差仅 < 2%（空腹血糖日间差为 12% ～ 15%）。

③ 糖化血红蛋白实验室检测方法正在开始标准化，比血糖检测稳定性好，精确度高，实验室变异系数小，血中浓度在取血后保持相对稳定（静脉血糖浓度随血样留置时间延长而逐渐下降）。

④ 一些非血糖因素（如血红蛋白病）影响糖化血红蛋白而引起的误差少见。

⑤ 不受急性（如应激、疾病相关）血糖波动的影响。

⑥ 糖化血红蛋白是反映慢性血糖水平的稳定指标，更符合糖尿病定义。

324. 有哪些因素可能影响糖化血红蛋白的检测结果？

① 血红蛋白的更新速度。

② 对糖化血红蛋白数值影响的药物。

③ 种族差异。

④ 样本贮存时间与温度。

325. 影响血红蛋白的更新速度及糖化血红蛋白检测的主要因素有哪些？

① 血红蛋白分子病、地中海贫血、溶血性贫血、怀孕等红细胞寿命缩短，从而糖化血红蛋白水平降低。

② 肾功能不全、慢性酒精中毒等减慢血红蛋白的代谢，使其寿命延长，从而使糖化血红蛋白水平增加。

326. 糖化血红蛋白的水平与胎儿出生缺陷相关吗？

相关。据国外学者统计，糖化血红蛋白为 6%，胎儿出生缺陷的发生率约为 2.8%；糖化血红蛋白为 6.0% ～ 6.9%，胎儿出生缺陷的发生率约为 5%；糖化血红蛋白为 7% ～ 7.9%，胎儿出生缺陷的发生率约为 11.7%；糖化血红蛋白 ≥ 8%，胎儿出生缺陷的发生率约为 15.8%。

327. 糖化血红蛋白的水平与剖宫产率有关吗？

有关。据国外学者研究，糖化血红蛋白大于 6.4% 与剖宫产率增加相关。

328. 什么是动态血糖监测？

是指通过葡萄糖感应器监测皮下组织间液的葡萄糖浓度而间接反映

血糖水平的监测技术，可提供连续、全面、可靠的全天候血糖信息，了解血糖波动的趋势，发现不易被传统监测方法所探测的隐匿性高血糖和低血糖。因此，动态血糖监测可成为传统血糖监测方法的一种有效补充。动态血糖监测技术分为回顾性和实时动态血糖监测两种。

329. 解读动态血糖图谱及数据的注意点有哪些?

每 5 ～ 15 分钟获取一次血糖值，每天自动记录最高达 288 次，可佩戴 3 ～ 14 天。分析夜间、空腹、餐前、餐后各时间段血糖波动情况，特别是夜间瞬间发生的低血糖，用传统监测方法不易捕捉，动态血糖监测仪正好填补了这方面的欠缺，通过动态血糖监测能绘制出精确的每日餐前血糖以及全天平均血糖变化曲线图，可以帮助患者了解运动、饮食、应激、降糖治疗等导致的血糖变化，有助于患者选择健康的生活方式，提高患者依从性，也为临床治疗提供参考依据。

330. 佩戴动态血糖仪有哪些注意事项?

① 避免佩戴仪器侧肢体过度运动，提重物。
② 避免埋置部位被外力撞击。
③ 避免仪器接近干扰性强的仪器，不能进行 X 线、CT 及 MRI 等影像学检查以防干扰。
④ 避免埋置于感染、疤痕、破溃处。
⑤ 注意防止传感器脱落。但经测试，可承受浸入 1 米（3 英尺）的水中长达 30 分钟。
⑥ 建议每天（24 小时）输入 4 次指血血糖值；并使用同一部血糖仪。
⑦ 一旦数据记录器报警，请尽快联系医院相关专业技术人员及早解决报警问题。
⑧ 刚开始佩戴时会有疼痛，1 小时内可消失。若 1 小时后不消失，请联系相关专业技术人员解决。

331. 哪些糖妈妈需要佩戴动态血糖仪检测血糖?

① 1 型糖尿病合并妊娠。
② 妊娠期糖尿病或糖尿病合并妊娠，在自我血糖监测的指导下使用胰岛素治疗，仍出现下列情况之一：无法解释的严重低血糖或反复低血

糖；无症状性低血糖、夜间低血糖；无法解释的高血糖，特别是空腹高血糖；血糖波动大；出于对低血糖的恐惧，刻意保持高血糖状态。

332. 动态血糖监测的临床应用价值是什么？

① 可以发现与下列因素有关的血糖变化：食物种类、运动类型、药物品种、精神因素、生活方式等。

② 了解传统血糖监测方法难以发现的餐后高血糖、夜间低血糖、黎明现象、苏木杰现象等。

③ 准确、实时地反映血糖波动情况，为临床治疗提供更加准确、科学、有效的依据。

④ 提高治疗依从性。

⑤ 为孕妇饮食、运动等调整提供参考数据，减少不良妊娠结局，达到优生优育国策。

⑥ 在评估血糖波动及发现低血糖方面具有独特的优势。

333. 佩戴动态血糖监测仪会影响日常生活吗？

不仅不会影响日常生活，而且还可以游泳或潜水 30 分钟（但传感器不可带入超过 1 米深的水中）。

334. 动态血糖监测仪不是能监测血糖吗？为什么 1 天还要至少测四次指尖血糖？

动态血糖仪能动态检测血糖，目前大部分动态血糖仪需每天四次或以上测指尖血糖作为校正值输入检测仪器中。

335. 佩戴动态血糖监测仪时可以洗澡吗？

可以。只要部位固定稳妥，但接收器要干燥保管。

336. 佩戴动态血糖传感器 1 小时后仍有疼痛，应怎么办？

携带过程若出现轻度不适，无需处理；若为越发性较强的刺激性痛感，请尽快联系专业人员处理。

337. 动态血糖监测仪出现报警是什么原因？应当如何处理？

出现报警的原因常见于以下几种：

① 探头埋置部位松脱。

② 仪器或发送器损坏。

③ 探头信号弱或寿命终止。

④ 高、低血糖报警。

⑤ 指血输入延迟。

⑥ 低电量。

一旦出现上述情况，请尽快联络专业技术人员。

338. 血糖记录仪器关机后，存储的内容会不会被删除？

不会。所有检测信息都储存在记录仪里面。不过若是电量不足导致关机，则更换电池时间不能超过 2 分钟。

339. 为什么确诊糖尿病合并妊娠后要完善眼底照相、尿白蛋白定量等相关检查？

对于既往已确诊糖尿病或怀孕后发现血糖升高的患者，应做糖尿病并发症的相关筛查，如眼底照相、尿白蛋白定量等，以确定糖尿病严重程度。因 D、F、R 级糖尿病患者一旦妊娠，对母儿危险均较大，应避孕，不宜妊娠。若已妊娠应尽早终止。其中糖尿病合并症病变得较轻、血糖控制良好者，可在积极治疗、密切监护下继续妊娠。因为在妊娠期糖尿病合并症可能加重，此时需重新评估。

340. 确诊糖尿病合并妊娠的孕妇，孕期监护包括哪些？

早期妊娠反应可能给血糖控制带来困难，应密切监测血糖变化，及时调整胰岛素用量，以防发生低血糖。每周产检一次，直至妊娠第 10 周。妊娠中期应每两周检查一次，一般妊娠 20 周时胰岛素需要量开始增加，需及时进行调整。每月测定肾功能及糖化血红蛋白含量，同时进行眼底检查。妊娠 32 周以后应每周检查一次胎心监护。注意血压、水肿、尿蛋白情况。注意对胎儿发育、胎儿成熟度、胎儿胎盘功能等监测，必要时及早住院。

341. 糖尿病合并妊娠需要散瞳行眼底照相吗？

一般无散瞳禁忌症的都需要，散瞳后能更好地窥清眼底的视网膜，了解有无糖尿病眼底病变。

342. 对于糖尿病合并妊娠的妇女，最好在什么时候进行眼底照相的筛查？

一般应在怀孕前或者怀孕早期 3 个月开始筛查。

343. C 肽试验如何进行？

C 肽试验的做法是空腹时定量口服葡萄糖（或馒头），使血糖升高刺激胰岛 β 细胞释放胰岛素，通过测定空腹及服糖后 0.5 小时、1 小时、2 小时、3 小时的血浆 C 肽水平来了解胰岛 β 细胞的储备功能，也有助于糖尿病的分型及指导治疗。

344. C 肽试验的临床意义是什么？

① 测定 C 肽，有助于糖尿病的临床分型，有助于了解患者的胰岛功能。

② 因为 C 肽不受胰岛素抗体干扰，对接受胰岛素治疗的患者，可直接测定 C 肽浓度，以判定患者的胰岛 β 细胞功能。

③ 可鉴别低血糖的原因。若 C 肽超过正常，可认为是胰岛素分泌过多所致；若 C 肽低于正常，则为其他原因所致。

④ C 肽测定有助于胰岛细胞瘤的诊断及判断胰岛素瘤手术效果，胰岛素瘤血中 C 肽水平偏高，若手术后血中 C 肽水平仍高，说明有残留的瘤组织，若随访中 C 肽水平不断上升，显示肿瘤有复发或转移的可能。

345. 糖妈妈需要做尿酮体检测吗？

尿酮体有助于及时发现孕妇碳水化合物或能量摄取的不足，也是早期糖尿病酮症酸中毒的一项敏感指标。孕妇出现不明原因恶心、呕吐、乏力等不适或者血糖控制不理想时应及时监测尿酮体。同时查血酮体，鉴别饥饿型酮症或是糖尿病酮症酸中毒。

346. 糖妈妈需要做常规尿糖的检测吗？

由于妊娠期间尿糖阳性并不能真正反映孕妇的血糖水平，不建议将尿糖作为妊娠期常规监测手段。

347. 糖妈妈病情监测中使用的自我血糖监测与尿糖、糖化血红蛋白检测的优缺点有哪些？

使用自我血糖监测与尿糖、糖化血红蛋白检测的优缺点比较如下表：

监测血糖方法	优点	缺点
自我血糖监测	直接反映血糖水平；能反映低血糖；能通过平均血糖值了解血糖的长期控制情况	有创伤，试纸较尿糖试纸价高
尿糖检测	无痛，试纸较为便宜	尿糖有时不能反映高血糖水平；不能监测低血糖
糖化血红蛋白检测	能反映血糖长期控制情况	不能反映血糖的即时情况；不能监测即时低血糖

348. 糖妈妈进行 B 超检测时要注意什么？

孕 6～8 周超声核实孕周，并判断单、双胎。孕前未控制血糖者有流产、胚胎停育的风险，因孕早期血糖过高使胎儿发育受累，最终导致胚胎死亡而流产；糖尿病合并妊娠流产发生率为 15%～30%。在妊娠中期应用超声对胎儿进行产前胎儿出生缺陷筛查；妊娠早期血糖未得到控制的孕妇，尤其要注意应用超声检查胎儿中枢神经系统和心脏的发育，有条件者推荐行胎儿超声心动图检查。而孕晚期（28～34 周）应再次超声检查胎儿器官结构情况。

349. 糖妈妈如何知道胎儿发育是否过小或过大？

糖妈妈在妊娠晚期应每 4～6 周进行 1 次超声检查，监测胎儿发育，尤其注意监测胎儿腹围和羊水量的变化等，注意胎儿宫内生长受限和巨大儿的可能。若血糖控制不良，巨大儿发生率达 25%～42%。

超声检测胎儿体重小于同孕周的第 5 百分位数，则考虑胎儿宫内生长受限。超声检测胎儿体重大于同孕周的第 95 百分位数，则考虑巨大胎儿可能。

350. 糖妈妈如何判断什么是胎动?

胎动是糖妈妈感知宝宝存在的重要方式,胎儿在准妈妈子宫腔内自主性活动撞击子宫壁,从而引起准妈妈腹壁的变化。怀孕满 18 ～ 20 周开始母体可明显感到胎儿的活动,胎儿在子宫内伸手、踢腿、冲击子宫壁,这就是胎动。

351. 胎动在孕期有生理规律吗?

有。一般在 18 ～ 20 周开始感觉到胎动,24 ～ 28 周较明显,胎动到了 30 ～ 32 周开始越来越显著和有规律,可以计量出每天胎动次数。36 周后,由于子宫空间相对小,胎头入盆等因素,胎动次数较前减少 20% ～ 30%。

352. 胎动每天的生理规律如何?

胎儿一般早晨活动最少,中午以后逐渐增加,傍晚 6 时至晚上 10 时胎动开始活跃。在一天之中,胎动有两个活跃高峰,一次是在晚上 7 ～ 9 时,一次是在晚上 11 时到第二天凌晨 1 时。

353. 胎动频繁的时间段在何时?

① 吃饭后。饭后准妈妈体内血糖水平升高,胎儿有了能量供给,胎动会变得频繁。

② 洗澡时。准妈妈洗澡时身心放松,这种情绪会传染给宝宝,胎动比较活跃。

③ 听音乐时。优美的音乐让妈妈和宝宝心情愉悦,胎动会变得频繁。

④ 晚上睡觉前。宝宝在睡前动作较多,此时准妈妈可感觉到较多胎动。

⑤ 与胎儿互动的时候。无论是爸爸还是妈妈,在和宝宝交流时会有胎动回应。

354. 进行数胎动自我检测最佳孕周是何时?

孕妇一般自 18 ～ 20 周起就能感受到胎儿在子宫内伸手、踢腿、冲击子宫壁的运动,孕 29 ～ 38 周为胎动最频繁的时期,接近足月会略为减少,所以建议孕妇自数胎动的孕周为 28 周直至分娩。

355. 糖妈妈如何进行胎动计数？

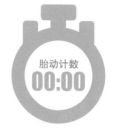

孕 28 周后，糖妈妈可任意体位、任意姿势、任意地点进行胎动计数，最好是在固定时间进行，便于进行比较和观察生活规律，建议每天 3 次，每次 1 小时自数胎动。

目前无优选的每天计数胎动的时间、自数胎动次数和理想的数胎动的间隔时间。有学者认为，每 12 小时胎动差异在 44 ～ 144 次，一般集中在 30 ～ 100 次之间，故每一个孕妇都有自己胎儿的胎动频率。另外，胎动个体差异很大，一天的胎动计数不能正确地反映胎儿情况，最好每日计数观察其变化，计数达一周计算平均值，为每一个胎儿自己的生理胎动频率。

356. 胎动异常的诊断标准是什么？

目前无国际公认的标准，国内专家判断胎动计数异常标准如下：
① 若胎动＜ 3 次 / 小时、12 小时胎动＜ 20 次，则为异常。
② 孕妇可将每周的胎动次数算出平均数，如果每天胎动次数大于平均数的 50%，或少于平均数的 30%，均为异常胎动。
③ 如果胎动频繁或无间歇地躁动，也可能是胎儿宫内缺氧的表现。

另外，可以通过胎心监护来客观记录胎动次数及其与胎儿心率的关系。若 20 分钟有 2 次以上胎动并伴有胎心的加速，则为正常。

357. 糖妈妈发现胎动异常怎么办？

因胎动是一种主观感觉，会受孕妇的诸多因素影响，如孕妇的敏感程度、羊水量、腹壁厚度、药物，以及孕妇是否认真对待等因素，个体差异较大。如果发现胎动异常增多或无胎动超过 1 小时，应立即做远程胎心监护或到医院做胎心监测及超声胎儿生物物理评分。

358. 糖妈妈胎儿宫内状况的监护方法有哪些？

包括胎动检测、胎心监护、超声和抽血查胎盘功能。

359. 糖妈妈如何进行胎心监护？

主张单纯饮食和运动控制的糖妈妈（White A1），从孕 36 周开始做胎心监护，每周一次。

需要应用胰岛素或口服降糖药物者（White A2 和 B 级及以上），应自妊娠 32 周起，每周进行 1 次胎心监护。孕周≥ 36 周，胎心监护增加至 2 次 / 周。

怀疑胎儿生长受限时或合并妊娠期高血压，应进行更严密的监测，甚至提前至 28 周开始。

360. 糖妈妈适合远程胎心监护吗？

适合。糖妈妈在家里发现任何胎动异常，可马上进行远程胎心监护，医护人员可实时判断胎儿宫内是否缺氧，并及时进行恰当医疗监护和治疗。

361. 糖妈妈如何利用超声检测胎儿宫内是否缺氧？

孕 36 周后每周超声生物物理评分和胎儿多普勒血流监测，糖尿病 B 级及以上孕妇则提前至 32 ～ 34 周。一旦早期发现胎儿宫内缺氧征兆，应及时入院进行治疗。

药 物 治 疗 篇

广州医科大学附属第三医院内分泌科　张莹　卢澄钰　李映桃

刘美兰　余琳

362. 什么是妊娠用药的 FDA 分级？

A 类：在妊娠妇女的对照研究中，未发现药物对妊娠初期、中期和后期的胎儿有危险，对胎儿伤害的可能性很小。

B 类：在妊娠妇女的对照研究中，药物对妊娠初期、中期和后期的胎儿危险的证据不足或不能证实。

C 类：动物实验。药物能造成胎儿畸形或死亡，但无妊娠妇女对照研究，谨慎权衡。

D 类：药物对人类胎儿危险的证据确凿，仅在妊娠妇女生命受到威胁或患有严重疾病非用不可时方可使用。

X 类：已怀孕或即将怀孕的妇女禁用。

363. 妊娠期糖尿病的管理原则是什么？

孕前详计划，孕期严达标，产后重随访。

364. 妊娠期糖尿病的治疗策略是什么？

全程"五驾马车"干预，孕前及时转换胰岛素。

365. 孕期血糖控制个体化的严格目标是什么？

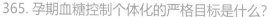

	妊娠前	计划妊娠的糖尿病患者应尽量控制血糖，使糖化血红蛋白 < 6.5%；使用胰岛素者糖化血红蛋白 < 7%
孕前糖尿病（PGDM）	妊娠期间	餐前、夜间血糖及空腹血糖宜控制在 3.3 ~ 5.6mmol/L
		餐后峰值血糖 5.6 ~ 7.1mmol/L
		糖化血红蛋白 < 6.0%
		妊娠早期血糖控制勿过于严格，以防低血糖发生
妊娠期糖尿病（GDM）		餐前血糖 ≤ 5.3mmol/L
		餐后 2 小时血糖 ≤ 6.7mmol/L
		妊娠期糖化血红蛋白 < 5.5%
		夜间血糖 ≥ 3.3mmol/L

366. 胰岛素治疗的优点是什么？

① 胰岛素是控制高血糖的重要和有效手段。

② 不通过胎盘，目前证实是可以安全地用于妊娠期间血糖管理的药物，并获得国家食品药品监督管理局（CFDA）批准。

③ 副作用少。

367. 胰岛素治疗的缺点是什么？

① 主要不良反应是低血糖。

② 胰岛素治疗初期可因钠储留而发生轻度水肿，可自行缓解。

③ 部分患者发生视力模糊，为晶状体屈光改变，常于数周内自然恢复。

④ 注射部位皮下脂肪萎缩或增生。

⑤ 患者依从性差、注射疼痛、使用不便、价格较贵、过敏等。

368. 妊娠期糖尿病口服降糖药选择的原则是什么？

① 有效性：能有效控制血糖。

② 安全性：低血糖风险小，对胎儿生长发育没有不利影响，胎盘通透性低。

③ 方便性。

369. 口服降糖药的分类是什么？

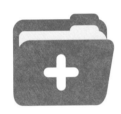

① 磺脲类：

第一代：氯磺丙脲、甲苯磺丁脲。

第二代：格列本脲（如：优降糖）、格列吡嗪（如：瑞易宁等）、格列齐特（如：达美康等）、格列喹酮（如：糖适平等）、格列美脲（如：亚莫利）。

② 非磺脲类胰岛素促分泌剂：如瑞格列奈。

③ 双胍类。以二甲双胍最常用。

④ 噻唑烷二酮类。代表药物为吡格列酮、罗格列酮。

⑤ 葡萄糖苷酶抑制剂。主要是阿卡波糖、伏格列波糖。

⑥ DPP-4 抑制剂。如沙格列汀、西格列汀、维格列汀。

⑦ SGLT2 抑制剂。如坎格列净、达格列净、恩格列净。

370. 磺脲类口服降糖药的作用机理是什么？其妊娠药物安全性分级是什么？

作用机理：通过刺激 β 细胞分泌胰岛素，增加体内的胰岛素水平而降低血糖。

FDA 妊娠期药物安全性分级系统：B 级。

371. 双胍类口服降糖药的作用机理是什么？其妊娠药物安全性分级是什么？

作用机理：增加外周组织的胰岛素敏感性，增加葡萄糖的摄取和利用；抑制糖原异生及糖原分解，降低过高的肝葡萄糖输出（HGO）；改善胰岛素敏感性，减轻胰岛素抵抗；调脂、降体重，抗动脉粥样硬化。

FDA 妊娠期药物安全性分级系统：B 级。

372. 阿卡波糖类口服降糖药的作用机理是什么？其妊娠药物安全性分级是什么？

作用机理：抑制小肠粘膜上皮细胞表面的 α 葡萄糖苷酶而延缓碳水化合物的吸收，降低餐后高血糖。

FDA 妊娠期药物安全性分级系统：B 级。

373. 噻唑烷二酮类口服降糖药的作用机理是什么？其妊娠药物安全性分级是什么？

作用机理：通过增加靶细胞对胰岛素作用的敏感性而降低血糖。

FDA 妊娠期药物安全性分级系统：C 级。

374. DPP-4 抑制剂口服降糖药的作用机理是什么？其妊娠药物安全性分级是什么？

作用机理：通过抑制 DPP-4 而减少 GLP-1 在体内的失活，使内源性 GLP-1 的水平升高。

FDA 妊娠期药物安全性分级系统：C 级。

375. 格列奈口服降糖药的作用机理是什么？其妊娠药物安全性分级是什么？

作用机理：通过刺激胰岛素的早时相分泌而降低餐后血糖。

FDA 妊娠期药物安全性分级系统：C 级。

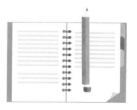

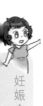

376. SGLT2 抑制剂口服降糖药的作用机理是什么？其妊娠药物安全性分级是什么？

作用机理：通过抑制肾脏对葡萄糖的重吸收来降低血糖。

FDA 妊娠期药物安全性分级系统：C 级。

377. GLP-1 受体激动剂的作用机理是什么？其妊娠药物安全性分级是什么？

作用机理：激动 GLP-1 受体，以葡萄糖浓度依赖的方式增强胰岛素分泌、抑制胰高血糖素分泌，并能延缓胃排空，通过中枢性的食欲抑制来减少进食量，从而降低血糖。

FDA 妊娠期药物安全性分级系统：C 级。

378. 格列本脲治疗妊娠期糖尿病的现状如何？

临床研究显示，妊娠中、晚期糖尿病孕妇应用格列本脲与胰岛素治疗相比，疗效一致，但前者使用方便，且价格便宜。但用药后发生子痫前期和新生儿黄疸的风险升高，少部分孕妇有恶心、头痛及低血糖反应。

379. 二甲双胍治疗妊娠期糖尿病的现状如何？

目前妊娠期能否应用二甲双胍在中国尚无明确的证据支持，少数小样本的临床研究发现妊娠早期应用二甲双胍对胎儿无致畸性，在多囊卵巢综合征的治疗过程中对早期妊娠的维持有重要作用。然而，2017 年美国ADA 指南推荐多囊卵巢综合征的患者一旦怀孕，就停用二甲双胍，因此孕期需慎用二甲双胍。

380. 什么是胰岛素抵抗？

胰岛素抵抗是指各种原因使胰岛素促进葡萄糖摄取和利用的效率下降，机体代偿性的分泌过多而产生高胰岛素血症，以维持血糖的稳定。

381. 你知道人类认识胰岛素的漫长历程吗？

1921 年	人类首次成功提取胰岛素（狗）
1922 年	胰岛素（狗）首次成功用于糖尿病患者

1925 年	发明"胰岛素专用注射器"，方便糖尿病患者使用
1955 年	发现胰岛素分子结构，为人工合成胰岛素奠定了基础
1965 年	首次化学方法合成"结晶牛胰岛素"成功
1973 年	单组分动物胰岛素（纯度达 99%）问世
1980 年	"生物合成人胰岛素"首次用于糖尿病患者
1985 年	首支胰岛素注射笔问世
1996 年	速效人胰岛素类似物问世
2000 年	首个长效人胰岛素类似物问世
2005 年	预混人胰岛素类似物问世

382. 谁发现了胰岛素?

胰岛素于 1922 年由加拿大人弗雷德里克·G. 班廷（Frederick G. Banting）和查尔斯·H. 贝斯特（Charles H.Best）首先发现。1991 年由世界卫生组织和国际糖尿病联盟共同发起，定于每年的 11 月 14 日为联合国糖尿病日。旨在唤起政府、媒体及公众对糖尿病防治工作的关注，共同为糖尿病防治工作承担起各自的责任。

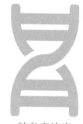

胰岛素治疗

选定 11 月 14 日是为了纪念班廷诞辰，他与贝斯特一起于 1922 年在发现胰岛素（用于拯救糖尿病患者生命的疗法）方面发挥了重要作用。

383. 胰岛素的分类是什么?

① 按来源分：动物胰岛素、人胰岛素、胰岛素类似物。

② 按作用特点分：超短效胰岛素类似物、短效（常规）胰岛素、中效胰岛素、长效胰岛素（包括长效胰岛素类似物）、预混胰岛素（包括预混胰岛素类似物）。

384. 临床上常用的胰岛素，哪些可以用于孕妇?

目前用于孕妇的胰岛素包括短效、中效人胰岛素以及有两者按一定比例混合的预混胰岛素。另外超短效胰岛素类似物（门冬胰岛素）和长效胰岛素类似物（地特胰岛素）已被中国食品药品监督管理局（SFDA）批准可用于孕妇。

385. 什么是预混胰岛素？

预混胰岛素为短效或速效胰岛素与中效胰岛素的混合制剂，既能补充基础胰岛素，又含有快速起效的短效或速效胰岛素来纠正餐时胰岛素分泌不足，达到空腹和餐后血糖双控制的目的，是临床常用的控制血糖方案。

386. 妊娠合并糖尿病患者在哪些情况下适合采用胰岛素治疗？

胰岛素治疗主要适用于以下情况：

① 所有 1 型、2 型糖尿病（DM）合并妊娠，孕前改胰岛素调控，血糖达标后妊娠，孕期继续使用。

② 妊娠期糖尿病 A2 级经规范饮食运动治疗后，测定孕妇 24 小时血糖轮廓，①如空腹血糖 ≥ 5.3mmol/L，或者餐后 2 小时血糖 ≥ 6.7mmol/L；②血糖达标，但孕妇及胎儿体重不增长或下降时；③调整饮食后出现饥饿性酮症，增加热量摄入后血糖又超过妊娠期标准者。

387. 如何选择妊娠期糖尿病胰岛素使用方案？

使用胰岛素应当因人而异，即根据每个患者的孕周、病型、病情、年龄、孕前胖瘦、孕期体重增长、肝肾功能、饮食作息规律等不同情况，采取个体化的治疗方案，尽可能模拟生理胰岛素的分泌。妊娠期糖尿病最常用推荐方案为：三超短（餐前）加上一长效或中效（睡前22点）。

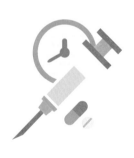

388. 妊娠期糖尿病治疗过程疗效如何评估？

三糖两重达标。

三糖达标：未进食血糖、进餐后血糖和糖化血红蛋白达标。

两重达标：指母体和胎儿体重增长在相对应孕周的第 10 ～ 90 百分位数间增长。

未进餐达标血糖，即空腹、餐前和夜间血糖：GDM3.3 ～ 5.3mmol/L，PGDM 3.3 ～ 5.6mmol/L。

进餐后达标血糖：餐后 2 小时 GDM 4.4 ～ 6.7mmol/L，PGDM 5.6 ～ 7.1mmol/L。

糖化血红蛋白：GDM A2 级 < 5.5% 或 PGDM < 6.0%。

389. 地特胰岛素过敏者，用什么药来补救？

可采用胰岛素泵，既可持续泵入基础量，又可快速泵入三餐前用量，还减少了每天注射 4 次的苦恼，更好地平稳控糖。也可以改用中效胰岛素。

390. 孕妇在应用胰岛素时最常出现的不良反应是什么？

① 低血糖症或低血糖反应。
② 体重增加。
③ 不当注射导致皮下组织脂肪增生。
④ 过敏。

391. 胰岛素在整个孕期需要量如何变化？

通常在妊娠早期因妊娠剧吐、进食量不足、热卡不够，胰岛素的需要量较少；妊娠中、晚期随着胎儿的快速生长，胎盘分泌的拮抗胰岛素因子增加，胰岛素的需求量会逐渐增加，32 ～ 36 周需要量增加较明显；在围分娩期因分娩运动耗能增加需适当减少胰岛素用量；产后则因胎儿胎盘娩出，胎盘分泌的拮抗胰岛素因子剧降，则要大大减少胰岛素用量，仅用产前的 1/3 ～ 1/2 量。

392. 每日使用大剂量的胰岛素怕不怕？

不怕。相比于未达标的血糖对胎儿及母体的不良影响，继续增加胰岛素用量可以尽可能将血糖控制在正常范围内，从而可改变母儿不良结局。

393. 胰岛素使用原则有哪些？

①从小剂量开始；②根据体重计算初始剂量；③根据血糖水平，每两三天调整一次，每次增减 2 ～ 4U；④距离目标血糖越近，调整幅度越小。

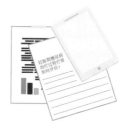

调整血糖是精细活，作为医护人员与糖妈妈都要有耐心，一般情况下每两三天根据血糖监测情

况调整一次胰岛素量，每次调整幅度不宜太大，以减少血糖波动，避免出现低血糖，平稳缓慢过渡到目标值。

394. 应用胰岛素的糖妈妈何时可停用胰岛素？

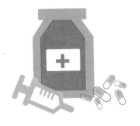

在所接触的糖妈妈人群中，在妊娠期经葡萄糖耐量试验查出患糖尿病的孕妇（糖尿病分级 A 级者）分娩后几乎全部可以不再用胰岛素。所以孕期一旦使用胰岛素，不要担心，分娩后就可以把胰岛素甩得远远的。

395. 糖妈妈在哪些疾病的特殊情况下还需要临时增加胰岛素用量？

① 在感染发烧时。

② 使用地塞米松等糖皮质激素促胎肺成熟时。

③ 使用 β_2 受体激动剂（安宝等）抑制宫缩和预防早产时。

④ 产后用雌激素如倍美力等回奶时，治疗用药会升高血糖，则要考虑增加胰岛素用量。

396. 糖妈妈在哪些疾病的特殊情况下还需要临时减少胰岛素用量？

① 急性胃肠炎和妊娠剧吐，呕吐腹泻，不思饮食，热量不足。

② β 受体阻断剂（拉贝洛尔，普萘洛尔）降压时，则需要酌情减少胰岛素用量。

397. 对胰岛素过敏的糖妈妈可以使用口服降糖药吗？

对胰岛素过敏的妊娠期糖尿病患者，必要时可口服降糖药，以二甲双胍、格列本脲为主。口服降糖药的有效性是肯定的，安全性备受关注，有文献报道致畸高危因素与早孕期糖化血红蛋白水平及孕妇患病年龄相关，与药物无关，但孕中期开始使用相对安全。格列本脲每天 2.5 ～ 5 毫克，二甲双胍每天 0.5 ～ 1.5 克。但目前我国药物说明书无妊娠期口服降糖药适应症。

398. 口服降糖药物对宝宝影响大不大？

虽然美国食品与药品管理局（FDA）已经将格列本脲列入 B 类药物

使用范围(相对安全),而且既往的研究表明多种口服降糖药中如格列本脲、二甲双胍、阿卡波糖等使用后都能有效地控制血糖,使用期间未发现明显副反应及对胎儿的致畸作用。但我国因为缺乏相关研究,且这几种口服降糖药均未纳入我国妊娠期治疗糖尿病的适应症,因此,仅在知情同意的基础上,对于胰岛素用量较大、拒绝应用胰岛素或胰岛素过敏的部分孕妇可慎用。

399. 你知道糖妈妈围手术期的胰岛素的使用与血糖控制范围吗?

择期剖宫产手术前一天不停用睡前中效或长效胰岛素,手术当日停用所有胰岛素,并给予 0.9% 氯化钠注射液静脉内滴注。围手术期维持血糖在 4.0 ~ 10mmol/L。血糖水平< 3.9mmol/L 每小时,将静脉滴注的 0.9% 氯化钠注射液改为 5% 葡萄糖 / 乳酸林格液,并以每小时 100 ~ 150 毫升的速度滴注;如血糖水平> 5.6mmol/L 时,则采用5%葡萄糖液加短效胰岛素,按每小时 1 ~ 4 U 的速度静脉滴注。血糖水平采用快速血糖仪每一两小时监测 1 次,用于调整胰岛素或葡萄糖输液的速度。

400. 不同级别妊娠期糖尿病妇女临产进入产程或剖宫产后,该如何使用葡萄糖和胰岛素来调控血糖?

产程或围手术期小剂量胰岛素的应用标准见下表:

血糖水平 / (mmol/L)	胰岛素用量 / (U/ 小时)	静脉输液种类 (125 毫升 / 小时)	配伍原则 (液体量 + 胰岛素用量)
< 5.6	0	5% 葡萄糖 / 乳酸林格液	不加胰岛素
5.6 ~ 7.8	1.0	5% 葡萄糖 / 乳酸林格液	500 毫升 +4U
7.8 ~ 10.0	1.5	0.9% 氯化钠注射液	500 毫升 +6U
10.0 ~ 12.2	2.0	0.9% 氯化钠注射液	500 毫升 +8U
≥ 12.2	2.5	0.9% 氯化钠注射液	500 毫升 +10U

401. 孕前使用胰岛素的产妇，剖宫产术后 24 小时内是否使用胰岛素？该如何使用胰岛素？

① 妊娠期糖尿病 A2 级及糖尿病合并妊娠患者，术后原则：12 小时内补充葡萄糖 100 克，即给予 10% GS 500 毫升共 2 瓶补充能量，24 小时内补充葡萄糖 150 ～ 200 克。葡萄糖与胰岛素的比例为 6 ～ 8 克：1U。例如，A2 级：10% 葡萄糖 500 毫升 + 胰岛素 4 ～ 6U 静滴，125 毫升 / 小时。

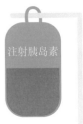

② 糖尿病合并妊娠者：生理盐水 50 毫升 + 胰岛素 50 毫升静脉泵入，滴速为 1 ～ 2 毫升 / 小时，并给予 10% 葡萄糖 500 毫升以 125 毫升 / 小时速度静滴。输液过程中动态监测血糖水平，根据血糖水平及时调整胰岛素用量，避免低血糖出现。手术 24 小时后血糖控制目标：空腹及餐前 3.9 ～ 6.1mmol/L，餐后 2 小时及睡前 4.4 ～ 7.8mmol/L。

402. 你知道级别不同的糖妈妈入院终止妊娠孕周和分娩时机吗？

① 妊娠期糖尿病 A1 级：39 周入院，40 周时终止妊娠。

② 妊娠期糖尿病 A2 级或 B 级：38 周入院，39 ～ 40 周时终止妊娠。

③ 孕前糖尿病伴微血管病变、有死胎死产史，合并有其他并发症、胎儿窘迫等：36 ～ 39 周入院，促胎肺成熟或确认胎儿成熟后提前终止妊娠。

403. 不同级别妊娠期糖尿病孕妇该如何选择分娩方式？

① 糖尿病本身并非剖宫产指征，血糖控制满意可等待自然临产；必要时可以催引产，避免产程过长，注意监测血糖。

② 选择性剖宫产手术指征：择期剖宫产的手术指征为糖尿病伴严重微血管病变，或其他产科指征。妊娠期血糖控制不好、胎儿偏大（尤其估计胎儿体重 ≥ 4250 克者）或既往有死胎、死产史者，应适当放宽剖宫产指征。

404. 糖尿病合并妊娠需要促胎儿肺成熟吗？

妊娠期血糖控制不满意以及需要提前终止妊娠者，应在计划终止妊娠前 48 小时促胎儿肺成熟。有条件者行羊膜腔穿刺术抽取羊水了解胎儿肺成熟度，同时羊膜腔内注射地塞米松 10 毫克，或采取肌内注射方式，但后者使用后应监测孕妇血糖变化，并调整胰岛素使用量。

405. 糖尿病合并妊娠孕前应停用哪些妊娠期禁忌药物？

禁忌药物如血管紧张素转换酶抑制剂（ACEI）和血管紧张素 Ⅱ 受体拮抗剂等。如果妊娠前应用 ACEI 治疗糖尿病肾病，一旦发现妊娠，应立即停用。产前咨询时应告知患者，妊娠前或妊娠期停用 ACEI 后蛋白尿可能会明显加重。

而糖尿病合并慢性高血压的孕妇，妊娠期血压控制目标为收缩压 110 ～ 129 毫米汞柱（1 毫米汞柱 =0.133 千帕），舒张压 65 ～ 79 毫米汞柱。现有证据表明，妊娠早期应用拉贝洛尔、钙离子通道阻滞剂等药物，均不会明显增加胎儿致畸风险，可在妊娠前以及妊娠期应用。ACEI 类药物在妊娠早期应用，不增加胎儿先天性心脏病的发生风险，但妊娠中、晚期禁忌使用 ACEI 及血管紧张素 Ⅱ 受体拮抗剂（E 级证据）。

406. 胰岛素注射技术包括哪些？

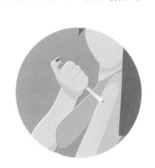

① 注射部位的选择。
② 注射部位的轮换。
③ 注射部位的检查和消毒。
④ 选择是否捏皮。
⑤ 选择进针角度。
⑥ 拔针时间。
⑦ 注射器材的废弃。
⑧ 不建议重复使用针头。

407. 如何选择注射部位？

使用短效胰岛素或中效混合的胰岛素时，优先考虑的注射部位是腹部（以肚脐为中心，半径 2.5 厘米外的距离，但孕中晚期应避免腹部注射，可选择上臂中段外侧进行注射）。

使用中长效胰岛素，例如睡前注射的中长效胰岛素，最合适的注射部位是臀部上端外侧或大腿外侧部位。如右图阴影显示。

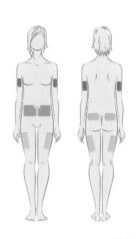

408. 胰岛素注射部位是否需要轮换?

需要轮换。将注射部位分为四个象限(例如大腿或腹部),每周使用一个象限并始终按顺时针方向进行轮换。每次注射时离上次注射点之间距离至少 1 厘米的距离。如右图所示。

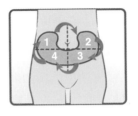
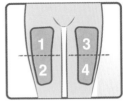

409. 如何检查注射部位?

每次注射前检查注射部位,判断并避开出现疼痛、皮肤凹陷、皮肤硬结、出血、瘀斑、感染的部位。如果出现皮肤硬结,请确认出现硬结的部位及硬结大小,避开硬结进行注射。

410. 胰岛素治疗是否需要捏皮?

如果选择大于 5 毫米的针头,则需要捏皮,以避免注射到脂肪组织。捏皮时力度不得过大,导致皮肤发白或疼痛。不能用整只手来提捏皮肤,以避免将肌肉及皮下组织一同捏起。最佳的注射步骤为:

① 捏起皮肤形成皮褶。

② 和皮褶表面呈 90° 角进针后,缓慢推注胰岛素。

③ 当活塞完全推压到底后,针头在皮肤内停留 10 秒钟(采用胰岛素笔注射)。

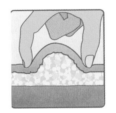
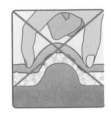

④ 拔出针头。

⑤ 松开皮褶。

注意:选择使用较短(4 毫米或 5 毫米)的针头时,大部分患者无需捏起皮肤,并可 90° 角进针。

411. 如何选择进针角度?

使用较短(4 毫米或 5 毫米)的针头时,体型正常或肥胖者无需捏起皮肤,并可 90° 角进针;极度消瘦或使用较长(≥ 8 毫米)的针头时,需要捏皮或 45° 角进针以降低肌肉注射风险。

412. 如何确定拔针时间?

使用胰岛素注射笔：在完全按下拇指按钮后，应在拔出针头前至少停留10秒，从而确保药物剂量全部被注入体内，同时防止药液渗漏。药物剂量较大时，有必要超过10秒。

使用胰岛素专用注射器：当注射器内塞推压到位后，注射器针头无需在皮下停留10秒即可拔出。

413. 如何进行注射器材的废弃处理?

任何情况下都不能将注射器材丢入公共垃圾桶或者垃圾场。废弃针头或者注射器的最佳方法是将针头或注射器放入专用废弃容器内再丢弃。如果没有专用废弃容器，也可使用加盖的硬壳容器（如右图所示）。

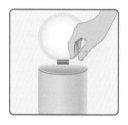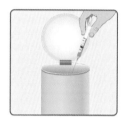

414. 注射针头是否可以重复使用?

注射针头应一次性使用，避免重复使用。

415. 胰岛素怎样注射才会减少痛感?

许多糖妈妈不愿意接受胰岛素治疗，就是因为怕疼。实际上，疼痛在很大程度上是由于注射方式不正确所致，注意以下几点就可以减轻注射时的痛感。

① 胰岛素温度不能太低。胰岛素刚从冰箱中取出，由于温度低，注射时会引起疼痛，因此，注射前应将胰岛素放在室内"温"一下，待胰岛素温度接近室温时再注射。

② 酒精挥发后再注射。消毒皮肤的酒精没干就注射，酒精会从针眼带到皮下，引起疼痛。

③ 用手捏起注射部位皮肤。注射时用一只手轻轻捏起约3厘米宽的皮肤，并引起轻微疼痛后再注射，这样既方便注射，又能分散扎针引起的疼痛感（注意：4～5毫米针头注射时不需要捏皮）。

妊娠合并糖尿病知识读本

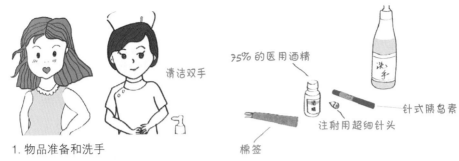

清洁双手

75% 的医用酒精

针式胰岛素

注射用超细针头

棉签

1. 物品准备和洗手

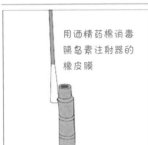

用酒精药棉消毒胰岛素注射器的橡皮膜

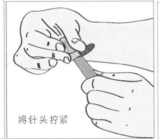

将针头拧紧

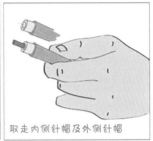

取走内侧针帽及外侧针帽

2. 胰岛素笔注射前的准备

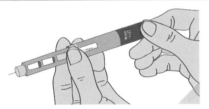

3. 胰岛素笔注射前排气

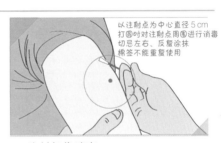

以注射点为中心直径 5 cm 打圈时对注射点周围进行消毒 切忌左右、反复涂抹 棉签不能重复使用

6. 注射部位消毒

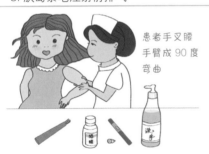

患者手叉腰 手臂成 90 度 弯曲

4. 上臂注射的姿势

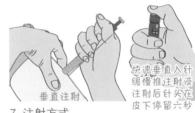

垂直注射

快速垂直入针 缓慢推注射液 注射后针头在 皮下停留六秒

7. 注射方式

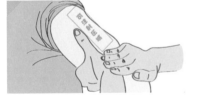

5. 上臂注射部位的确定

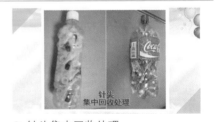

针头集中回收处理

8. 针头集中回收处理

胰岛素注射规范

④ 注射时进针要快。进针时要果断迅速，进针越慢，痛感越强。

⑤ 进针和拔针时要保持同一个方向。

⑥ 注射部位的肌肉应放松。

⑦ 及时更换注射部位。下一次注射部位与上一次注射部位的距离应大于 1 厘米，注意避开皮肤感染处及皮下硬结，保持注射部位的肌肉放松。

⑧ 针头一次性使用。胰岛素笔的针头十分纤细，多次重复使用后会导致针头变钝或出现倒勾、润滑成分——硅油破坏，引起注射疼痛。

416. 不同剂型胰岛素的注射时间是否一样？

胰岛素使用的时间根据其剂型有所不同（见下图）。超短效胰岛素（如诺和锐）应餐前即刻注射，短效胰岛素（如诺和灵 R）及预混胰岛素（如精蛋白生物合成人胰岛素注射液（预混 30R））应于餐前 30 分钟注射，中效胰岛素（如精蛋白生物合成人胰岛素注射液）则应在早、晚餐前 30 分钟或睡前注射，而长效胰岛素（如甘精胰岛素）则于早或晚固定时间注射。

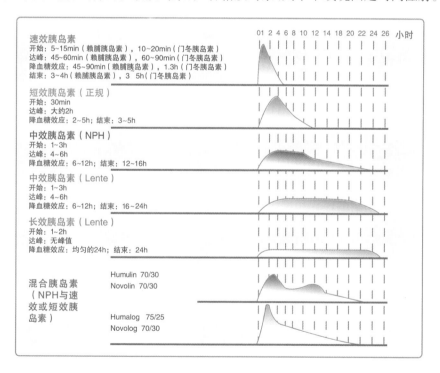

417. 用胰岛素泵期间如何进行血糖监测?

① 刚开始用泵的 3 天内,一天至少要测 8 次血糖,即三餐前、三餐后 2 小时、睡前 22 点、凌晨 3 点,也可采用连续动态血糖监测观察血糖情况。

② 血糖达标并基本稳定(血糖控制目标见第 91 页第 365 题),一天可测 5 次血糖,即空腹、三餐后血糖和睡前 22 点。

③ 血糖达标并稳定,母胎体重增长良好,根据不同孕周、医生和专科护士的建议,可以适当减少为一周内 2 天 7 次血糖,即三餐前、三餐后 2 小时、睡前 22 点。

418. 如何避免刚装好的胰岛素泵的导管针头部位脱落?

安装时,植入部位消毒面积要尽量大,多用酒精擦几次,皮肤消毒做得好,护理就容易,胶布也会粘得很牢。

注意:如果习惯使用医用碘伏消毒,则应再使用酒精棉擦拭,将皮肤上的碘清理干净,以免粘贴防水胶布时无法粘牢。

419. 如何避免胰岛素泵的导管针头部位感染化脓?

① 选择好部位,避免皮肤破损、血管处。
② 严格消毒,部位大于 5mm,消毒液要在有效期内使用。
③ 定期更换注射部位和管道,最佳留置时间为 3 ～ 5 天,不超过 7 天。
④ 妥善固定,保持敷料干燥。

420. 用胰岛素泵穿衣有讲究吗?

先穿戴置管部位肢体,以棉质宽松衣服为主。

421. 用胰岛素泵在洗澡时如何处理泵?

① 先启用胰岛素泵暂停模式,然后将延长管道分离,套上保护帽。
② 洗浴时胰岛素泵用防水袋装好放在一边。

422. 用胰岛素泵在洗澡时能用香水和浴液吗?

可以。但注意勿把喷雾消毒剂、酒精拭子(棉垫)、抗菌皂、消毒剂、香水、除臭剂、浴液、护肤霜直接接触输注导管,以免损坏输注导管。

423. 能带着胰岛素泵桑拿吗？

不要携带胰岛素泵进行桑拿蒸汽浴，因为高温和撞击有可能损坏胰岛素泵的电子设备及破坏胰岛素。

424. 能带胰岛素泵坐飞机吗？

可以。乘机前检查胰岛素泵的功能是否正常，泵内胰岛素剂量是否足够。

425. 能带胰岛素泵做 CT 或 MRI 检查吗？

不能。需要检查时，如同冲凉前的处理，先启用胰岛素泵暂停模式，然后将延长管道分离，套上保护帽，暂时摘离身体。

426. 胰岛素泵工作原理是什么？

胰岛素泵是一种开放式机械装置，模拟正常人生理胰岛素分泌。增加糖妈妈的生活自由度，减少血糖波动及低血糖的发生率，以确保母胎健康。

427. 如何对胰岛素泵进行清洁？

只能使用湿布与温和清洗剂水溶液清洁泵的表面，擦完后再用清水擦洗，然后使用干布擦干，最后使用 75% 酒精擦拭消毒，不能用含化学制剂的物质直接接触输注导管的密封接口。

428. 如何对胰岛素泵进行防潮？

有的厂家生产的胰岛素泵具有防水功能，当胰岛素泵受潮时应及时将水分擦干，必要时打开储药仓和电池仓，10 分钟内擦干、晾干，等其完全干燥后再使用胰岛素泵并自测一次；不要用热风吹干胰岛素泵，否则会损害胰岛素泵内的电子部件。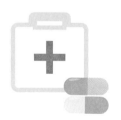

429. 如何设置胰岛素泵工作的暂停和取消？

选择暂停菜单暂停输注，按两次 ACT 键后恢复输注。冲凉、特殊检查、严重低血糖时需用到暂停功能。

430. 如何对胰岛素泵进行导管更换？

定期更换输注导管（专家建议 3～5 天换一次，最长不超过 7 天）。同一部位埋置时间过长，不仅增加感染的危险，还会降低胰岛素的吸收和敏感性。

431. 如何选择胰岛素泵注射部位的更换？

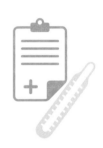

① 腹部安装者最好选择腹部两侧，距离肚脐至少 3 厘米。

② 上臂安装者，中上臂外侧活动较小的部位，尽量选择未注射过的部位，采取交替注射方案，确保胰岛素正常吸收。

③ 每次注射前需评估注射部位，避免硬结、疤痕组织部位，以确保胰岛素正常吸收。

432. 如何对胰岛素泵注射部位进行安全检查？

经常检查输注部位是否出现药液渗出（皮下未成功输注胰岛素），透明窗口可观察输注部位有否红肿（皮肤炎症），一旦出现，应及时找专业人员处理。

433. 如何分析胰岛素泵药液渗出的原因和处理方法？

大剂量胰岛素输注，出现注入部位渗漏现象可能在 3～5 天后出现，其原因是：孕妇皮下间隙小，植入 3 天后皮下容易产生硬结，局部吸收不好所致，建议输注部位更换，时间为 3～5 天，保证最佳吸收。

434. 如何对胰岛素泵内的胰岛素的输注模式进行选择？

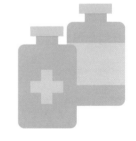

胰岛素泵输注方式分为基础率和大剂量两种输注模式，可灵活设置和调节。更为接近胰腺自然的释放模式，只能用短效、超短效胰岛素类似物，需要的时候输注可以立刻起效，不需要可以立刻暂停，在体内蓄积少，更接近围生期生理状态及对血糖的精确调节。

禁止泵用其他类型的胰岛素。

435. 为何胰岛素泵使用的胰岛素是短效胰岛素或超短效胰岛素类似物，不能用其他类型的胰岛素？

胰岛素泵使用的胰岛素是短效胰岛素或超短效胰岛素类似物，不能使用中、长效鱼精蛋白锌胰岛素或超长效胰岛素类似物。短效胰岛素是六聚体，在体内分解成单体才能发挥作用并需要一定时间，而超短效胰岛素类似物是双聚体，分解成单体速度快。使用胰岛素泵只能用短效/速效胰岛素类似物，需要的时候输注可以立刻起效，不需要可以立刻暂停，在体内蓄积少，更接近生理状态。

436. 胰岛素泵使用短效胰岛素更换为超短效胰岛素类似物时，注射模式是否相同？

不同。由于短效胰岛素分解成单体比较慢，而超短效胰岛素类似物分解成单体快，所以在设置 24 小时基础胰岛素注入分布剂量和餐前追加胰岛素剂量时，注入短效胰岛素的时间要比注入超短效胰岛素类似物的时间提前 0.5 ～ 1 小时。

437. 在洗澡、特殊检查、严重低血糖时，若胰岛素泵停用后该如何处理？

注射部位保持固定，勿松脱。胰岛素泵启用暂停模式，分离管道。如暂停后再次启用，须用 75% 酒精消毒管道接口，连接延长管，然后取消胰岛素泵暂停模式，并检查部位有无松脱、胰岛素泵运行情况、胰岛素泵有无报警提示。如胰岛素泵暂停超过 3 小时，建议重新皮下置管，避免堵管。

438. 用胰岛素泵时出现意外高血糖（比平时用药后高）应如何处理？

要排除以下方面的问题：胰岛素泵损坏，电池电力不足或电池失效，输注系统、储药器、输液管前端、埋置部位出现问题导致输注失败、胰岛素结晶堵塞输液管或胰岛素失效，并及时找专业人员处理。

439. 用胰岛素泵时出现低血糖（小于 3.3mmol/L）该如何处理？

选择暂停菜单暂停输注，进食含 15 ～ 25 克糖类食品。

440. 妊娠期糖尿病 A1 级，产程中血糖大于 5.6mmol/L，是否需要用胰岛素呢？

临产后血糖范围 4 ～ 9mmol/L 较理想；随机血糖＜ 10mmol/L，可以观察，暂时不用胰岛素，每小时测血糖一次；当随机血糖＞ 10mmol/L，再静脉使用胰岛素调控血糖。若是糖尿病合并妊娠，则需要使用。

441. 妊娠期糖尿病产后胰岛素使用原则是什么？

① 妊娠期应用胰岛素的糖妈妈剖宫产术后禁食或未能恢复正常饮食期间，予静脉输液，胰岛素与葡萄糖比例为 1∶（4 ～ 6），同时监测血糖水平及酮体，根据监测结果决定是否应用并调整胰岛素用量。

② 妊娠期应用胰岛素者，一旦恢复正常饮食，应及时行血糖监测，血糖水平显著异常者，应用胰岛素皮下注射，根据血糖水平调整剂量，所需胰岛素的剂量一般较妊娠期明显减少，仅为孕期剂量的 1/3 ～ 1/2。

③ 妊娠期无需胰岛素治疗的妊娠期糖尿病产妇，产后可恢复正常饮食，但应避免高糖及高脂饮食。

442. 糖妈妈产后复查如果发现糖尿病前期应该如何治疗？

应接受生活方式干预或二甲双胍治疗。

443. 糖妈妈产后如果发现空腹血糖反复 ≥ 7.0mmol/L 应该如何治疗？

产后空腹血糖（FPG）反复 ≥ 7.0mmol/L，应视为糖尿病合并妊娠，建议转内分泌专科治疗。

444. 妊娠期糖尿病患者使用胰岛素后出现清晨或空腹高血糖应如何处理？

夜间胰岛素作用不足、黎明现象（清晨升糖激素增加）和苏木杰现象（低血糖后反跳性高血糖）均可导致高血糖的发生。前两种情况必须在睡前增加中效胰岛素用量，而出现苏木杰现象时应减少睡前中效胰岛素的用量。

445. 糖妈妈可以母乳喂养吗？

可以，我们鼓励母乳喂养。有糖尿病的母亲不必担心母乳的质量。

相反，母乳对于宝宝来说是非常好的营养，可降低婴儿日后患糖尿病风险。而且母乳喂养能帮助母亲身体的恢复、子宫的复原，以及孕期增长体重的下降，哺乳增加 15% ～ 25% 能量消耗。产后母乳喂养还可减少产妇胰岛素的应用。

446. 糖尿病合并妊娠分娩的新生儿应该如何管理？

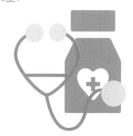

① 新生儿出生后易发生低血糖，严密监测其血糖变化可及时发现低血糖。建议新生儿出生后 30 分钟内行末梢血糖检测。

② 新生儿均按高危儿处理，注意保暖和吸氧等。

③ 提早喂糖水、开奶，必要时以 10% 葡萄糖液缓慢静脉滴注。

④ 常规检查血红蛋白、血钾、血钙、血镁、胆红素。

⑤ 密切注意新生儿呼吸窘迫综合征的发生。

447. 糖妈妈发生酮症酸中毒治疗原则是什么？

给予补液纠正脱水，滴注胰岛素降低血糖，纠正代谢和电解质紊乱，改善循环、去除诱因。

448. 糖妈妈如何规范管理以降低巨大儿的可能性呢？

要计划妊娠，孕前需控制体重，将 BMI 控制在 18.5 ～ 25 千克 / 米^2。孕期要均衡饮食，控制孕期体重增长，对 BMI 为 18.5 ～ 25 千克 / 米^2 的妇女，孕期建议的体重增长为 11.5 ～ 16.0 千克，经科学饮食管理和运动，血糖控制仍不达标（餐前和睡前血糖控制在 3.3 ～ 5.3mmol/L，餐后 2 小时血糖为 4.4 ～ 6.7mmol/L，糖化血红蛋白小于 6%），应听从产科医师和内分泌医师的建议，及时应用胰岛素控制血糖。

妊娠期糖尿病与代谢综合征

广州医科大学附属第三医院　张　莹

449. 什么是代谢综合征?

代谢综合征是指人体的蛋白质、脂肪、碳水化合物等物质发生代谢紊乱的病理状态,是一组复杂的代谢紊乱症候群,是导致糖尿病心脑血管疾病的危险因素。

450. 代谢综合征的特点是什么?

多种代谢紊乱集于一身,包括肥胖、高血糖、高血压、血脂异常、高血黏、高尿酸、高脂肪肝发生率和高胰岛素血症,这些代谢紊乱是心、脑血管病变以及糖尿病的病理基础。可见糖尿病不是一个孤立的病,而是代谢综合征的组成部分之一。

451. 代谢综合征的病因有哪些?

代谢综合征病因尚未明确,目前认为是多基因和多种环境相互作用的结果,与遗传、免疫等均有密切关系。此病受多种环境因素的影响,集中表现于高脂、高碳水化合物的膳食结构,增加胰岛素抵抗发生,劳动强度低,运动量少造成代谢综合征的发生和发展。

452. 代谢综合征的诊断标准是什么?

中华医学会糖尿病学分会建议的诊断标准如下:

① 超重或肥胖:BMI ≥ 25 千克 / 米 ^{2}。

② 高血糖空腹血糖 ≥ 6.1mmol/L（110mg/dL）,2 小时血糖 ≥ 7.8mmol/L（140mg/dL）,已确诊糖尿病并治疗者。

③ 高血压收缩压 / 舒张压 ≥140/90 毫米汞柱,已确诊高血压并治疗者。

④ 血脂紊乱,空腹血甘油三酯 ≥1.7 mmol/L（150 mg/dL）,空腹血HDL-C < 0.9 mmol/L（35 mg/dL）(男)、<1.0 mmol/L（39mg/dL）(女)。

具备以上任意三种情况或全部者可确诊为代谢综合征。

453. 代谢综合征的临床表现有哪些？

① 腹部肥胖或超重。

② 脂代谢异常。

③ 高血压。

④ 糖尿病、胰岛素抵抗及葡萄糖耐量异常。

454. 代谢综合征的后果是什么？

可造成多种疾病增加，如高血压、冠心病、脑卒中，甚至某些癌症，包括与性激素有关的乳腺癌、子宫内膜癌、前列腺癌，以及消化系统的胰腺癌、肝胆癌、结肠癌等。

455. 怎样防治代谢综合征？

① 减轻体重，包括：饮食调节，合理饮食，控制总热卡量，减低脂肪摄入。对于 25 千克 / 米^2 ≤ BMI ≤ 29.9 千克 / 米^2 者，给予每日 1200 千卡（5021 千焦）低热量饮食，使体重控制在合适范围。运动锻炼，适当体力活动和体育运动，提倡每日进行轻至中等强度体力活动 30 分钟。

② 减轻胰岛素抵抗。在减肥和运动外，二甲双胍和胰岛素增敏药噻唑烷二酮类物都是临床常用的增加胰岛素敏感性的药物，但两者治疗代谢综合征的作用机制存在很大差异。

③ 改善血脂紊乱。调脂治疗在代谢综合征中的作用也很重要，常见药物有贝特类和他汀类。

456. 何为高脂血症？

既往认为血浆总胆固醇浓度 > 5.17mmol/L（200mg/dL）可确定为高胆固醇血症，血浆三酰甘油浓度 > 2.3mmol/L（200mg/dL）为高三酰甘油血症。各地由于所测人群不同以及所采用的测试方法的差异等因素，所制定的高脂血症诊断标准不一。但为了防治动脉粥样硬化和冠心病，合适的血浆胆固醇水平应该根据患者未来发生心脑血管疾病的风险来决定，发生风险越高，合适的血浆胆固醇水平应该越低。

457. 何为肥胖症?

肥胖症是一种常见的代谢症群。当人体进食热量多于消耗热量时,多余热量以脂肪形式储存于体内,其量超过正常生理需要量,且达一定值时演变为肥胖症。正常男性成人脂肪组织重量占体重的 15% ～ 18%,女性占 20% ～ 25%。随着年龄增长,体脂所占比例相应增加。个体的 BMI ≥ 30 千克 / 米^2,或男性的腰臀比 > 0.9,女性 > 0.85,即称为肥胖。如无明显病因者称单纯性肥胖症,有明确病因者称为继发性肥胖症。

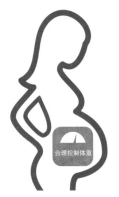

458. 妊娠期为什么要合理控制体重?

孕期超重肥胖与母婴并发症密切相关,会增加母婴并发症的发生率。因此,合适孕期体重增长对促进孕妇健康、保障胎儿正常发育、减少母婴并发症的发生率具有重大意义。

459. 妊娠期妇女血脂水平对新生儿有什么影响?

孕妇高血脂应从两方面看待:一方面妊娠期血脂升高有利于胎儿从母体获得足够的脂类物质,促进胎儿的生长发育;另一方面如果孕妇长期保持过高的血脂水平,则会对胎儿产生负面影响。有研究表明,高脂血症孕妇组巨大胎儿出生率明显高于正常组。

460. 巨大儿对其自身及产妇有什么影响?

巨大儿会产生多种母婴并发症,导致孕妇分娩时胎儿难产,危及产妇及胎儿生命,并导致剖宫产率上升。巨大儿出生后可能会导致儿童和青春期肥胖。有研究表明,高出生体重也是儿童肥胖的一个重要危险因素,儿童期的肥胖不仅影响生活质量,而且容易诱发多种疾病,可能是高血压、高血脂、脂肪肝、动脉硬化等疾病在成年期发病的危险因素之一。

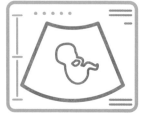

461. 妊娠早期血压轻度升高是否可以不用理会?

妊娠期糖尿病围产期并发症较多,且在产后数年内易患包括高血压在内的代谢综合征和产后糖尿病,严重影响围产妇及围产儿的健康。有研究表明，妊娠早期血压水平越高，妊娠期糖尿病患病率越高。因此，早期发现并干预妊娠期高血压可能对减少妊娠期糖尿病发病有益。

462. 代谢综合征对先兆子痫发病有何影响？

增加其发生率。先兆子痫又称妊娠高血压综合征，为产科常见的严重并发症之一，出现在妊娠 24 周左右，表现在高血压、蛋白尿基础上，出现头痛、眼花、恶心、呕吐、上腹不适等症状，是一种复杂的疾病。先兆子痫严重危害母婴的健康，容易造成孕妇及围产儿的死亡。

463. 高尿酸血症是不是通过饮食调节就可改善？

不是。尿酸是人类嘌呤化合物的终末产物。嘌呤代谢紊乱导致高尿酸血症。本病患病率受到多种因素的影响，与遗传、性别、年龄、生活方式、饮食习惯、药物治疗和经济发展程度有关。高尿酸血症是指在正常嘌呤饮食状态下，非同日两次空腹血尿酸水平男性高于 $420\,\mu mol/L$、女性高于 $360\,\mu mol/L$，即称为高尿酸血症。高尿酸血症是体内尿酸生成过多或排泄过少所致。90% 原发性高尿酸血症原因与尿酸排泄减少有关，其可能原因有：①肾小球滤过减少；②肾小管重吸收增加；③肾小管分泌减少。长期高尿酸血症应予完善肌酐、24 小时尿蛋白定量、尿液分析等检查以排除肾功能不全所致高尿酸血症可能。特别是妊娠期妇女，如尿酸持续性升高，并伴有高血压者，须特别警惕先兆子痫的发生。

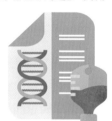

464. 什么是蛋白尿？

健康人尿中蛋白质的含量很少（每日排出量 < 150 毫克），蛋白质定性检查时，呈阴性反应。当尿中蛋白质含量增加，普通尿常规检查即可测出，称蛋白尿。如果尿蛋白含量 ≥ 3.5 克 / 天，则称为大量蛋白尿。

465. 尿里出现蛋白，是不是就一定提示肾有问题？

不一定。有一类称为假性蛋白尿。顾名思义即不是真正的蛋白尿，有可能是尿中混入了血液、脓液、炎症分泌物、白带等，常规蛋白尿定性检查均可呈阳性反应，或尿液长期放置或冷却后，析出盐类结晶，使尿呈白色结晶，误认为蛋白尿。应予完善肾功能、泌尿系彩超、24 小时尿蛋白定量，以明确诊断。

466. 糖尿病患者孕前如何加用药物减重?

糖尿病患者在结合饮食、运动控制体重及血糖效果不佳的情况下,可依据血糖监测结果加用二甲双胍、艾塞那肽等降糖药物,因为这二种药物除有控制血糖的作用外,还兼有减肥作用。但需要在专业医生的指导下服用或注射此类药物,切不可自行随意加量或减量。但妊娠期患者应首选胰岛素治疗。

467. 什么是妊娠期代谢综合征?

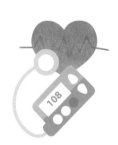

妊娠期代谢综合征(GMS)是一种独立的病理妊娠状态,是妊娠期间特发的,包括胰岛素抵抗、体质量超重和(或)肥胖、糖代谢异常、血压升高、脂代谢异常等多重代谢异常的聚集。GMS 与母婴并发症、不良妊娠结局有关,并可引起远期心血管疾病和 2 型糖尿病发病风险增加。提醒孕妈妈们关注,管控孕期代谢风险。

468. 孕期是不是应该大补以尽可能为胎儿提供营养?

错误。随着我国生活水平的提高,孕期营养素摄入越来越多,造成营养过剩现象十分普遍,从而使孕妇体重增长过快,葡萄糖代谢异常等妊娠期糖尿病患病率呈逐年上升趋势。妊娠期糖尿病一旦发生,易造成早产、流产、产褥感染等疾病,出现新生儿低血糖、新生儿高胆红素血症等不良妊娠结局。合理地控制饮食及分配三大营养物质(糖类、脂肪、蛋白质),给予个体化的运动指导,可降低孕妇血糖值,降低妊娠期糖尿病的发生率。

469. 有代谢综合征的高危人群孕期应注意什么?

对有代谢综合征家族史的高危人群应定期检查,特别是妊娠期妇女,无论自身是否有症状。应完善血脂、肝肾功能、24 小时尿蛋白定量、眼底照相、心脏彩超、腹部彩超等相关检查,监测血压、血糖,做到早发现、早诊断、早治疗,并安排合理饮食、运动。

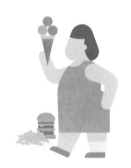

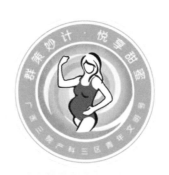

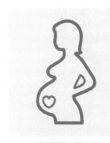

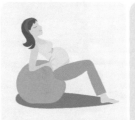

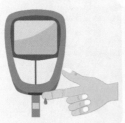

群策妙计
悦享甜蜜
孕妈妈常备知识

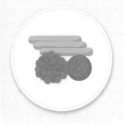

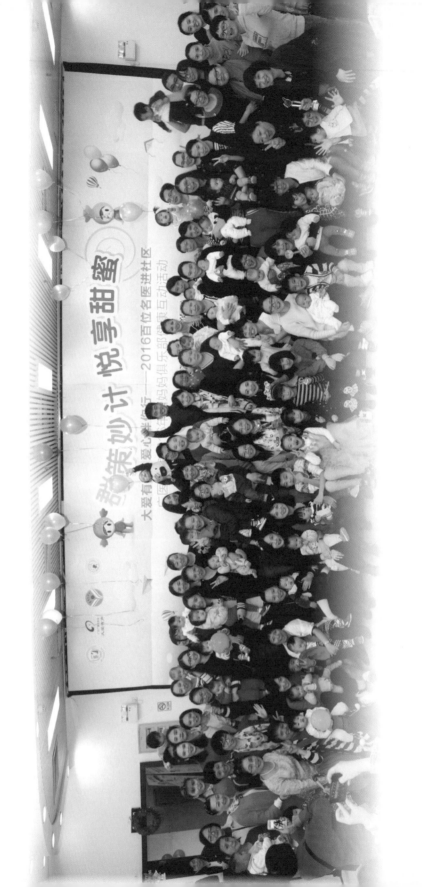

一、高龄生二孩，要有"归零心态"

李映桃　黄蓉芳　黄贤君

无论生育第几胎，只要超过 35 岁都属高龄产妇，高龄生育二孩与高龄头胎风险相当。高龄女性生二胎应有"归零心态"，千万别以"过来人"自居，做好充分准备才能将风险降到最低。

（一）高龄生育主要的两大风险

风险之一：年龄

无论是头胎还是二胎，超过 35 岁的女性，其生育能力与年龄是呈反比的，即年龄越大，生育能力越低。这当中包括了卵子老化，再加上环境污染、电磁波辐射、化学品影响等，无时无刻不在影响着卵子的质量。有研究显示，卵巢的储备功能在 33 岁以后迅速下降。

同时，如果在 35 岁之前曾有多次怀孕、流产经历，更会增加不孕的概率；35 岁之后，是子宫肌瘤、宫颈病变、子宫内膜异位症、乳房肿瘤、卵巢囊肿、卵巢早衰等疾病的高发时期，这些疾病往往容易造成难以怀孕，这也是高龄难孕的原因之一。除了怀孕难度增加，高龄生育时宫外孕、自然流产、孕期并发症、胎儿出生缺陷等的概率也会增加。同时由于年纪大，产后康复的速度也大不如前。

另外，男性的精子质量也不可忽视。男性的最佳生育年龄是 28～35 岁，45 岁之后精子变异概率会增大，生二胎的男性也应做好优生检查。同时，应保持良好的生活习惯，要戒烟戒酒，也不要有多位性伴侣。

风险之二：二次生育

对于"生二胎年龄限制较宽"这一说法，专家表示，这样的理论不仅不成立，而且恰恰相反，高龄生育二胎的风险甚至比生育头胎还多。

若第一次生育时是阴道分娩，那么再次分娩几乎与生头胎如出一辙，要经历产痛。若第一次是剖宫产，第二次分娩面临的风险会更大，这些风险主要来自剖宫产后给子宫留下的疤痕。疤痕子宫再次妊娠的相关风险包括：

① 疤痕子宫再次妊娠，通俗地说就是胎儿刚好着床在子宫的疤痕上。这时，若疤痕愈合不良，妊娠中晚期随着胎儿的增大，有可能会"撑破"子宫，危及生命。

② 疤痕子宫的产妇在第二次生育时需要剖宫产的概率大大增加，而术中出血对产妇的威胁尤为突出；且多次手术会导致相关并发症增加，如麻醉风险、术后腹腔粘连、伤口愈合不良等。

③ 剖宫产是胎盘植入的高危因素。胎盘植入是产科少见而危重的一种并发症，简单地说，就是胎盘长到了子宫的肌肉层里，这种情况可导致病人大出血、休克、子宫穿孔、继发感染，甚至死亡。国内多家医院报道一些孕妇在早孕人工流产时因胎盘绒毛植入而发生大出血，最后不得不切除子宫。而到了孕中期，胎盘植入还会引起子宫破裂、产前出血，晚孕期则可能因凶险型前置胎盘伴胎盘植入，引起大出血而危及孕产妇的生命。

（二）"归零心态"可将风险降到最低

虽然风险不少，但随着医学技术的进步，越来越多的危险因素可以通过规范而细致的孕前和孕期检查来发现。因此，做好充分准备，配合规范的孕前、孕期检查，是可以将高龄生育二孩的风险降到最低的。专家指出，生育二孩的女性无论高龄与否，都应该具备"归零心态"，千万别以"过来人"自居，以为生过一次有了经验，很多检查都是可做可不做。这样的话，给自身带来的风险是巨大的。

打算生育二孩的高龄产妇首先要做好心理准备，安排好"上有老、下有小"的家庭生活。其次要处理好家庭和工作之间的关系，对自己的职业生涯有一个新的规划和评估，经济上也要做好一定的储备。

当然，最重要的还是身体上的准备：

① 孕前3个月夫妻双方全面体格检查，排除器质性疾病。若有疾病，治愈后再妊娠。

② 环境优生，避免不良的生活和工作环境对妊娠的影响，如远离宠物、远离烟酒、远离辐射等。

③ 规范围产期保健，重视对糖尿病、高血压、甲亢的筛查，重视高龄生育增

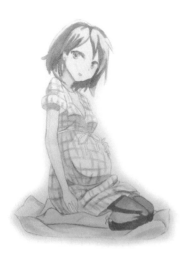

Mother（李志通绘）

加出生缺陷概率的问题，须做孕前咨询和产前诊断。

④ 疤痕子宫再孕，孕期要特别注意早孕期排除子宫疤痕部位妊娠、孕期检测先兆子宫破裂的风险，孕中晚期要排除前置胎盘和胎盘植入的风险。

⑤ 保留第一胎分娩的相关资料，提供给医师做优生咨询和恰当的分娩方式选择。

二、生育二孩，糖妈妈必须知道的三大事

李映桃　梁丽霞　王振宇

糖妈妈要生育二孩，备孕工作要做好。对于糖妈妈（包括孕前就患有糖尿病、糖耐量受损或空腹血糖受损的女性和前次妊娠患有妊娠期糖尿病而产后恢复正常的女性）而言，做好孕前、孕期日常管理和药物应用十分必要。

此外，虽然糖尿病妇女妊娠面临的风险比普通人大很多，如病情较重或血糖控制不良者，母儿近远期并发症仍较高；但只要做好孕前准备和孕期管理，生育一个健康的宝宝也是完全可以实现的。

1. 做好日常管理：教育、营养、运动、戒烟、免疫接种、控制体重和血糖、平衡心理等

（1）教育。备孕糖妈妈要根据需要按国家糖尿病自我管理教育和支持标准接受糖尿病自我管理教育（DSME）和糖尿病自我管理支持（DSMS），实现有效的自我管理和良好的生活质量,且长期进行定期自我评估和监测。

（2）营养。备孕糖妈妈要学会简单的饮食计划方法，如食物交换份数的使用和健康食物的选择。建议糖妈妈的饮食应当总量控制、均衡营养、食品多样化，有条件情况下应当由营养师进行专业营养指导。

（3）运动。备孕糖妈妈应坚持体力锻炼，每天至少进行 60 分钟的体力活动。每周至少进行 150 分钟中等强度有氧运动（运动时达最大心率的 50%～70%），每周至少 3 天，不能连续超过 2 天不运动。减少静坐时间，尤其是避免长时间的静坐（大于 90 分钟）。

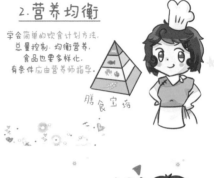

☆ ☆ ☆ ☆ ☆ ☆ ☆

早睡早起 ✓
按时吃饭 ✓
少吃甜品 ✓
按时吃药 ✓

1.自我管理

备孕糖妈妈要根据需要,
按国家糖尿病自我管理教育
和糖尿病自我管理支持(DSMS)
长期自我检测调控哦!

2.营养均衡

学会简单的饮食计划方法,
总量控制、均衡营养,
食品也要多样化,
有条件应由营养师指导。

膳食宝塔

3.运动得当

应坚持体育锻炼!
每天至少60分钟体育运动,
每周至少150分钟中等强度有氧运动
(最大心率的30%~70%)
每周至少锻炼3天,
不能连续超过2天不运动!
避免长时间静坐(>90分钟)

4.禁烟重要

No!

建议所有备孕糖妈妈
不要吸烟,
避免使用烟草产品。

5.免疫接种

需要常规接种疫苗,
备孕前3~6月必要时接种流感疫苗
和肺炎球菌多糖疫苗(PPSV23);
未接种乙肝疫苗者也应接种。

风疹等
疫苗注射

6.体重与血糖

对于糖耐量异常、空腹血糖受损的
超重患者,孕前目标是通过营养、运动
减轻体重的7%,使体重指数BMI<25
控制理想目标:
控制空腹血糖<6.1mmol/L
餐后两小时血糖<7.8mmol/L
糖化血红蛋白4%~6%
良好目标:
空腹血糖6.1~7.2mmol/L
餐后两小时血糖7.8~8.9mmol/L
糖化血红蛋白6%~7%

超重!

7.平衡心理

糖妈妈要做好心理准备呢!
包括对疾病的态度、治疗期望值
和情感情绪状态等等,
同时要进行心理问题筛查,
确定糖尿病伴随相关症状的患者
应接受对应治疗方法。
没事多唠唠嗑、跳跳广场舞
心情棒棒哒~

Happy

准备生二孩的糖妈妈注意事项

（4）戒烟。建议所有备孕糖妈妈不要吸烟或避免使用烟草产品。

（5）免疫接种。备孕糖妈妈应和普通人群一样常规接种疫苗。备孕前 3 ~ 6 个月必要时接种流感疫苗、肺炎球菌多糖疫苗 23（PPSV23）；对未曾接种乙肝疫苗者，建议接种。

（6）控制体重和血糖。对于糖耐量异常、空腹血糖受损的超重糖尿病患者，孕前目标是通过营养和运动，减轻体重的 7%，使体重指数 BMI < 25 千克 / 米^2。除了控制体重，还应严格控制血糖，血糖控制不理想的糖尿病妇女妊娠早期流产及胎儿畸形发生风险明显增加，而妊娠前后理想的血糖控制可显著降低上述风险。控制理想目标：空腹血糖 < 6.1mmol/L，餐后 2 小时血糖 < 7.8mmol/L，糖化血红蛋白 4% ~ 6%。良好标准：空腹血糖在 6.1 ~ 7.2mmol/L 之间，餐后 2 小时血糖在 7.8 ~ 8.9mmol/L 之间，糖化血红蛋白在 6% ~ 7%。

（7）平衡心理。备孕糖妈妈在心理上也要做好准备，包括对疾病的态度、对治疗和预后的期望值、情感、情绪状态等，糖妈妈也要进行心理问题筛查，如和糖尿病相关的压抑、焦虑、饮食障碍以及认知障碍的筛查。确定糖尿病伴抑郁症的患者应接受阶梯式协作治疗方法治疗抑郁症。

2. 药物合理调整和应用

（1）对于备孕糖妈妈而言，做好药物合理调整尤为重要。在妊娠前，备孕糖妈妈要停用妊娠期禁忌药物，如血管紧张素转换酶抑制剂（ACEI）和血管紧张素 II 受体拮抗剂等。

（2）对于有糖尿病肾病的患者，如果妊娠前应用血管紧张素转换酶抑制剂类药物治疗糖尿病肾病，一旦发现妊娠，应立即停用。

（3）对于糖尿病合并慢性高血压的妇女，孕前血压控制目标低于 130/85 毫米汞柱；妊娠期血压控制目标为收缩压 110 ~ 129 毫米汞柱，舒张压 65 ~ 79 毫米汞柱（1 毫米汞柱 = 0.133 千帕）。

有些糖妈妈担心孕期用药会对胎儿造成影响，不敢用药。有研究表明：妊娠早期应用拉贝洛尔、钙离子通道阻滞剂等药物，不明显增加胎儿致畸风险，可在妊娠前以及妊娠期应用。而 ACEI 类药物在妊娠早期应用，不增加胎儿先天性心脏病的发生风险，但妊娠中、晚期禁忌使用 ACEI 及血管紧张素 II 受体拮抗剂。此外，糖尿病患者妊娠前和妊娠早期应补充含叶酸的多种维生素。

3. 糖尿病是否会遗传给下一代？糖尿病对下一代有哪些影响？

很多糖妈妈在备孕时都来咨询，担心糖尿病会遗传给下一代。目前已知单基因突变所致的糖尿病（如 MODY 和线粒体基因突变糖尿病）具有较高的遗传性，但大多数人的糖尿病是 1 型和 2 型，其发病与遗传因素、环境因素、免疫因素等多种因素有关，而且遗传的不是糖尿病本身，而是糖尿病的易感性。换句话说，虽然糖尿病患者的后代未必一定会患糖尿病，但患病的概率要比非糖尿病患者的后代大一些。

如果夫妻双方都有糖尿病，其后代发生糖尿病的概率会更高。糖尿病不是不治之症，不需太过惊慌，因此也不建议孕前和孕期对胎儿是否罹患糖尿病进行产前诊断。

糖尿病妈妈怀孕面临的风险比普通人大得多，糖尿病的病情较重或血糖控制不良者，母儿近远期并发症仍较高。近期并发症包括自然流产、妊娠期高血压病、酮症酸中毒、感染、早产、羊水过多、死胎、死产、胎儿生长受限、巨大儿及手术产率增加、新生儿低血糖、新生儿高胆红素血症等。远期并发症包括后代的肥胖、糖尿病、高血压、冠心病等危险性增加；母体远期糖代谢异常、2 型糖尿病发病率增加等。

但糖尿病妇女也不用过分恐慌，只要糖尿病妇女在怀孕前和怀孕期间血糖一直控制满意，且无心、脑、肾、眼及其他严重的并发症，生一个健康的宝宝是完全能够实现的。在正常血糖水平的环境中，受精卵能生长发育，也能减少胎儿畸形并降低流产、早产、死胎、巨大胎儿的发生。

三、糖妈妈预防母儿并发症之十招大法

李映桃　梁丽霞

近年来，随着人们生活水平的提高和劳动强度的降低，妊娠合并糖尿病发病率剧增，严重威胁母婴安全。其对母婴的影响及影响程度取决于糖尿病病情及血糖控制水平。病情较重或血糖控制不良者母婴近远期并发症较高。

而妊娠合并糖尿病并发症的预防，归根结底还是需要靠患者的自我防控。那么，如何避免妊娠合并糖尿病各大并发症的发生呢？专家教你十大招。

第一招：孕前系统检查

检查项目包括：空腹和餐后 2 小时血糖、糖化血红蛋白、甲状腺功能、尿常规、肝肾功能、血脂、血压、心电图、眼底检查等，应详细了解妊娠可能对病情的影响，以及预防手段，包括孕前控制体重，妊娠前及妊娠期需积极控制血糖的标准，孕期高血糖和低血糖的诊断和预防，孕前和孕期营养、运动、血糖检测和药物治疗的调整等。

小贴士 需要药物治疗的糖尿病病人，计划妊娠前应让产科和内分泌科医生一起评价糖尿病的危重度，是否存在并发症，如糖尿病视网膜病变、糖尿病肾病、神经病变和心血管疾病等。已存在糖尿病慢性并发症者，妊娠期症状可能加重，需在妊娠期检查时由产科和内分泌科医生共同重新评价，然后由内分泌科和产科医师对患者的病情进行评估，符合条件者方可怀孕。

第二招：控制体重

孕前减重：对于糖耐量异常、空腹血糖受损的超重的糖尿病患者，孕前目标是通过营养和运动，减轻体重的 7%。使 BMI < 25 千克 / 米^2。总胆固醇 < 200mg/dL，高密度脂蛋白胆固醇 > 40mg/dL，甘油三酯 < 150mg/dL，血压 < 140/90 毫米汞柱。

孕期控重：应根据不同妊娠前体重和妊娠期的体重增长速度而定。

小贴士
① 孕前减重：孕前体质指数 BMI < 18.5 千克 / 米^2 为消瘦，BMI 18.5 ～ 24.9 千克 / 米^2 为正常，BMI 25.0 ～ 29.9 千克 / 米^2 为超重，BMI ≥ 30.0 千克 / 米^2 为肥胖。
② 孕期控重：
妊娠早期平均增重 0.5 ～ 2 千克
妊娠中期平均增重 2 ～ 6 千克
妊娠晚期平均增重 3 ～ 6 千克

虽然需要控制糖尿病孕妇每日摄入的总能量，但应避免能量限制过度，妊娠早期应保证不低于 1 500 千卡 / 天，妊娠晚期不低于 1 800 千卡 / 天。碳水化合物摄入不足可能导致酮症的发生，对孕妇和胎儿都会产生不利影响。

第三招：调节应激

应激会增加体内胰岛素拮抗激素的产生，从而引起血糖升高。如果糖尿病妇女处在很多应激的重压之下，糖尿病护理将变得很难进行。长期应激还会导致抑郁。糖尿病妇女情感和情绪状态的变化较普通人明显，要安排好工作和生活，减少来自单位和家庭的压力。

小贴士　让家庭参与妊娠合并糖尿病的科学管理，家庭的支持和配合让治疗和监护更容易，渐渐学会自我心理调整和减压，从容应对妊娠所造成的种种生理上的不适，以及妊娠合并糖尿病需增加监护和治疗所带来的痛楚，必要时看心理科医生。

第四招：养成运动习惯

运动疗法可降低妊娠期基础胰岛素抵抗，选择一种低至中等强度的有氧运动（又称耐力运动），主要指由机体大肌肉群参加的持续性运动，有控制体重、增加能量、帮助睡眠、减少腰酸背痛、减少腹胀便秘等很多好处。安全的运动形式能够维持孕妇孕期体重的合理增长且不引起胎儿窘迫和子宫收缩。孕妇可根据场地及兴趣开展合适的运动方式。散步、游泳、瑜伽、健身操、爬楼梯、上肢运动等都是妊娠期常推荐的运动形式，其中散步是最受欢迎的形式之一，每周进行 3～5 次。

第五招：血糖监测和调控

不需要胰岛素治疗者：每周至少监测 1 次全天血糖（末梢空腹血糖及三餐后 2 小时血糖共 4 次）。

血糖控制稳定者：每周至少血糖轮廓 1 次（三餐前 30 分钟、三餐后 2 小时和夜间血糖）。全天血糖 1 次。在 28～34 周胎儿快速生长期适当增加次数。

新诊断、血糖控制不良或不稳定及应用胰岛素者：每日监测血糖 7 次（三餐前 30 分钟、三餐后 2 小时和夜间血糖）。

第六招：药物治疗规范

有些糖妈妈讳疾忌医，用药也不按医嘱规律使用或随意停药，甚至个别因害怕药物对胎儿的影响或怕"上瘾"坚决不同意用药，就易导致血糖失控并出现母胎并发症。胰岛素是不会对胎儿造成出生缺陷的。

妊娠合并糖尿病知识读本

第七招：关注母体并发症

定期产检，关注母体并发症的发生可能，并及时诊治，糖妈妈产检次数较普通孕妇多，检查项目也相应增加。

小贴士

① 妊娠期高血压疾病：发生概率为非糖尿病孕妇的 3～5 倍，每次产前检查时应监测的血压及尿蛋白，孕妇未并发器官功能损伤，收缩压应控制在 130～155 毫米汞柱为宜，舒张压应控制在 80～105 毫米汞柱，孕妇并发器官功能损伤，则收缩压应控制在 130～139 毫米汞柱，舒张压应控制在 80～89 毫米汞柱。

② 羊水过多及并发症的监测：发病率 10%，为一般孕妇的 20 倍，注意宫高曲线及子宫张力，如宫高增长过快或子宫张力增大，及时进行 B 超检查，了解羊水量。

③ 酮症酸中毒（DKA）症状的监测：妊娠期出现不明原因恶心、呕吐、乏力、头痛甚至昏迷者，注意检测血糖和酮体水平，必要时进行血气分析，明确诊断。

④ 感染的监测：注意有无白带增多、外阴瘙痒、尿急、尿频、尿痛等现象，定期进行尿常规检测。感染常由细菌和真菌引起，发生泌尿系感染高达 7%～18.2%，细菌性阴道病高达 30%～50%。

⑤ 甲状腺功能监测：必要时进行甲状腺功能检测，了解甲状腺功能。甲亢合并糖尿病患者并不少见。

⑥ 其他并发症的监测：糖尿病伴有微血管病变合并妊娠者应在妊娠早、中、晚期 3 个阶段分别进行肾功能、眼底检查和血脂的检测，进行相关并发症的诊治。

第八招：关注胎儿并发症

定期产检，掌握胎儿生长发育情况，关注胎儿并发症发生的可能，并及时诊治。

小贴士

① 胎儿发育的监测：孕 6～8 周超声核实孕周，并判断单、双胎。孕前未控制血糖者有可能流产、胚胎停育，因孕早

期血糖过高可使胎儿发育受累，最终导致胚胎死亡而流产。在妊娠中期应用超声对胎儿进行产前筛查。妊娠早期血糖未得到控制的孕妇，尤其要注意应用超声检查胎儿中枢神经系统和心脏的发育，有条件者推荐进行胎儿超声心动图检查。而孕晚期（28～34周）应再次超声检查胎儿器官结构情况。

②胎儿生长速度的监测：妊娠晚期应每4～6周进行1次超声检查，监测胎儿发育，尤其注意监测胎儿腹围和羊水量的变化等，注意胎儿宫内生长受限和巨大儿的可能。血糖控制不良，巨大儿发生率达25%～42%。

③胎儿宫内发育状况评价：妊娠晚期孕妇应注意监测胎动。需要用胰岛素或口服降糖药物者应自妊娠32周起进行胎心监护，每周进行1次无应激试验（NST）。怀疑胎儿生长受限时尤其应严密监测。孕36周后每周超声生物物理评分和胎儿多普勒血流监测，一旦早期发现胎儿宫内缺氧，及时入院进行治疗。

④防早产，促胎儿肺成熟：早产率亦明显高于非糖尿病妊娠。对妊娠合并糖尿病、宫颈机能不全者，建议12～14周进行预防性宫颈环扎术，特别注意预防细菌性阴道病导致的胎膜早破和早产。而对妊娠期血糖控制不满意以及需要提前终止妊娠者，应在计划终止妊娠前48小时，促胎儿肺成熟。但抑制宫缩的药物（如安宝）及促胎儿肺成熟药物（如地塞米松）均可升高血糖，使用时注意血糖监测和调整降糖药物剂量。

第九招：合理的分娩时机和方式

糖尿病对妊娠结局有影响，妊娠也可能加重糖尿病病情及引发并发症，适时终止妊娠也可改善糖尿病病情和妊娠结局。

小贴士

分娩方式

①糖尿病本身不是剖宫产指征。决定阴道分娩者，应制定分娩计划，产程中密切监测孕妇的血糖、宫缩、胎心率变化，避免产程过长。

②择期剖宫产的手术指征为糖尿病伴严重微血管病变，或其他产科指征。妊娠期血糖控制不好、胎儿偏大（尤其估计胎儿体重≥4 250克）或既往有死胎、死产史者，则适当放宽剖宫产指征。

妊娠合并糖尿病知识读本

第十招：产后母乳喂养及随访

提倡母乳喂养。糖妈妈不必担心母乳的质量，因为母乳不仅可完全满足宝宝的营养需要，还可降低其日后罹患糖尿病的风险；并且还可以帮助糖妈妈身体的恢复，子宫的复原，以及产后瘦身塑形。

小贴士

妊娠期糖尿病妇女产后最终发展成糖尿病的风险高达 50%。建议所有妊娠期糖尿病妈妈产后 6～12 周行口服葡萄糖耐量试验（OGTT）。

①糖耐量正常：有高危因素的妇女每年进行 1 次口服葡萄糖耐量试验筛查，两次口服葡萄糖耐量试验筛查之间可检测空腹血糖。无高危因素的妇女每 3 年进行 1 次口服葡萄糖耐量试验筛查。

②糖耐量异常：空腹 6.1～7.0 mmol/L，餐后 2 小时血糖 7.8～11.1mmol/L，则每 3 个月随访 1 次，内分泌科随访。

③诊断为糖尿病：空腹≥7.0 mmol/L，餐后 2 小时血糖≥11.1mmol/L，转内分泌科处理。

此外，定期测胆固醇及脂蛋白、血压、体重指数（BMI），每次随访时进行饮食、运动指导等健康教育。

四、要警惕糖妈妈六大表现

李映桃

妊娠期才出现或确诊的糖尿病称为妊娠期糖尿病，我国发生率为 9.8%，近年有明显增高趋势。然而，大多数妊娠期糖尿病患者无明显的临床表现，因此，妊娠期糖尿病早期表现的识别，有助于早期发现疾病，并及时进行干预和治疗。

（1）过度口渴。常常感觉口渴、多饮是一个明显的症状，每天喝水可达 4 升以上，甚至会整晚感到口渴。

（2）小便频繁。正常人 24 小时内小便次数一般 4 ~ 7 次，受妊娠的影响，孕早期膀胱受到增大子宫的压迫，可出现尿频，应注意与糖尿病进行鉴别，若日常小便次数及尿量异常增多，则应警惕妊娠期糖尿病的发生。

（3）多食。妊娠期糖尿病容易使孕妇产生饥饿感，食欲仿佛永远无法满足，总想吃东西。

（4）反复感染。感染是妊娠期糖尿病的主要并发症，血糖控制不好的孕妇容易发生感染，主要包括外阴阴道假丝酵母菌病、肾盂肾炎、无症状性细菌尿等，若有外阴瘙痒、尿急尿痛症状，则注意糖尿病的发生。

（5）肥胖。随着生活水平的提高，糖尿病逐渐成为"富贵病"，孕期体重增长过快，每周超过 0.5 千克，发生妊娠期糖尿病的风险增加。

（6）羊水过多或巨大胎儿。妊娠期糖尿病孕妇羊水过多发生率较非糖尿病孕妇多 10 倍，血糖水平越高，则羊水过多越常见。另外，妊娠期糖尿病巨大胎儿的发生率高达 25% ~ 42%。所以，各位妈妈如果发现宫高腹围增长过快，就要警惕了。

五、五类糖妈妈要注意，小心变成危重病人

张莹　李映桃

1. 得了妊娠期糖尿病而不自知

据分析，漏诊的妊娠期糖尿病孕妇，多因未及时治疗、血糖未控制，易发生糖尿病酮症酸中毒。妊娠期糖尿病酮症酸中毒的 30% 孕妇为未诊断的新发糖尿病。而妊娠期糖尿病酮症酸中毒导致的胎儿死亡率为 9% ~ 85%，近年呈下降趋势，约 9%，孕产妇死亡率 < 1%。因此，糖妈妈如果得了妊娠糖尿病而不自知，是很危险的。

提示：育龄妇女，孕前 3 个月应进行常规孕前检查，有高度糖尿病风险的妇女即 35 岁以上，肥胖，有高血压或高血脂、糖尿病家族史，有妊娠糖尿病病史、巨大儿分娩史等妇女，应监测血糖，如伴空腹血糖

≥ 7.0mmol/L，应及时进行口服葡萄糖耐量试验，确诊并及时干预，避免出现严重并发症。正常孕妇，孕 24 ~ 28 周应常规进行葡萄糖耐量试验，及时筛查并诊断妊娠期糖尿病。

2. 治疗不规范

很多糖妈妈明明已经被诊断了妊娠期糖尿病，却不控制饮食，懈怠运动，连用药也不按医嘱规律使用或随意停药，甚至个别因害怕药物对胎儿的影响或怕"上瘾"而坚决不同意用药者，导致血糖失控并出现母胎并发症，严重者可导致酮症酸中毒、感染、羊水过多、流产、早产、死胎、死产和新生儿死亡等危急情况。

提示： 发现妊娠期糖尿病后要遵医嘱规范治疗，严格控制饮食和合理运动，并定期监测血糖水平，检查眼底、肝肾功能等，孕期胎儿进行超声胎儿出生缺陷筛查和生长发育检查以及胎心监护，早期发现母胎并发症，达到使用胰岛素治疗指征者，一定要按医嘱规范用药。

3. 自幼患病的糖妈妈

糖尿病患儿以每年 10% 的幅度上升，现已占全部糖尿病人数的 5%，这些儿童成年后，孕前需评估能否妊娠，因孕期糖尿病病情会加重并易出现严重的母胎并发症。

提示： 家庭应培养良好的饮食习惯，不要经常进食高糖分和太油腻的食品；不要暴饮暴食，要注意营养均衡，要多吃蔬菜、水果、全麦面包、糙米等；要让儿童多锻炼，对于肥胖的儿童要注意控制体重，及时查血糖，发现糖尿病及时治疗，糖尿病控制良好后再考虑妊娠；孕前和孕期需内分泌科和产科协同严密监护。

4. 妊娠期糖尿病伴妊娠期高血压

糖妈妈发生妊娠期高血压疾病的可能性较非糖尿病孕妇高 3 ~ 5 倍。妊娠期糖尿病并发妊娠高血压疾病可能与存在严重胰岛素抵抗状态及高胰岛素血症有关。高血压患者容易患上糖尿病，糖尿病患者也易合并高血压，当两者"狼狈为奸"后，妊娠期糖尿病使得妊娠期高血压更难治疗，妊娠期高血压反过来又会加重妊娠期糖尿病病情，母胎预后更糟糕。

提示：妊娠糖尿病患者在监测血糖时，也要注意对妊娠期高血压进行积极的预防、筛查、监测和治疗。若发现妊娠期糖尿病合并妊娠期高血压后，应及早治疗，严格控制血压水平，生活上应该低盐饮食，控制体重，尽早住院规范治疗。

5. 妊娠期糖尿病合并感染

感染是糖尿病主要的并发症。未能很好控制血糖的孕妇易发生感染，感染亦可加重糖尿病代谢紊乱，甚至诱发酮症酸中毒、未足月胎膜早破、感染性流产、早产等并发症。

提示：应培养良好的卫生习惯，饮食卫生，家居要通风，衣着要舒适，勤洗澡和更衣，避免工作和舟车辛劳，尽量减少感冒、腹泻和阴道炎及尿道炎的发生。另外，控制血糖使其达标更是预防感染的主要手段，一旦出现感染征兆，应及时就医治疗。

六、糖妈妈健康小贴士

陈海霞　李兆生　李映桃

"虽然得了妊娠期糖尿病，依然不影响我的生活，我依然能够开心快乐地迎接我的天使宝宝。"这是每一位糖妈妈的生活愿景。众多糖妈妈和专家总结了八种实现美好愿景的方法，从今天开始，学会真正对自己好起来吧！

1. 生活要规律

古人可以日出而作，日落而息，生活极其规律，现在我们虽然做不到，但可以每天按时起床、

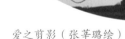

爱之剪影（张莘璐绘）

按时进餐、适当加餐、适当午休，尽量每天坚持运动，尽量让自己的生活有规律。

糖妈妈阿英这样安排她的一天：早上 6：30 起床；7：00 吃早餐，然后安排日常活动；10：00 加餐 1 次；12：00 ～ 12：30 安排午餐；饭后，休息半小时，然后安排日常活动；16：00 左右加餐，晚上 6：30 吃晚饭，7：30 外出散步 1 小时；11：00 之前睡觉。阿英从不熬夜，也不睡懒觉，每天保证运动 1 小时，仅通过饮食及运动控制血糖，效果良好。

希望糖妈妈能像阿英一样，尽量让自己的生活规律起来，改变不良的生活习惯。

2. 学会自己测血糖

无论病情如何，一定要学会自己测血糖，这对控制糖尿病大有裨益。监测同一天的空腹和餐后两个时段的血糖，可以了解病情变化和对胰岛素剂量的调整。

目前，血糖仪和试纸的价格较便宜，糖妈妈最好在家备一台微量血糖仪，科学合理地监测血糖，并做好记录。

3. 吃饭不要随心所欲

糖妈妈吃东西除为身体提供营养素之外，还要满足胎儿生长需求。不能想吃什么就吃什么，想吃多少就吃多少，想什么时候吃就什么时候吃，得了糖尿病后，时刻需要想：这样的吃法是否会影响血糖。

总的饮食原则：控制总热能，三大营养比例适当，少食多餐，增加膳食纤维摄入。

4. 多渠道管理糖尿病

治疗妊娠期糖尿病的"五驾马车"包括妊娠糖尿病教育，即学习妊娠糖尿病相关知识。伴随科技的发展，糖妈妈的学习途径很多，如科普书籍、科普杂志、正规网站、专家的微博微信、电视上的正规科普讲座、医院的科普大讲堂、向专家面对面请教、同病友交流等。学习途径有很多，就看哪种适合。

时代在进步，知识在更新，妊娠期糖尿病知识的学习也是学无止境的。如果没有妊娠期糖尿病知识武装头脑，管理妊娠期糖尿病就会走很多弯路，不利于控制病情。

5. 规范用药

妊娠期糖尿病是一种疾病，如果生活方式不能控制住血糖，就需要药物治疗。药物必须由专业医生开处方，按照医嘱使用，不要用用停停，不要自行购买药物治疗，也不要随意更改治疗方案。因为隔行如隔山，如果你不是专科医生，可能就无法理解医嘱的真正含义，随意调整可能影响药效的发挥。

另外，不能根据感觉随意停药，身体感觉好，不代表没有疾病，更不能用用停停，因为药物只有在体内达到一定浓度才能发挥作用。

6. 有问题请教专业医生

每个人都是独立的个体，病情不同，所碰到的问题也不同，对药物的反应也不同，因此需要个体化治疗。有的糖妈妈有问题喜欢问网络，但网络毕竟是虚拟的世界，真真假假让人分不清；有的糖妈妈喜欢问病友，认为病友之间同病相怜，信息更可靠，但病友的经验在你身上是否适用，这就不得而知了。

术业有专攻，专业医生经过 5 年以上的医学专业学习，临床实践经验丰富，同行之间的交流也特别多，专业医生的指导更可靠。

7. 过慢生活

放慢生活节奏，让心灵跟上你的脚步；每个月争取和家人或朋友去郊外走一走；和老朋友、老同学聚一聚；将工作和生活划分开，高效工作，不把工作带回家，更不把工作上的坏情绪带回家；每天中午挤 20 分钟时间午休；尽量按时下班，买菜回家自己做饭；晚上不上网，少看电视，让运动、交谈、看书来打发你的睡前时光。

让生活节奏慢下来，压力会慢慢变小，心情也变得好起来，血糖也就平稳了。

8. 安全高于一切

对于家人、宝宝、朋友而言，你都很重要。无论你现在的处境如何，一定要意识到自己很重要。只有认识到自己的重要性，才会时刻想着自己的安全性。

糖妈妈除了把自己照顾好，关注宝宝的情况，避免意外伤害之外，还要避免低血糖的发生，因为低血糖事件虽小，但可能危及母婴性命。为了宝宝健康，关注自己，关注血糖，关注宝宝！

七、如何长胎不长肉？专家教你成为孕期营养师

李映桃　陆秀清

同样都是怀孕，为什么有的妈妈"长胎不长肉"，有的妈妈却"长肉不长胎"呢？如果想要孕期长胎不长肉，就必须通过良好的饮食规律和运动来控制好体重。

大多数怀孕妈妈都应该发现这种现象，自己在孕期很努力地补充营养，导致体重增加了 40 多斤，但是生出来的宝宝却只有 5 斤重；可是有的妈妈孕期体重才增加 20 斤，但是生出来的宝宝却有 6 斤多重。为什么别人可以"长胎不长肉"，而自己却"长肉不长胎"呢？其原因有以下四个。

1. 孕前体重指数过低

一般来说，整个孕期增重 25 斤左右为宜，其中孕早期增重 5 斤，孕中期和孕晚期各增重 10 斤，然而这个标准是仅针对理想体重（即 BMI=18.5 ～ 24.9 千克 / 米^2）的妈妈而言的，如果准妈妈孕前属于低体重（即 BMI ＜ 18.5 千克 / 米^2），那么整个孕期需要增重 12.5 ～ 18 公斤，也就是说越瘦的孕妇需要增加更多的重量，才能满足胎儿的需要。如果你是个瘦子孕妇，那么孕期增重了 30 多斤，宝宝生出来才 5 斤并不是件奇怪的事情。

2. 孕早期吃太多

有的准妈妈并不是瘦子，可是同样长肉不长胎，那么有可能是孕期饮食没有规划好，一般来说孕早期胚胎体重增长慢，并不需要过多的营养，而孕中期和孕晚期胎儿生长速度很快则需要大量的营养。如果准妈妈在孕早期就拼命吃，那只能是自己变成胖子，而对宝宝用处不大。

怀孕期间，母体的养分首先供给胎儿，就算孕妇不吃饭，腹中胎儿也会自动从母体吸收养分。这时候，那些超重的准妈妈就开始想，是不是在怀孕晚期时少吃点，让宝宝直接吸收自己身体内的养分呢？专家指出，如果只依靠母体储存的蛋白质和脂肪转化成糖分，这个过程中会产生对胎儿发育不利的毒素，所以并不提倡在孕早期大量补充营养，到了孕晚期则严格控制母体体重。

3. 孕期饮食热量过高

孕期吃太多必然会发胖，可是有的准妈妈食量并不算大，体重却增加很多，主要原因是食物的热量过高、身体吸收好，而这也跟食物的烹饪方式有关。举个例子，同样是 100 克米饭和 25 克鸡肉，如果是一份白米饭（116 千卡）加一份蒸鸡（45 千卡），摄取的热量就是 161 千卡；而如果做成鸡焗饭，热量就变成 213 千卡，一下增加了 52 千卡，这也是提倡孕妈妈饮食清淡的原因之一。

4. 孕期少运动或不运动

孕期吃太多必然会发胖，可是有的准妈妈食量与孕前并没有改变，体重却增加很多，究其原因，多数为孕前经常运动健身者，每周 1 ～ 2 次剧烈运动，如羽毛球或网球，孕期则停止所有运动，运动消耗的能量少，停止运动 2 个月体重就上涨了。专家指出：孕中后期，没有产科并发症以及其他运动禁忌症的孕妇，尤其是肥胖的妇女，为减少母体肥胖相关疾病发生的风险，强烈推荐孕期进行散步、游泳、瑜伽、健身操、爬楼梯等运动。

很多女明星都是"长胎不长肉"的典范，网络上也流传着各种各样的明星孕期食谱，那么我们自己是否也可以制订专属于自己的孕期食谱呢？究竟怎么吃才可能长胎不长肉呢？专家建议准妈妈可参考三种做法：第一种是食物交换份法，第二种是手掌法则，第三种为"九个一"标准。

（1）食物交换份法：计算热量来搭配食谱。

第一步，计算标准体重。按照计算公式（孕前理想体重 = 身高（厘米）-105）的标准来测量孕妇的标准体重，例如，一名孕妇身高为 166 厘米，那么得出她的标准孕前体重应该是 166 减去 105，即 61 公斤。

第二步，计算每日所需要的热量。按照孕期的热量供给要求（可参考妊娠期糖尿病患者饮食要求），按每公斤体重每日应摄入的热能标准为 30 ～ 38 千卡，计算出全天所需总热量为 1 800 ～ 2 280 千卡。

第三步，搭配每日的食物。一般来说，建议孕期食物中蛋白质占总热量的比例为 15% ～ 20%，脂肪占总热量的比例为 25% ～ 30%，碳水化合物占总热量的比例为 50%。准妈妈可以参考"食物交换份"（可通过网络查询）来得知每种食物的热量，并搭配出每天的食物。

（2）手掌法则：用手来量出食物的量。

如果觉得食物交换份法太专业，准妈妈们也可以考虑使用手掌法则来计算每天的食材摄入量，方法很简单。

a. 蔬菜——手抓量。两只手能够抓住的菜量（1 把），相当于 500 克的量。

b. 淀粉类——拳头量。一拳头相当于 50 克生米或生面。

c. 蛋白质——掌心量或两指并拢量。50 克的蛋白质相当于掌心大小，约为小指厚的一块瘦肉，或者相当于厚两指宽，与两指（食指和中指）长度和宽度一致的瘦肉量。

d. 脂肪——拇指尖量。一个指节大小的油相当于 10 克。

（3）"九个一"标准。

为了让孕妈妈更方便地记住自己的饮食搭配，专家还提出了孕中晚期饮食的"九个一"标准，供准妈妈们参考。"九个一"标准如前所述，即一至二杯合适的奶制品（250～500 毫升）、一份粮食（250～300 克）粗细搭配、一斤蔬菜（500 克绿叶）、一至二个水果（200 克）、一百克豆制品、一百克肉类、一个鸡蛋、一定量的调味品（油 25 克、盐 6 克、不用或少用糖）、一定的饮水量（2000 毫升）。

八、食物交换份配餐知识

吴伟珍　梁丽霞

所谓食物交换份，就是将食物按照来源、性质分为四大组八大类，同类食物在一定重量内所含蛋白质、脂肪、碳水化合物和热量相似，可任意交换。为了便于了解和控制总热量，每类食物每份所含热量均为 90 千卡（约 376 千焦）。只要每日饮食中包括这四大类食物，即可构成平衡膳食。

根据所含类似营养素的量，把常用食物归为四类：

① 含碳水化合物较丰富的谷薯类食物。

② 含维生素、矿物质和膳食纤维丰富的蔬菜、水果类。

③ 含优质蛋白质丰富的肉、鱼、乳、蛋、豆及豆制品类。

④ 含能量丰富的油脂、纯糖和坚果类食物。

各类食品、每一个食物交换份中所含三大产能营养素的量见表 1～表 9 所示。

表1　每一交换份食品的产能营养素含量表

组别	食品类别	每份质量/克	能量/千卡	蛋白质/克	脂肪/克	碳水化合物/克	主要营养素
谷薯组	1. 谷薯类	25	90	2.0	—	20.0	碳水化合物、膳食纤维
蔬果组	2. 蔬菜类	500	90	5.0	—	17.0	矿物质、维生素、膳食纤维
	3. 水果类	200	90	1.0	—	21.0	
肉蛋奶豆组	4. 大豆类	25	90	9.0	4.0	4.0	蛋白质、脂肪
	5. 奶类	160	90	5.0	5.0	6.0	
	6. 肉蛋类	50	90	9.0	6.0	—	
油脂组	7. 坚果类	15	90	4.0	7.0	2.0	脂肪
	8. 油脂类	10	90	—	10.0		

注：① 食品交换份分为四大组（八大类），表中列出了有关名称和三大产能营养素。② 90 千卡约合 376 千焦。③ 资料来源于北京协和医院。

表2　谷薯类食品的能量等值交换份表

食品名称	质量/克	食品名称	质量/克
大米、小米、糯米、薏米	25	干粉条、干莲子	25
高粱米、玉米渣	25	油条、油饼、苏打饼干	25
面粉、米粉、玉米面	25	烧饼、烙饼、馒头	35
混合面	25	咸面包、窝窝头	35
燕麦片、莜麦面	25	生面条、魔芋生面条	35
荞麦面、苦荞面	25	马铃薯	100
各种挂面、龙须面	25	湿粉皮	150
通心粉	25	鲜玉米（1 个，带棒心）	200
绿豆、红豆、芸豆、干豌豆	25		

注：每份谷薯类食品提供蛋白质 2 克，碳水化合物 20 克，能量 376 千焦（90 千卡）。根茎类一律以净食部分计算。

表 3　蔬菜类食品的能量等值交换份表

食品名称	质量 / 克	食品名称	质量 / 克
大白菜、圆白菜、菠菜、油菜	500	白萝卜、青椒、茭白、冬笋	400
韭菜、茴香、茼蒿	500	倭瓜、南瓜、菜花	350
芹菜、苤蓝、莴笋、油菜苔	500	鲜豇豆、扁豆、洋葱、蒜苗	250
西葫芦、番茄、冬瓜、苦瓜	500	胡萝卜	200
黄瓜、茄子、丝瓜	500	山药、荸荠、藕、凉薯	150
芥蓝、瓢菜	500	茨菇、百合、芋头	100
蕹菜、苋菜、龙须菜	500	毛豆、鲜豌豆	70
鲜豆芽、鲜蘑菇、水浸海带	500		

　　注：每份蔬菜类食品提供蛋白质 5 克，碳水化合物 17 克，能量 376 千焦（90 千卡）。每份蔬菜一律以净食部分计算。

表 4　肉蛋类食品的能量等值交换份表

食品名称	质量 / 克	食品名称	质量 / 克
热火腿、香肠	20	鸡蛋（1 大个带壳）	60
肥瘦猪肉	25	鸭蛋、松花蛋（1 大个带壳）	60
熟叉烧肉（无糖）午餐肉	35	鹌鹑蛋（6 个带壳）	60
熟酱牛肉、熟酱鸭、大肉肠	35	鸡蛋清	150
瘦猪、牛、羊肉	50	带鱼	80
排骨	50	草鱼、鲤鱼、甲鱼、比目鱼	80
鸭肉	50	大黄鱼、黑鲢、鲫鱼	80
鹅肉	50	对虾、青虾、鲜贝	80
兔肉	100	蟹肉、水发鱿鱼	100
鸡蛋粉	15	水发海参	350

　　注：每份肉类食品提供蛋白质 9 克，脂肪 6 克，能量 376 千焦（90 千卡）。除蛋类为市品质量，其余一律为净食部分计算。

表5 大豆类食品的能量等值交换份表

食品名称	质量 / 克	食品名称	质量 / 克
腐竹	20	北豆腐	100
大豆	25	南豆腐（嫩豆腐）	150
大豆粉	25	豆浆	400
豆腐丝、豆腐干、油豆腐	50		

注：每份大豆及其制品提供蛋白质9克，脂肪4克，碳水化合物4克，能量376千焦（90千卡）。

表6 奶类食品的能量等值交换份表

食品名称	质量 / 克	食品名称	质量 / 克
全脂奶粉	20	牛奶	160
脱脂奶粉	25	羊奶	160
乳酪	25	无糖酸奶	130

注：每份奶类食品提供蛋白质5克，碳水化合物6克，能量376千焦（90千卡）。

表7 水果类食品的能量等值交换份表

食品名称	质量 / 克	食品名称	质量 / 克
柿子、香蕉、鲜荔枝	150	李子、杏	200
梨、桃、苹果	200	葡萄	200
橘子、橙子、柚子	200	草莓	300
猕猴桃	200	西瓜	500

注：每份水果提供蛋白质1克，碳水化合物21克，能量376千焦（90千卡）。每份水果一律以市品质量计算。

表 8　油脂类食品的能量等值交换份表

食品名称	质量/克	食品名称	质量/克
花生油、香油（1 汤匙）	10	猪油	10
玉米油、菜油（1 汤匙）	10	牛油	10
豆油（1 汤匙）	10	羊油	10
红花油（1 汤匙）	10	黄油	10

注：每份油脂类食品提供脂肪 10 克，能量 376 千焦（90 千卡）。

表 9　坚果类食品的能量等值交换份表

食品名称	质量/克	食品名称	质量/克
南瓜籽	40	核桃仁	15
南瓜子仁	15	杏仁	15
花生米	15	腰果	15
葵花籽	25	松仁	45
葵花籽仁	15	西瓜籽	40
西瓜子仁	15		

注：每份坚果类食品提供脂肪 10 克，能量 376 千焦（90 千卡）。

表 10 所示为不同能量所需的各类食品交换份数。

表 11 所列为体重 60 千克的个体，在各种活动状态下，消耗 376 千焦（90 千卡）能量所需要的时间。

表 10　不同能量所需的各类食品交换份数

能量千卡	交换单位/份	谷薯组		蔬果组		肉蛋组		豆乳组			油脂组	
		质量/克	单位/份	质量/克	单位/份	质量/克	单位/份	豆浆量/克	牛奶量/克	单位/份	质量/克	单位/份
1200（1287）	14	150	6	500	1	150	3	200	250	2	2 汤匙	2
1400（1463）	16	200	8	500	1	150	3	200	250	2	2 汤匙	2

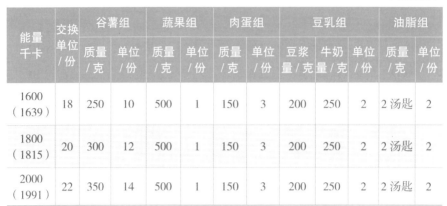

能量千卡	交换单位/份	谷薯组		蔬果组		肉蛋组		豆乳组			油脂组	
		质量/克	单位/份	质量/克	单位/份	质量/克	单位/份	豆浆量/克	牛奶量/克	单位/份	质量/克	单位/份
1600（1639）	18	250	10	500	1	150	3	200	250	2	2汤匙	2
1800（1815）	20	300	12	500	1	150	3	200	250	2	2汤匙	2
2000（1991）	22	350	14	500	1	150	3	200	250	2	2汤匙	2

注：① 表中括号中的数字为计算所得值，所列的数据取整数，以便于计算。

② 本表所列饮食并非固定模式，可根据就餐的饮食习惯，并参照有关内容加以调整。

③ 配餐饮食可参考各类食物能量等值交换表，做出具体安排。例如：

瘦肉 50 克＝鸡蛋 1 个＝豆腐干 50 克＝北豆腐 100 克；

牛奶 250 克＝瘦肉 50 克＋谷类（10～12 克）或豆浆 400 克；

水果 1 个交换单位＝谷类 1 个交换单位。

表 11　消耗 376 千焦（90 千卡）能量的体力活动所需要的时间（以 60 千克体重计）

活动内容	时间/分	活动内容	时间/分
睡眠	80	步行、跳舞、游泳	18～30
静坐、写字、读书	50	体操、购物、上下楼、熨衣	25
手工缝纫、拉手风琴	50	打高尔夫球、钓鱼	25
打字、组装收音机	45	骑自行车	15～25
弹钢琴、剪裁衣服、打台球	40	打乒乓球、打排球	20
办公室工作	35	打羽毛球、打网球	15
穿衣、铺床、扫地	30	长跑、爬山	10
烹饪、机器缝纫、木工	30	耕地、打篮球、踢足球	10

妊娠合并糖尿病知识读本

某糖妈妈全天需能量 5.86 兆焦（1400 千卡），利用食物交换份法为其配餐。

根据表 9 可知，共需 16 个食物能量等值交换份，其中谷薯类食物 8 个交换份，蔬菜类食物 1 个交换份，肉蛋类食物 3 个交换份，豆类食物 0.5 个交换份，乳类食物 1.5 个交换份，油脂类 2 个交换份。

具体到每类食物的选择上，则应吃谷类食物 200 克，蔬菜类食物 500 克，肉蛋类食品可选用大鸡蛋 1 个、瘦猪肉 50 克，豆类选豆腐 100 克，乳类选牛奶 1 袋（250 克），油脂类选用植物油 20 克，把这些食物安排到一日三餐中，即完成配餐。食谱如下：

早餐：牛奶（1 袋 250 克）、葱花卷（含面粉 50 克，青菜 50 克）；

午餐：大米饭（生米量 75 克）、鸡蛋炒菠菜（含菠菜 100 克，鸡蛋 1 个）、肉丝炒豆芽（含瘦肉丝 25 克，豆芽 150 克）；

晚餐：肉丝青菜面条（含肉丝 25 克，青菜 50 克，挂面 75 克）、番茄烩豆腐（番茄 150 克，豆腐 100 克）。

全天烹调油控制在 20 克即可。

九、汤汁泡饭会使血糖升得快

吴伟珍　李映桃

糖妈妈们都知道在饮食中要注意少吃血糖生成指数高的食物。但是，在日常的饮食中，究竟哪些食物血糖生成指数高，食物如何搭配可减少血糖生成，很多患者都不清楚，甚至还存在各种饮食误区。广州医科大学附属第三医院产科专门研制了一份糖尿病孕妇饮食指南。专家提醒，在很多平时看来很健康的南瓜和胡萝卜等食物，其实是控制血糖的大敌。

（一）饮食原则：适量"多糖"，尽量低血糖生成指数

一是适量"多糖"。适量"多糖"，即摄入适量复合碳水化合物，

可刺激葡萄糖利用，减少肝脏葡萄糖产量，增加组织对胰岛素的敏感性，同时，改善胰岛功能，增加胰岛素受体数目，降低餐后及平时血液中甘油三酯含量。但同时，如果"高糖"，则容易增加餐后血糖，短期内可能使血糖恶化，也易增加饭前血液中甘油三酯含量。

二是尽量低血糖生成指数。血糖生成指数是衡量食物摄入后引起血糖反应的一项有生理意义的指标。血糖生成指数＞70的食物属于高血糖生成指数食物，进入胃肠后消化快、吸收率高，葡萄糖释放快，葡萄糖进入血液后峰值高。血糖生成指数＜55的食物属于低血糖生成指数食物，在胃肠中停留时间长，吸收率低，葡萄糖释放缓慢，进入血液后的峰值低。因此，应尽量多选择低血糖生成指数食物。

三是减少饱和脂肪酸，减少肥肉、内脏、畜肉、动物油脂的摄入。少吃香肠、腊肉、禽皮、黄油、奶油，避免油炸食品、鱼籽、猪脑等食品。

（二）两个误区

1. 糖妈妈不能吃水果

很多糖妈妈都误以为患上糖尿病后就不能再吃水果，但事实上，糖妈妈是可以吃水果的，不过需要遵循以下几个原则：

①时机：血糖控制比较"理想"时。

②数量：全天不超过200克。

③时间：两餐之间。

④种类：多选择血糖指数低和糖分低的水果。建议如下：

多选：桃子、柠檬、李子、梨子、苹果、柚子、橘子、橙子；

少选：椰子、菠萝、香蕉；

避选：大枣、甘蔗、荔枝、龙眼、提子、榴莲、西瓜。

⑤血糖：监测进食后的血糖情况，选择适宜水果。

⑥热量：应计算在全天总热量之内。

2. 南瓜和胡萝卜可多吃

南瓜的营养成分较全面，尤其胡萝卜素含量高，并含有丰富的糖类和淀粉，而胡萝卜的维生素C含量也很高，因此，很多糖妈妈也误以为这两种食物对于糖尿病而言也是"健康食品"，可以多吃。但其实，南瓜的血糖生成指数高达75，胡萝卜的血糖生成指数高达71，都属于高血糖生成指数食物，都不利于血糖的控制。因此，糖妈妈不宜多吃南瓜和胡萝卜。

还有一部分患者误以为，糖妈妈饮食控制就是少吃饭，其实不是。因为摄入适量复合碳水化合物，有改善胰岛功能等作用。但是，也要注意食物搭配。比如，米饭＋猪肉，血糖生成指数高达73.3；米饭＋芹菜＋猪肉，血糖生成指数是57.1；而如果是米饭＋鱼，血糖生成指数只有37。

（三）三个提醒

1. 饭后别喝汤和饮水

凡是促进食物糊化速度进而加快食物消化速度的饮食习惯都会导致血糖的上升。因此，患者进餐的顺序最好是先吃蔬菜，再吃肉类，最后吃淀粉类食物。

什么时候饮用汤水尤其需要注意，最好是饭前喝汤饮水，饭后半小时内不要喝汤饮水，进餐过程中，尤其不要用汤汁泡饭吃，牛腩汁泡饭可以说是控制血糖的大忌。这些习惯都会使血糖上升得很快。如果实在想喝汤，可在餐后两小时加餐喝汤。

2. 烹饪少焖煮多清蒸

食物烹饪上，凡是加快食物糊化速度的方法都应尽量避免，最好少焖、煮，多清蒸。比如，冬瓜焖牛腩会使血糖增高，鱼清蒸比焖煮好，而糖妈妈如果要吃鸡，最好吃白切鸡。再比如，茄子清蒸吃没问题，但红烧茄子就会使血糖增高。

3. 大米小米混煮更好

一般而言，纤维含量高的食物，血糖生成指数较低。比如，粗杂粮、蔬菜、奶类、豆类以及某些水果血糖生成指数普遍较低。

谷类可选择大麦、小麦、燕麦、荞麦、黑米、甜玉米；奶类可选择牛奶、低脂奶粉；根茎类可选择魔芋、芋头、藕粉、苕粉；豆类可选择黄豆、豆腐、绿豆、豌豆、四季豆、扁豆；水果可选择橘子、苹果、樱桃、杨桃、柑、柚子。

需要注意的是，白米饭的血糖生成指数高，单吃白米饭容易使血糖升高，因此最好是大米和小米混煮。

（四）各种食物血糖生成指数

谷类：大麦粒（煮）25，黑米42.3，番薯54，甜玉米（煮）55，燕麦55，荞麦面条59.3，全麦面包69，大米饭83.2，糯米饭87，白小麦面馒头88.1。

牛奶、瓜豆类：低脂奶粉 11.9，牛奶 27，酸乳酪 36，绿豆 27.2，大豆 18，扁豆 18.5，冻豆腐 22.3，四季豆 27，绿豆 27.2，青刀豆 39，南瓜 75。

根茎类：魔芋 17，藕粉 32.6，油炸土豆片 60.3，胡萝卜 71。

水果类：樱桃 22，柚子 25，鲜桃 28，梨 36，苹果 36，李子 42，葡萄 43，猕猴桃 52，生香蕉 53，西瓜 72。

混合食物：米饭+猪肉 73.3；米饭+芹菜+猪肉 57.1；米饭+鱼 37。

小贴士

糖妈妈在控制血糖时也要注意预防低血糖。一旦出现低血糖应立即吃"糖"，如甜饮料橙汁 125 毫升、方块糖 2～3 块、蜂蜜 1 勺、葡萄糖片；15 分钟后复测血糖，仍低于 3.3mmol/L 者，再次进食以上任何一份食物。专家提醒，纠正低血糖一定不要用低热量饮料或无糖食品。此外，预防低血糖，除了即时调整药物，可少量多餐，在两餐之间加餐也会有效。

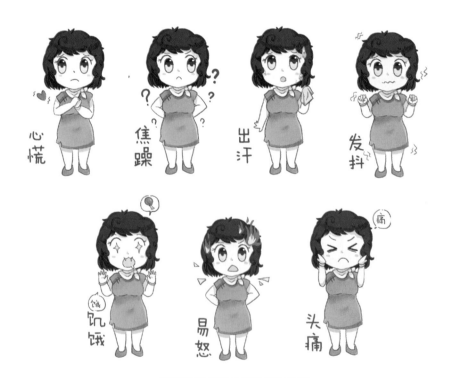

糖妈妈出现低血糖的主要症状

十、"1234"，糖妈妈挑零食掌握这几个数字就对了

李映桃　李兆生

嘴馋，想吃，又怕血糖高。糖妈妈饮食不能放肆，太简单、太丰富都不行，如何才能实现既吃得好，血糖又不超标呢？糖妈妈挑零食，掌握这几个数字就对了。

1. 明确"1"个概念

什么可以算作零食？糖妈妈的三小餐，可以理解为零食。吃零食要讲究营养，不能只图解馋。此外，要将"零食"所含的热量计入每天饮食的总热量中，定额定量，使零食的热卡仅占总热卡的 15% ～ 20%。

2. "2"个挑选原则

（1）低升糖指数（不会明显升高血糖）。

（2）天然、低糖、低盐、低油脂，无添加剂和加工。

3. 可吃的"3"类零食

（1）水果：富含维生素和纤维素、口味香甜，是糖妈妈可以选择的零食。有些水果糖分含量差别较大，挑选要注意。可选：草莓、菠萝、火龙果、猕猴桃等含糖量不高的水果；慎选：香蕉、甘蔗、葡萄、荔枝、龙眼、哈密瓜等糖分过高的水果。

（2）坚果：兼具了天然、少加工、低糖等特点，可以补充 DHA，可作为糖妈妈零食的首选。不过坚果油脂含量高，要区别对待。大杏仁、腰果、开心果、花生的油脂含量为 45% ～ 50%，一天可吃 10 颗花生米或者七八粒腰果。榛子、核桃、夏威夷果等油脂含量超过 60%，吃起来要注意。

（3）杂粮谷类点心：如大麦面包、小麦面包、燕麦面包、荞麦面包、黑米点心、甜玉米、低糖饼干等。需计入糖类食品的份额，适量。建议选择有独立小包装的，方便计算热卡。

4. 不建议吃的"4"类零食

（1）甜食类：巧克力、甜饼干、甜面包、果酱、蜂蜜等。

（2）高淀粉食物：土豆、山芋等。

（3）熬煮时间过长或过细的淀粉类食物：如大米粥、糯米粥、藕粉等。

（4）煎炸食品、腌制食品和各种含糖的饮料、果汁、酒精饮品等。

十一、 糖妈妈的"控糖妙计"

李映桃　吴伟珍

常言道："一孕傻三年。"糖妈妈都有这样的尴尬，在日常自我监测中，产科医生给出的血糖控制建议、目标难懂又难记，搞得自己的血糖控制也是一笔糊涂账。有没有什么简便而实用的方法记住如何控糖，且血糖又能控制得很好呢？其实很简单，只要记住下面6组数字就可以了。

第1计：健康饮食"九个一"原则

如前所述，"九个一"原则即

① 一至二杯合适的奶制品（250～500毫升）。

② 一份粮食（250～300克）粗细搭配。

③ 一斤蔬菜（500克绿叶）。

④ 一至二个水果（200克）。水果吃法四原则：适时、适量、加餐用、低糖水果交换份（如西瓜吃1斤，主食要减1两米）。

⑤ 一百克豆制品。

⑥ 一百克肉类（动物肉类选择：无腿（如鱼肉）优于两条腿（如鸡肉、鸭肉）优于四条腿（如猪肉、牛肉））。

⑦ 一个鸡蛋。

⑧ 一定量的调味品（油25克、盐6克、不用或少用糖）。

⑨ 一定的饮水量（2000毫升，6～8杯）。

第2计：健康运动"30-170"法则

如前所述，30-170法则即

① 每天坚持 30 分钟以上时间的运动；或每周 3 ～ 4 次，累计 2.5 小时。

② 中等强度运动，关注 170，即最佳活动时心率 = 170 - 年龄，以无出现不适为度。

③ 运动应避开清晨空腹、胰岛素作用高峰期，备小点心和水，要及时补充能量。

④ 适宜运动：快步走、体操、游泳、瑜伽、健身单车等。

第 3 计：胰岛素注射 "1 指纵点横排间隔" 轮换

大腿注射区域每次注射间隔一食指，一排注射 4 ～ 5 针，排与排间隔一食指距离。

第 4 计：血糖达标记住 "6-7" 法则

糖化血红蛋白小于 6%，餐后 2 小时血糖小于 7.0mmol/L。

第 5 计：血糖控制达标 "4-5-7" 法则

餐前和睡前血糖控制在 4.0 ～ 5.0mmol/L；餐后 2 小时血糖 5.0 ～ 7.0mmol/L。

第 6 计：每周体重增加达标 "5-4-3-2" 法则

消瘦（BMI < 18.5 千克 / 米^2）——0.5 千克 / 周；
正常（BMI 18.5 ～ 24.9 千克 / 米^2）——0.4 千克 / 周；
高（BMI 25.0 ～ 29.9 千克 / 米^2）——0.3 千克 / 周；
肥胖（BMI ≥ 30.0 千克 / 米^2）——0.2 千克 / 周。

十二、孕期如何运动

何青　吴伟珍　李湘元　李映桃

孕期适量进行运动，可以增强体质，控制体重，缓解压力和疲劳，让准妈妈信心十足，助力分娩。那么适合准妈妈的运动有哪些？什么时候运动最好？孕期运动要注意什么？

1. 孕期运动对母体的好处

（1）有利于增强体质。运动能促进人体血液循环和新陈代谢，减缓腰腿酸痛等不良症状，可以预防和减少孕妇肢体水肿。

（2）有助于自然分娩。运动在增强了孕妇体质的同时，也锻炼了孕妇的肌肉组织，尤其是腹肌。腹肌的充分锻炼能够减少因腹壁松弛而造成的难产。孕妇全身肌肉组织的锻炼也都有助于自然分娩。

（3）有效缓解孕期疲劳。孕妇在怀孕期间经常会失眠、紧张，甚至是便秘，适当的运动能够帮助孕妇放松心情，缓解孕妇的疲劳感。

（4）快速适应孕期反应。适度的运动能够有效调节孕妇神经系统，帮助孕妇快速适应一系列的妊娠反应，增强食欲，从而促进营养的吸收。

2. 适度运动有利于宝宝发育

（1）促进胎儿大脑发育。孕妇运动为母亲增加了血氧含量，促进母亲大脑释放出脑啡肽等有益物质传递给胎儿，对胎儿成长有益；另外，运动可以晃动羊水，促进羊水循环，刺激胎儿全身，利于大脑发育。

（2）促进胎儿身体发育。孕妇运动的同时，相当于胎儿也在运动，能够有效减少胎儿患肥胖症的概率。运动可以促进胎儿呼吸系统、感觉系统以及各个器官的发育，促进宝宝身体健康成长。

3. 适合准妈妈的运动有哪些？

孕妇自身身体的特殊性决定了其必须挑选合适的运动方式，否则非但不能起到良好的效果，更有可能会伤害母体和宝宝健康。

孕妇在选择合适的运动方式时主要有两个参考标准：一是能否增强自身的心血管功能；二是能否增强自身的柔韧性，帮助分娩。以下列出比较适合孕妇的几种运动方式。

（1）散步。散步是孕妇首选的运动方式。散步的运动幅度不大，并且不需要借助其他道具，简单易行。散步能够有效增强孕妇的心血管功能，帮助孕妇拥有好心情。孕妇不妨在家人的陪伴下，每天去公园散步，聊聊天，放松心情。

（2）游泳。游泳可以锻炼孕妇的全身肌肉，对孕妇来说也是相对安全的运动方式。孕妇在水中游泳能够缓解自身的疲劳感，在水浮力的作用下，妈妈们会感觉到自己的身体没有那么笨重。

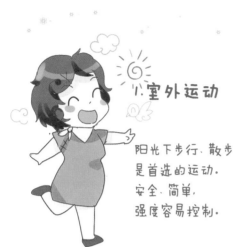

1.室外运动

阳光下步行、散步
是首选的运动。
安全、简单，
强度容易控制。

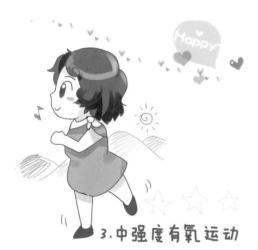

3.中强度有氧运动

要在专业运动场馆、
专业人士指导下进行。
包括游泳、瑜伽、
健身操和哑铃举重等。

温馨提示：不运动都不对呢！
运动过量、不运动都不对呢！
要穿着宽松衣物、避免高热哟！

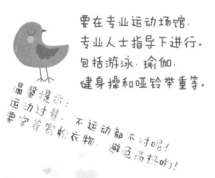

2.室内运动 静

【vol.01 深呼吸】
平躺，嘴闭紧，
用鼻孔缓缓吸气，
将气往腹部送，
使腹部鼓起。
再缓缓呼出，使腹部凹下去。
每日两次，每次10个。
可以缓解疼痛与紧张。

【vol.02 盘腿坐】
两腿舒适分开，双脚着地
双手放在大腿前部，微前倾
用肺底部呼吸。
调整骨盆，自然呼吸。
可以松弛关节、伸展肌肉。
应在16~28周时做，
穿宽松衣服，腰挺直哟！

【vol.03 提肛运动】
平躺，嘴闭紧，缓缓吸气
保持吸气，同时收缩
会阴部和肛门。
最好维持10秒再还原。
每日2组，每组10次。
有效预防阴道膨出、子宫下垂。
适合孕前、孕中和产后恢复，
要求排空尿液。

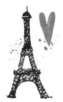

糖妈妈适宜运动

（3）低强度的有氧操。参加有氧操课程的一个好处是：准妈妈可以在固定的时间保证有规律的锻炼。如果参加专门为准妈妈开设的课程，还可以充分享受与其他准妈妈一起交流情感的美好时光。

（4）跳舞。跳舞也是帮助孕妇舒缓身心，促进孕妇血液循环的有效方式。孕妇可以在家自己放些轻松、舒缓的音乐跳舞，也可以去一些培训班学习。动作幅度一定要小，避免跳跃、旋转等幅度较大的动作。

（5）孕妇瑜伽。瑜伽是加强肢体柔韧性比较有效的方式，能够让肢体更加灵活，缓解肢体的压力。

（6）伸展运动。伸展运动能够有效预防肌肉拉伤，让身体变得更加放松与灵活。在做伸展运动的同时，最好能够和增强心血管训练的运动结合起来，以达到更佳的效果。

4. 准妈妈运动中的四个注意事项

忌剧烈运动、过度有氧运动，妊娠期运动最好在运动专家和围产专家共同指导下实施，尤其要注意以下四个方面：

第一，整个孕期均不建议做剧烈运动，以免增大耗氧量而诱发心血管意外。

第二，中、晚孕期应避免仰卧位的运动姿势。因为仰卧位时子宫增大可压迫下腔静脉而阻碍回心血量，导致血输出量减少、血压下降，造成仰卧位低血压综合征。

第三，孕期不宜过度有氧运动。因为母体全身骨骼肌的高氧耗和高代谢，会造成胎盘灌注血流量减少，引起胎儿低血糖进而导致胎儿宫内生长受限；有时交感神经过度兴奋将会刺激机体分泌去甲肾上腺素，诱发子宫收缩而引起流产或早产。

第四，避免持续时间过长。孕期运动适用于没有产科并发症和其他运动禁忌症的孕妇。妊娠期运动的顾忌，主要在于其可能诱发流产、早产、胎儿生长受限或孕母骨骼肌肉损伤。妊娠期孕妇运动的禁忌症可分为绝对禁忌症和相对禁忌症。

运动绝对禁忌症主要包括羊水异常、中晚期妊娠持续性阴道出血、心血管疾病、宫颈内口松弛、妊娠期糖尿病、胎儿异常、有胎儿生长受限史、有3次及以上的流产史、有早产史、有阴道流血史、限制性肺部疾病、多胎妊娠、前置胎盘、子痫前期或妊娠期高血压、先兆早产、胎膜早破、严重呼吸系统疾病。

妊娠合并糖尿病知识读本

运动相对禁忌症包括比较严重的贫血或其他出血症、慢性支气管炎、轻中度心血管障碍、甲状腺疾病、控制不佳的妊娠合并癫痫、控制不佳的1型糖尿病、28周后的双胎妊娠、肥胖或亚健康和重度吸烟等。

无论采用哪种运动形式，最好按热身运动（5～10分钟）、正式运动（20分钟）及运动后放松动作（5～10分钟）三个阶段进行。运动前后及运动期间，孕妇都应摄入足够的水分以维持体内水平衡，穿宽松的棉质衣物、跑步鞋和适当大小的文胸，在阴凉通风的环境下运动。同时，运动期间应注意监测血压及心率，必要时进行胎心监测以排除宫缩。运动后腋下体温不宜超过38.3℃，运动后沐浴需注意保暖。

若运动期间出现阴道流血、羊膜破裂、持续性疼痛或疲劳、眩晕、胸痛、头痛、下肢疼痛或水肿、胎动减少等情况，运动后出现持续30分钟以上的规律宫缩，应立刻停止运动并尽快就诊。

十三、孕期糖妈妈如何监测血糖

梁丽霞　吴伟珍

妊娠合并糖尿病包括孕前糖尿病和妊娠期糖尿病，随着糖尿病发病率日益升高，以及筛查诊断受到广泛重视，妊娠合并糖尿病患者不断增多。为了及时掌握妊娠合并糖尿病病情变化，便于制订个体化生活方式和药物干预方案，需要进行妊娠期血糖监测。

（一）糖妈妈如何进行血糖监测呢？

1. 自我监测血糖

（1）不需要胰岛素治疗者，每周至少监测1次全天血糖（末梢空腹血糖及三餐后2小时血糖共4次）。

（2）血糖控制稳定者，每周至少血糖轮廓1次（三餐前30分钟、三餐后2小时和夜间血糖）。全天血糖1次。在28～34周胎儿快速生长期适当增加次数。

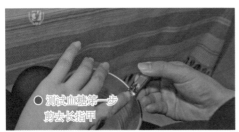

○ 测试血糖第一步
剪去长指甲

1. 剪指甲

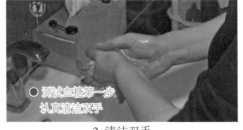

○ 测试血糖第一步
认真清洁双手

2. 清洁双手

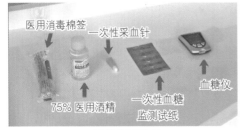

医用消毒棉签
一次性采血针
75% 医用酒精
一次性血糖监测试纸
血糖仪

3. 准备所需物品

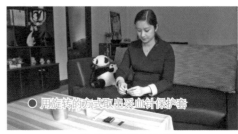

○ 用旋转的方式取出采血针保护套

4. 取出采血针保护套

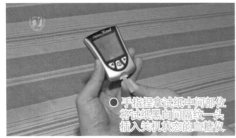

○ 手指捏拿试纸中间部位
将试纸黑白间隔纹一头
插入待机状态的血糖仪

5. 安装芯片

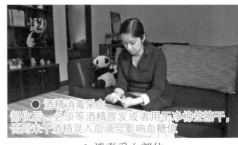

○ 酒精消毒采血
部位后，必须等酒精挥发或者用干净棉签擦干，
否则未干酒精混入血滴会影响血糖值

6. 消毒采血部位

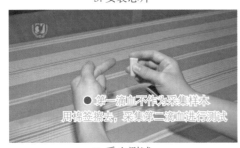

○ 第一滴血不作为采集样本
用棉签擦去，采集第二滴血进行测试

7. 采血测试

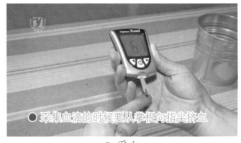

○ 采集血滴的时候要从掌根向指头挤血

8. 采血

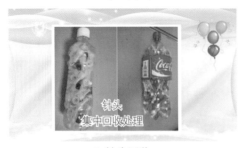

针头
集中回收处理

9. 针头回收

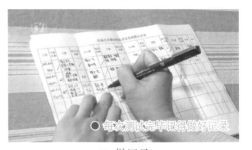

○ 每次测试完毕记得做好记录

10. 做记录

血糖监测步骤

（3）新诊断的、血糖控制不良或不稳定及应用胰岛素者，每日监测血糖7次（三餐前30分钟、三餐后2小时和夜间血糖）。

2. 连续动态血糖监测

血糖控制不理想或血糖明显异常而需要加用胰岛素的孕妇、胰岛素用量超过 50～80U，血糖波动较大者、反复出现低血糖者要连续动态血糖监测。大多数孕妇并不需要连续动态血糖监测。

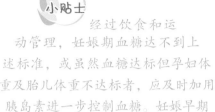

小贴士

经过饮食和运动管理，妊娠期血糖达不到上述标准，或虽然血糖达标但孕妇体重及胎儿体重不达标者，应及时加用胰岛素进一步控制血糖。妊娠早期血糖控制勿过于严格，以防低血糖发生。

（二）血糖监测，糖妈妈的目标是什么呢？

（1）妊娠期糖尿病患者的血糖控制目标：

空腹及餐前血糖值：3.3～5.3mmol/L，餐后2小时血糖4.4～6.7mmol/L；妊娠期糖化血红蛋白＜5.5%。

（2）孕前糖尿病患者妊娠期的血糖控制目标：餐前、夜间血糖及空腹血糖宜控制在 3.3～5.6 mmol/L，餐后2小时血糖5.6～7.1 mmol/L，糖化血红蛋白＜6.0%。

十四、 糖妈妈的老公，专家教你9招"爱情保鲜"

李映桃　李兆生

作为糖妈妈的坚强后盾，糖妈妈的老公们也该表现表现啦！如何讨糖妈妈欢心，这9招可得学会！

1. 简单的问候和关心

糖妈妈每天都得做测微量血糖的功课，那可是十指连心的痛啊！但一切为

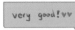
今天过得如何？♥

very good!♥♥

了宝宝，糖妈妈们都渐渐成了坚强的斗士。这时候，糖妈妈的老公们请不要忽略糖妈妈们餐前餐后测血糖时的一句简单问候，这对糖妈妈来说就是最好的"良药"。慢慢地，老公就会发现，妊娠期糖尿病会变成牵系伴侣间亲情的"甜蜜"疾病。记得提醒每天的测血糖时间和对纤纤十指的呵护。

2. 帮助监督，必要时"上阵演练"

老公们可以对照说明书和"柔济糖妈妈在线"微信公众号中如何自我检测血糖的视频和漫画，看看糖妈妈在测血糖的操作过程中是否有不规范之处。

特别提醒：不规范的操作或过期的试纸都会影响检测结果。

老公们也可以自己扎一次手指，体验一下测血糖的秘诀和痛楚，提醒自己有空就帮帮糖妈妈一起做功课测血糖。此外，还可以在测血糖前帮糖妈妈备好以下 5 种物品：① 血糖仪；② 一次性采血针；③ 一次性血糖检测试纸；④ 75% 的医用酒精；⑤ 医用消毒棉签。

3. 为糖妈妈剪指甲

老公们每周可为糖妈妈剪一次指甲，测试血糖前用肥皂或者皂液和流动水洗手，去除手部皮肤污垢、碎屑和部分致病菌。为达到普通洗手卫生的最高清洁度，洗手时间最好不要少于 20 秒钟。

特别提醒：在采血手指部位用 75% 的医用酒精消毒。

4. 管住嘴——为糖妈妈做一顿饭

老公们可以学习一些营养知识，懂得孕期体重管理的重要性，评价自己和糖妈妈的 BMI 和标准体重，并计算糖妈妈和自己每日必须摄入的热量，与糖妈妈一起亲手做一顿符合营养标准的饭菜，了解什么是科学饮食。平时注意与糖妈妈一起收集"食物成分""食品交换份""血糖生成指数"和妊娠期糖尿病菜谱等相关信息，便于日常调控饮食，关注"柔济糖妈妈在线"的《糖妈妈之妙厨天下》，在线学习糖妈妈科学饮食的营养搭配。

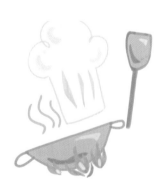

妊娠合并糖尿病知识读本

5. 迈开腿——陪糖妈妈运动

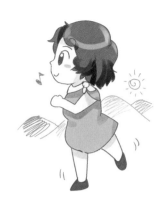

散步、游泳、瑜伽、健身操、爬楼梯、上肢运动等都是妊娠期常推荐的运动形式，其中散步是最受欢迎的形式之一。选择花草茂盛、人车较少的地方，冬天运动时间以上午 10 点至下午 2 点为宜。运动前提醒糖妈妈做血糖检测，若运动前检测血糖低于 4.0mmol/L，先吃点东西再运动，避免低血糖；运动前血糖高于 13.9mmol/L，应该延后运动，避免应激性的血糖升高。先做 5 ～ 10 分钟热身运动；正式运动 20 ～ 30 分钟；然后 10 ～ 20 分钟的恢复放松运动；运动后检测血糖。运动后血糖低于 4.5mmol/L，立即进食含糖食品，防止低血糖。留下美丽糖妈妈运动的倩影，增加生活的甜蜜。若天气寒冷下雨，不妨与糖妈妈一起跳"糖妈妈健康操"，肯定是满满的幸福回忆。

6. 为糖妈妈建立一个"备忘录"

在"柔济糖妈妈在线"的"我的记录"里，与糖妈妈一起记录糖妈妈的血糖、宫高和腹围，还有 28 周后特别注意胎动计数的记录，早早体验准爸爸和准妈妈与宝宝三位一体的沟通，也为糖妈妈与医护人员搭建一个相互提醒和帮助的桥梁。

7. 陪糖妈妈建立一个"糖妈妈日记本"

按糖妈妈俱乐部的活页日记要求，将每餐的食品种类和重量、每次血糖检测结果、病情变化、用药情况等一一记录下来；另外，将医院化验单按时间顺序贴在本上，每次看病时给医生看看，供医生调整治疗方案时参考。

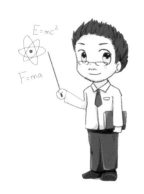

8. 科学知识是战胜妊娠期糖尿病的最好帮手

关注"柔济糖妈妈在线"微信公众号，利用碎片时间，全方位学习妊娠期糖尿病"五架马车"

管理方法。80%的妊娠期糖尿病仅通过饮食和运动就能治愈，真正做到"我的疾病我做主"。在家的时候，抽时间和糖妈妈一起读上一段，既可增长知识，又可和糖妈妈共度一段温馨时光。另外，糖妈妈还可进入"快乐糖妈妈""糖糖圈""棒棒糖""甜馨妈妈圈"等微信聊天群中，在线即时发布文字、语音、图片、小视频，就每天饮食热卡、血糖值、运动量、胰岛素注射方法和量的调整、体重增减情况等问题向其他患者及医护人员提出自己困惑或寻求支持和鼓励。

9. 提醒糖妈妈控糖

准妈妈怀孕后就成了家里的重点照顾对象，胡吃海喝，此时老公们要注意提醒糖妈妈控糖。严格来说，餐后 2 小时血糖应该从吃第一口饭开始计算。但是在外应酬的情况比较特殊：进餐顺序往往为先菜肴、后主食，进餐时间也相对延长，这就造成餐后 2 小时血糖监测的时间不好把握。遇到这种情况，糖妈妈可以采用随机血糖代替餐后 2 小时血糖。随机血糖是指不考虑用餐时间，一天中任意时间测非空腹血糖。如果随机血糖< 10.0mmol/L，说明餐后血糖控制尚可。但如果天天大餐，得小心进食超量哦！

十五、糖妈妈母乳喂养知多少

陈郁葱　李映桃　黎蘅

母乳喂养是上天赐予每一位母亲的本能，母乳不仅能满足出生后 4 ~ 6 个月婴儿生长发育的全部营养需要，而且能使宝宝提高免疫力，还能为宝宝健康的心理发育奠定基础，是婴儿最理想的天然食物。对于糖妈妈而言，产后血糖正常，完全可以母乳喂养。而且母乳喂养可改善葡萄糖耐量，改善胰岛功能，使疾病得以缓解，产后胰岛素需要量减少甚至可停用，即便增加热卡摄入也可保证体重不增，高血糖的症状改善会一直持续到断奶后。

1. 强大的乳汁工厂——乳房

乳房是工作非常高效的"产乳器"，效率达90%，只需945千卡，就可产生850毫升乳汁。因此，糖妈妈母乳喂养期间必须增加摄入高热量饮食，以保证足够热量生成乳汁。推荐热卡38千卡/标准体重，其中，45%碳水化合物、15%～20%蛋白质，此外还需动用孕期储存的脂肪。糖尿病者脂肪代谢增加有血酮症和尿酮症危险。因此不论是妊娠合并糖尿病或妊娠期糖尿病产妇，如无高血糖情况时均需增加热量摄入。大部分糖妈妈血糖平稳后，可仅增加摄入而不是增加胰岛素的剂量，产后胰岛素需要量常可减少到分娩前的1/3～1/2。

2. 乳汁能量的来源

葡萄糖是乳腺分泌细胞产生乳汁的主要能量来源或乳糖合成的基质，细胞内的葡萄糖来源于母亲血糖。乳糖是控制乳量产生的主要元素和乳汁中的碳水化合物，乳糖合成酶有一定自限率。即使母亲血糖水平和乳房细胞内葡萄糖浓度失常也不影响乳糖合成的质和量。不论血糖水平高低，乳汁中乳糖含量和渗透压是稳定的，也就是说血糖的波动不影响乳汁内乳糖的含量。

3. 糖妈妈哺乳期间注意事项

（1）糖宝宝出生后常伴随呼吸窘迫综合征、高胆红素血症和早期喂养困难等问题，但最早出现的还是低血糖，为预防新生儿低血糖，应尽早母乳喂养或口服葡萄糖。建议糖妈妈饮食中增加50克碳水化合物保证能量，早哺乳或排空乳房常可使母乳喂养得以成功，婴儿发育正常，母乳喂养无禁忌症。

（2）糖尿病合并妊娠的糖妈妈易感染，特别对于哺乳期的妈妈，如乳房胀、乳管阻塞应及时排空，以免发生乳腺炎。如有乳房胀痛、急性乳腺炎，应及时就诊，必要时用抗生素治疗。

（3）外源性胰岛素与内源性胰岛素一样是维持乳腺功能的支持激素，特别对蛋白的合成，饮食和胰岛素控制血糖良好的糖尿病乳母，乳汁对婴儿是足够的，乳汁中胰岛素量很少，对婴儿无影响，因为婴儿的消化酶也可使胰岛素失活。有研究发现口服降糖药物的糖妈妈，乳汁内不含口服降糖药成分，因此可以哺乳。

（4）调节饮食和胰岛素用量，应避免发生低血糖，因低血糖可引起肾上腺分泌而抑制乳汁分泌，要经常监测血糖，晚间加点心，甚至哺乳时进食。胰岛素用量常需适量减少。

（5）避免产生酮症，酮体可进入乳汁，然而婴儿肝脏尚未发育成熟，酮体可进入婴儿血脑屏障从而影响婴儿智力水平。为避免发生酮症，糖妈妈需保证能量摄入充足并调整至适宜的胰岛素用量。

十六、孕妈产检必读指南

李兆生　李湘元

相信大部分孕妈都经历过产前检查，每次产检时被一大堆检查弄得晕头转向。其实，产前检查是监测胎儿发育和宫内生长情况，监护孕妇各系统变化，促进健康教育和咨询，提高妊娠质量，减少出生缺陷的重要措施。规范和系统的产检是确保母胎健康与安全的重要环节。

根据孕周、胎儿情况的不同，产检次数和内容有所不同。那么常规产检时间和内容包括哪些呢？

第 1 次检查：确定妊娠。

停经 1 月余进行早孕试验确定妊娠，6～8 周进行妊娠早期 B 超检查。

第 2 次检查：11～13^{+6} 周进行。

① 建立妊娠期保健手册。

② 测血压、体重指数。

③ 进行 B 超检查胎儿 NT，完善早期唐氏筛查。

④ 确定孕周、推算预产期。

⑤ 检查血、尿、凝血常规、血型、肝肾功能、甲状腺功能、糖化血红蛋白、白带常规、乙肝、丙肝、艾滋、梅毒、TORCH 等传染病筛查、地中海贫血筛查、心电图等。

⑥ 必要时查抗 A/B 抗体，抗 D 抗体（Rh 阴性者）。

第 3 次检查：14～19^{+6} 周进行。

① 分析上次检查结果。

② 血压、体重、宫高、腹围、胎心率。

③ 必要时进行中期唐氏筛查、羊膜腔穿刺检查胎儿染色体。

第 4 次检查：20 ~ 23^{+6} 周进行。

① 检测血压、体重、宫高、腹围、胎心率。
② 胎儿三级 B 超（大排畸）。
③ 血、尿常规检测。

第 5 次检查：24 ~ 27^{+6} 周进行。

① 检测血压、体重、宫高、腹围、胎心率。
② 75 克 口服葡萄糖耐量试验。
③ 血、尿常规检测。

第 6 次检查：28 ~ 31^{+6} 周进行。

① 检测血压、体重、宫高、腹围、胎心率。
② 产科 B 超检查。
③ 血、尿常规检测。
④ 学会数胎动。

第 7 次检查：32 ~ 36^{+6} 周进行。

① 检测血压、体重、宫高、腹围、胎心率。
② B 族链球菌筛查。
③ 34 周开始胎心监测。
④ 检测血、尿、凝血常规，肝肾功能。

第 8 ~ 11 次检查：37 ~ 41 周进行。

① 检测血压、体重、宫高、腹围、胎心率、胎位，宫颈评分，评估分娩方式。
② 产科 B 超检查。
③ 每周胎心监测 1 次。
④ 血、尿常规检测。
⑤ 超过 41 周末分娩，入院并引产。

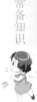

小贴士

若妊娠合并其他疾病，产检内容和次数需医生根据母胎情况而定。常规 16 ~ 28 周每 4 周产检 1 次，28 ~ 36 周每 2 周产检 1 次，36 周以后每周产检 1 次。

十七、产检B超须知

李兆生　李映桃

相信孕妈们产检期间印象最深的检查就是B超了，尤其是看到宝宝的时候，心情很是激动。但是部分孕妈妈产检时，对于什么时候该进行B超检查，以及对多次进行B超检查感到疑惑。下面，就为各位孕妈妈介绍常规产检各个时间段的B超检查项目，孕妈们下次产检进行B超检查时心里也有个谱。

早期B超检查

若早孕试验阳性，建议停经6～8周时进行B超检查，以确定宫内妊娠及胎儿存活情况。

胎儿NT检查

检查孕周为11～13⁺⁶周（头臀长介于45～84毫米之间），可以测量头臀长核实孕周。此外，进行NT检查，并结合血清学指标进行早孕期唐氏筛查，该检查还可以排除早孕期可发现的明显胎儿结构异常。

胎儿Ⅲ级超声检查

最佳孕周为18～24周，因超声特性、胎儿体位等因素，胎儿的双耳、手指、脚趾、胎儿生殖器等不在检查范围内，超声并不能排除所有结构畸形。对于高龄妊娠、有不良生育史、结构异常或有其他指征的孕妈，孕 28～32 周需再次进行Ⅲ级超声检查。

Ⅰ级超声检查

检查孕周可以为 14 周至足月，主要对胎儿大小、胎方位、羊水、胎盘等进行评估，建议对所有孕妇在 28～32 周及 37～40 周时进行孕晚期Ⅰ级超声检查。

双胎或多胎妊娠的超声检查

双胎妊娠的超声检查难度大，检查所需要花费时间是单胎的两倍以上，而且受两个胎儿体位及胎动的影响，可能会有更多结构显示不清，超声诊断双胎出生缺陷难度更大；对于复杂双胎需要到"双胎门诊"接受定期的专业超声检查。

十八、胎动异常是肚子里的宝宝在求救

李映桃　黎蘅　梁丽霞

"如果早点来医院，宝宝应该是可以保住的。"面对医生遗憾的叹息，27 岁的"准妈妈"流下了悔恨的泪水。原来，已经怀孕 35 周的阿丽，由于胎儿宫内缺氧窒息死亡，最后不得不做了引产手术。"其实两天前我已经觉得宝宝好像和平时不太一样了，感觉就是动得很少，我还以为是宝宝前几天动得厉害，累了，所以这两天就不动了呢，真没想到这竟然是宝宝在向我发出'求救信号'啊！"

对此，专家强调，每天数胎动是进入孕晚期后"准妈妈"的必做功课。因为胎儿急性宫内缺氧从开始到胎儿死亡一般需 12 小时至 2 天的时间，多数在 24 小时左右。这为孕妇和产科医生提供了抢救治疗的机会，而把握住这个机会的最佳方法就是数胎动。如果每天胎动＜ 3 次 / 小时，或 12 小时胎动＜ 20 次则为异常，"准妈妈"应立即去医院。

美国围产儿死亡分析：10% 与产妇未数胎动有关

十月怀胎，一朝分娩。每个准妈妈在分娩那一刻都仍心存疑问，宝宝会不会不健康啊？那么，产前有没有评估胎儿健康的技术呢？回答是肯定的。规范的围产保健是最首要的。而孕中晚期监护胎儿在子宫内是否缺氧的主要方法就是孕妇自数胎动，胎心监护，超声生物物理评分和脐动脉血流测定。而简单实用、方便、随时重复进行而又不花钱的方法就是孕妇自数胎动了。

所谓胎动，指的是胎儿在子宫腔里的活动冲击到子宫壁的动作。怀孕满 4 个月后，即从第 5 个月开始母体可明显感到胎儿的活动，胎儿在子宫内伸手、踢腿、冲击子宫壁，这就是胎动。胎动正常，表示子宫、胎盘功能良好，输送给胎儿的氧气充足，胎儿在子宫内健康生长发育，很愉快地活动着。

根据美国 1998—2010 年进行的围产儿死亡分析：围产儿死亡可预防的因素（大于 1 000 克、无解剖畸形）可避免占 56%，而不可避免的为 44%。分析可预防的原因包括：不适当的产前监护 8%，孕妇、家庭出错 10%，医生判断错误 24%，医生技术错误 7%，本身疾病因素 8%。分析表明，其中孕妇、家庭出错导致胎儿死亡的主要原因有两个：一是产妇有内科病不产检，二是健康的产妇未数胎动。

胎动初体验：就像鱼儿在游动

很多第一次怀孕的女性很容易错过最开始的胎动感觉。"我根本没意识到这是宝宝在动，我还以为是自己的肠子在动呢。" 而事实上，胎动的感觉与孕妇的腹壁厚度及胎儿的大小相关。瘦小的孕妇在妊娠 16 ~ 18 周甚至更早期即能感觉到胎动。

"最早的胎动感觉就像鱼儿在游泳，常被误以为是消化不良、胀气或饥饿。"专家说，由于子宫的容积有限，随着胎儿逐渐发育长大，胎儿在子宫内形成前滚翻的屈曲姿势，胎儿会伸展屈曲的四肢，帮助肌肉发育。所以自怀孕 16 ~ 18 周起，胎儿完全发育的四肢就会开始活跃地运动，而妊娠

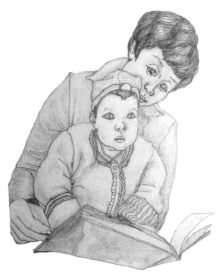
爱的传承（单远娴绘）

28 周以后，胎儿的动作会越来越多，有时甚至会拳打脚踢、翻跟斗。到了这个阶段，"准妈妈"就不仅会感觉到宝宝的动作，而且常常能看到腹壁上突然鼓起一块，这一点在瘦小的孕妇和多胎妊娠的孕妇中尤其明显。

胎动到了 30 ～ 32 周期间开始越来越显著和有规律。36 周后，由于子宫空间相对少、胎头入盆等因素，胎动次数较前减少 20%～ 30%。

每天有两个胎动高峰

在怀孕的过程中，有很多因素会影响胎动，其中最主要的是生理因素和病理因素。

生理因素：①胎儿的"生物钟"。睡眠—清醒周期为重要决定因素。胎儿一般早晨活动最少，中午以后逐渐增加，傍晚 6 时至晚上 10 时胎动开始活跃。在一天之中，胎动有两个活跃高峰，一次是在晚上 7 ～ 9 时，一次是在晚上 11 时至第二天凌晨 1 时。②孕妇的运动、姿势、情绪以及强声、强光和触摸腹部等都可引起胎动的变化。另外，如果孕妇的坐姿或站姿令宝宝感到不适，胎动也会剧烈一些。

病理因素：①羊水量。羊水量减少时，胎动次数也减少。②多种因素导致的胎儿宫内缺氧。胎动增多—胎动减少—胎动消失是胎儿宫内缺氧的一种表现，尤其需要关注。③孕妇服用镇静剂或硫酸镁等药物也会影响胎动。

孕妇要及时掌握自己的宝宝在宫内的生活习惯，发现有不正常情况，应及时咨询产科医生。对于自数胎动，孕妇决不能掉以轻心，也不需过于紧张。胎儿急性宫内缺氧的表现为：胎动频繁、剧烈—胎动少—胎动消失—胎儿死亡。正如前所述，这一过程一般需 12 小时至 2 天，多数在 24 小时左右。这也为孕妇和产科医生提供了抢救治疗的时间。

胎动是胎儿生命最客观的征兆之一，它能表达胎儿在子宫内的成长发育状况，是胎儿给母亲发出的信号，胎动次数多少、快慢、强弱等，常预示着胎儿的安危。

怎样检测胎动？

数胎动时可采取任何体位，思想集中，可用一些小巧物品做计数标记，或画"正字"记录于纸上，以免遗漏。胎动的强弱和次数，个体差异很大，可按孕妇本人习惯感受的胎动计数。"柔济糖妈妈在线"微信公众号有数胎动的软件，伴随美妙的音乐，孕妇轻松愉快数胎动，而且软件还有统计和报警提示，让孕妇发现胎动异常，及时求医。

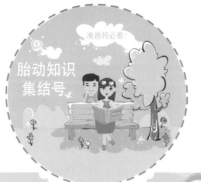

准爸妈必看：

胎动知识集结号 ⑤

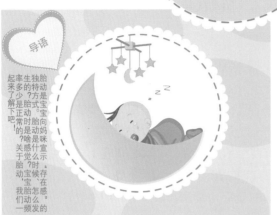

妊娠合并糖尿病知识读本

导语

胎动是宝宝独特的方式。宝宝向妈咪宣示"我存在、我健康"的一种信号。关于胎动，你了解多少？啥是胎动？是正常的胎式？胎动什么时候、什么感觉？我们频发的胎动起来了解下吧！

什么是胎动？

小BB在妈妈的肚子里会慢慢地长大，他会在子宫壁里来冲撞'踢腿'调皮动性拳也渐渐哦动可冲击子宫的活动。宝宝在子宫内动就是宝宝发育这种的啦表现胎自主选择！

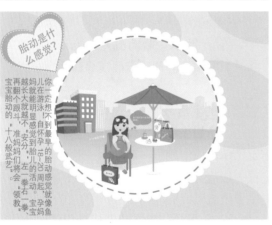

胎动是什么感觉？

宝宝越来越大就能明显感觉到胎儿的活动了。准妈妈们，十八般武艺，会领教一拳右一拳，宝宝在一定想游泳！不到自怀孕18-20周起不感觉到胎儿的斗翻个再翻的越明显'就像鱼。

怀孕多久有胎动？

宝会时的孕妈和略为减少孕妈妈都有点小紧张呢！此时小BB就会胎动了，动显感受'挺近足月的是到了最后关头胎频动繁踢腿宝又伸手了'孕18-20周时能感受到宝宝动最'孕20-38周的时候胎动

孕妇数胎动的方法

对于孕妈来说，孕28-32周是自数胎动较为适宜的时间，每天早中晚各选择一段时间'具体是不固定的时间是很简单'每次数胎动一个小时。呀每天动较活宜的选择做法是自数胎

孕妇数胎动的方法

好借着数胎动，和宝宝共度一段安静美好的"二人世界"吧！找个安静的地方，放松身体，把手放在肚子上，集中精神，感受宝宝的胎动

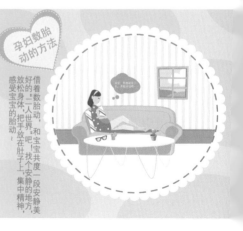

孕妇数胎动动的方法

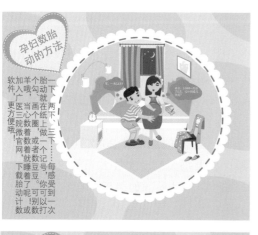

软件加入哦！'广'官网微着做，更方便哦！在医院当画在纸上三个圈，就数记号每载胎了。你感受到一个胎动就勾一下，两三下当做一下，微着或者数着，可以用心数着，也可以下载豆豆'感受胎动呢！别以一数或数打次

孕妇数胎动的方法

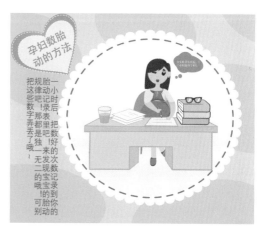

把规律胎吧！录表里把数好一小时后那都独一来的现数记录的到胎动别动无二的宝宝哦！可这些数字弄丢了哦！

如何记录胎动？

每天睡前，把当天3次数到的胎动次数（早+中+晚）×4＝12小时的胎动数。胎胎的目加起来再乘以4，就是个简单的公式吧，12小时。

胎动多少次正常呢？

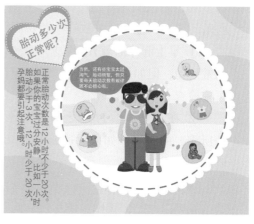

正常胎动次数是12小时不少于20次。如果你的宝宝过于3次、12小时少于20次，孕妈都要引起注意哦。

（对话框）当然，还有些宝宝太过淘气，胎动频繁，但只要每天胎动次数有规律就不必担心啦。

怎么算胎动异常

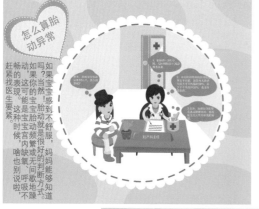

赶畅动如吗如紧的'果'找这你当然的医现可的能宝！感到这是宝和宝胎动就时宝缺氧在时候宫内繁啥缺或也别'间断方式说呼歇吸地不躁

温馨提示

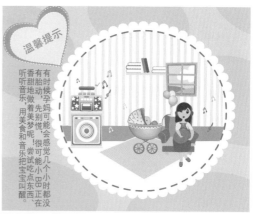

听香有有听甜地动音乐做孕妈可能先别慌会感觉几个小时都用美食没听到胎动，可能小BB正在尝试吃点东西，在没和音乐把宝宝叫醒。

结语

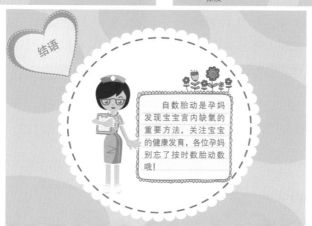

自数胎动是孕妈发现宝宝宫内缺氧的重要方法，关注宝宝的健康发育，各位孕妈别忘了按时数胎动数哦！

正常胎动的评价：目前国内外均采用 12 小时胎动计数，即早、中、晚固定时间各测 1 小时胎动数，3 次相加总数乘以 4，即为 12 小时胎动数。一般胎动 ≥ 3 次 / 小时、12 小时胎动 ≥ 20 次为正常。

胎动计数异常标准：若胎动 < 3 次 / 小时，12 小时胎动 < 20 次则为异常。孕妇可将每周的胎动次数算出平均数，如果每天胎动次数大于平均数的 50%，或少于平均数的 30%，也为异常胎动。另外，如果胎动频繁或无间歇地躁动，也可能是胎儿宫内缺氧的表现。

而据一些国内外的产科专家介绍，如果"准妈妈"无法坚持每天数 3 次胎动的话，也可以采取一些相对简单的方法：

① 早上起床后就开始数胎动，达到 10 次后就不再数了。准妈妈可以如常活动，但如果到晚上 10 时都没有数到有 10 次胎动的话，建议马上去医院检查。

② 在晚上 7 ～ 11 时之间，测量宝宝的胎动次数，看看出现 10 次胎动所需要的时间。如果超过 3 小时，胎动次数还达不到 10 次的话，就需要尽快去医院检查。

③ 准妈妈在整个白天，早上 8 时到下午 6 时之间，能够有 10 次胎动的话就可以放心，否则也应尽快到医院检查。

上述数胎动的方法建议准妈妈在产检时咨询医生，根据具体情况选择最适合自己的方法。

十九、今天的产检胎监合格了吗?

李兆生　李映桃

相信准妈妈们对于胎监并不陌生，准妈们孕 37 周后每次产检常规做胎监，但是门诊发现大部分准妈看不懂胎监图。胎监可以反映胎儿宫内安危情况，下面为准妈妈们简单介绍一下门诊常见的胎监知识。

胎儿电子监护

胎监，即胎儿电子监护，国内大多数医院在妊娠 34 周开始，高危妊娠孕妇（如妊娠合并糖尿病、妊娠期高血压疾病、羊水少、胎儿生长受限等）建议提前到 28 ～ 32 周开始胎心监护。胎监可以观察记录胎心率的动态变化，也可以了解胎心与胎动及宫缩之间的关系，评估胎儿宫内安危情况。

学看胎监图

胎监时准妈妈宜在安静状态下采用侧卧位或半坐卧位，常规胎监做 20 分钟。胎心监护图上可以看到两条线，上面一条是胎心率，正常情况下每分钟波动在 120 ～ 160 次，一般胎心率基线表现为一条波浪线，出现胎动时心率会加速，表现为一个向上突起的曲线，胎动结束后会慢慢下降，合格的胎监 20 分钟内加速 ≥ 2 次、加速 > 15 次 / 分、持续时间 > 15 秒。图中下面一条曲线表示宫内压力，宫缩时会增高，随后会保持 20 毫米汞柱左右，在临产时可以看到规律突起的曲线。

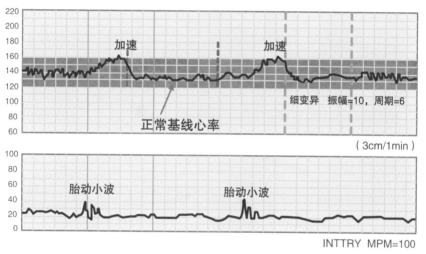

正常胎监图

胎监异常

门诊比较常见的胎监异常是部分准妈妈做胎监的时候胎动较少，胎监加速 < 2 次。出现这种情况准妈妈们不必过于担心，胎监容易受各种因素的影响，胎动少可能是因为胎儿处于睡眠状态，或其他原因（如体位、服药、母亲疾病、低血糖）影响。这时医生往往会给出以下建议：

① 延长时间至 60 分钟。

② 声刺激或医生以手轻轻刺激胎头。

③ 换个体位做（半卧位、坐位或侧卧位）。

④ 出去走走，隔一两个小时后再回来重新做胎监评估。

大多数胎监重做后合格，若延时重做后胎监结果仍不合格，则提示有胎儿宫内缺氧可能，这时就需要吸氧治疗，或是住院观察了。

二十、孕期缺钙，要补

李兆生　李映桃　陆秀清

妊娠期间由于钙需求量增加，容易导致准妈妈缺钙，而妊娠期缺钙对胎儿和母体的健康危害都很大，因此，孕期一定要保证钙质的充足。

（一）孕期哪个阶段最容易缺钙

妊娠晚期最容易缺钙。妊娠晚期，胎儿生长加快，是蓄积骨量最多的时期，对钙的需求量增多，该时期母亲补钙不足则容易导致缺钙。

（二）导致孕期缺钙的原因

① 胎儿生长发育需要消耗母体的钙质。

② 钙吸收障碍。维生素D在小肠中具有促进钙吸收的作用，孕期营养不良，或日常接触阳光过少时，容易导致维生素D缺乏，从而引起缺钙。

③ 妊娠期母亲全身循环血量增加，从而使血液中钙的浓度相对稀释降低，使母体表现出低血钙的各种症状。

④ 饮食方面影响：油脂类食物中的饱和脂肪酸，一些未经处理的蔬菜、谷类食物的草酸、植酸，在消化道中易形成钙盐沉积影响钙的吸收。另外，高钠盐、高磷饮食会增加钙的排泄，引起缺钙。

⑤ 孕期肾小球滤过率增加，尿钙排泄增加。

（三）孕期缺钙的症状或表现

① 小腿抽筋。小腿抽筋一般在怀孕 5 个月时就可能出现，往往在夜间容易发生。

② 牙齿松动。钙是构成人体骨骼和牙齿硬组织的主要元素，缺钙能造成牙齿珐琅质发育异常，抗龋能力降低，硬组织结构疏松。

③ 妊娠期高血压疾病。缺钙与妊娠期高血压疾病的发生有一定的关系，如果被诊断为妊娠期高血压，则要考虑缺钙的可能。

④ 关节、骨盆疼痛。如果钙摄取不足，为了保证血液中的钙浓度维持在正常范围内，在激素的作用下，孕妇骨骼中的钙会大量释放出来，从而引起关节、骨盆疼痛等。

（四）孕期钙质补充不足对胎儿产生的影响

若胎儿得不到足够的钙，很容易发生新生儿先天性喉软骨软化病。当新生儿吸气时，先天性的软骨卷曲并与喉头接触，很容易阻塞喉的入口处，并产生鼾声，这对新生儿健康十分不利。更为重要的是，胎儿摄钙不足，易引起先天性佝偻病，出生后易患颅骨软化、方颅、前囟门闭合异常、肋骨串珠、鸡胸等佝偻病。

（五）孕妇是否都需要补钙

孕中晚期，胎儿生长发育钙需求量增加，母体内的钙被大量消耗，容易导致缺钙。我国营养学会建议妊娠 16 周起每日摄入钙 1000 毫克，妊娠晚期增至 1500 毫克，日常饮食难以满足，因此需要额外补充钙剂。当孕妇出现小腿抽筋、牙齿松动、妊娠期高血压或关节、骨盆疼痛等症状时，则要提高警惕了，因为这有可能是缺钙引起的。

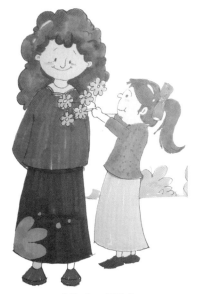

感恩（田颖绘）

（六）孕妇补钙的注意事项

1. 孕期什么时候开始补钙？是否越早越好呢？

不是。孕早期母体钙的需求量与普通成年人需求量大致相同，每天可以通过喝牛奶及正常饮食获取足量的钙，可以无需额外补充钙剂。而孕中晚期，胎儿生长发育钙需求量增加，需要额外补充钙剂。

2. 产后还需要继续补钙吗？

建议产后继续补钙。产后妈妈补足钙，不仅有利于自身产后的快速恢复，更能提高乳汁的质量。健康的哺乳期妈妈，每100毫升乳汁中含有约35毫克的钙，只有母亲获取充足的钙才能给宝宝提供高钙乳汁，因此产后补钙不足可引起母亲及宝宝缺钙。

3. 一天当中哪个时间段补充钙剂最好？

钙容易与草酸、植酸等结合，影响钙的吸收，因此补钙最佳时间应是在睡觉前、两餐之间。注意要距离睡觉有一段的时间，最好是晚饭后休息半小时的时候，因为血钙浓度在后半夜和早晨最低，最适合补钙。

4. 如果通过补钙产品来进行补钙，应注意些什么？

如今，市面上有很多不同种类的钙剂，作为要补钙的准妈妈一定要坚守这个原则：孕妇专用钙 + 好吸收的钙。选择补钙产品要注意以下几点：

① 钙片的溶解度：口服的钙片必须以钙离子的形式才能在肠道被吸收，因此，如果钙片的溶解度高，就可能被吸收得更完全。就溶解度而言，氯化钙、葡萄糖酸钙、柠檬酸钙等溶解度较好，而乳酸钙、碳酸氢钙和未经处理的活性钙等溶解度较差。

② 钙片的吸收利用率：影响钙吸收的因素非常多，孕妇的胃肠功能、服用钙片的时间和剂量，以及同吃的食物等，都可能影响钙片的吸收率。科学研究表明，在同样条件下，目前市场上的各种钙片的吸收率差别并不是很大，一般为20% ～ 40%。

③ 性价比：孕期补钙是长期行为，价格高的钙片，未必补钙效果就好，应根据自己的经济条件选择钙片。

④ 口味：妊娠期间对味道很敏感，若孕期食欲不太好，对口味要求很高，那么选择口感好、味道佳的钙片是很重要的。

⑤ 维生素 D：补钙的同时如果没有足够的维生素 D，钙是难以被人体吸收的。

⑥ 向医生咨询：不确定如何补钙时，建议到医院咨询医生，在医生的指导下进行补钙。

5. 孕期补钙应注意些什么？怎样促进钙的吸收？

① 补充维生素 D：维生素 D 在小肠中具有促进钙吸收的作用。

② 晒太阳：人体皮下储存有从胆固醇生成的 7– 脱氢胆固醇，受紫外线的照射后，可转变为维生素 D3，因此适当的日光浴可以增加孕妇对维生素 D 的吸收，从而促进钙的吸收。

③ 调节饮食：需注意油脂类食物中的饱和脂肪酸，一些未经处理的蔬菜、谷类食物的草酸、植酸，在消化道中易形成钙盐沉积从而影响钙的吸收。

二十一、孕妈睡眠有讲究

何青　李映桃　陆秀清

孕期睡眠不好是一个常见的问题，由于受到各种因素的干扰，睡一个好觉成为很多准妈妈的奢侈之事。那到底在孕期可能会遇到哪些睡眠问题呢？为了保证更好的睡眠质量，应该注意些什么？

（一）有些孕妈睡觉时腿容易抽筋，有什么好方法能帮助缓解

1. 补钙

大部分妈妈抽筋是因缺钙引起的，要注意补充钙和维生素 D，可吃钙片，也可吃含钙丰富的食物，如虾皮、牛奶、豆制品等。在补钙的同时，还要注意保证饮食中维生素 D 的摄入。建议准妈妈多晒太阳，促进钙的吸收和利用。

2. 泡脚

最好洗热水澡，并按摩双下肢肌肉，减少乳酸堆积，从而避免腿部抽筋。临睡前用 40℃ 左右的热水泡脚 10 分钟，泡脚的盆要深一些，水要多一些，最好超过脚脖子，可起到舒筋活血、解除痉挛的作用。

3. 伸展运动

对于明显的抽筋，握紧椅背作为支持，站直使腿后部肌肉伸展，髋部稍向前并弯曲，膝部伸直，均匀地深呼吸。也可以斜倚在墙上，足底站在地板上，双臂伸直，稍前倾，双手掌抵着墙。牵拉、向上弯曲足底，脚后跟向外推（而不是指向趾尖）可以避免腿抽筋。有时，当腿抽筋刚开始时，也可以做这种伸展动作。

4. 腿脚活动

下床脚跟着地，或平躺时脚跟抵住墙壁；也可以将脚掌向上弯以屈伸小腿；另外，伸直膝盖，并把脚掌向膝盖的方向翘，向上屈曲，小心地以踝部进行绕圈运动。如果是小腿抽筋，就将小腿扳向自己身体心脏位置的方向。

5. 站立轮换

避免日间固定姿势太长时间，站立和坐约30分钟即更换姿势，晚上也要避免做"沙发土豆"，避免久坐观看电视。

（二）尿频也是干扰孕妇睡觉的一大问题，如何解决

由于怀孕后母体的代谢产物增加，同时婴儿的代谢产物也要由母体排出，因而大大增加了肾脏的工作量，使尿量增加。此外，妊娠早期增大的子宫、晚期下降的胎头压迫膀胱，使膀胱的容量减少，引起小便次数增多而且总有尿不完的感觉，这就是尿频。

小贴士

① 常做缩肛运动：这样可以训练盆底肌肉的张力有助于控制排尿。② 适量补充水分：可从日常生活和饮水量改变做起。也就是说，平时要适量定时补充水分，但不要短时间过量或大量喝水，临睡前1～2小时最好不要喝水。③ 外出时，若有尿意，一定要上厕所，尽量不要憋尿，以免造成膀胱发炎或细菌感染。④ 睡觉时采取侧卧位，减少膀胱压迫感。⑤ 排尿时有疼痛感，尿不尽，尿液有红色，排尿次数大大增加，很有可能是因为膀胱发炎或感染细菌，此时一定要及时就医，遵嘱用药。

（三）该如何对待胎梦

日有所思，夜有所梦，怀有美好憧憬的孕妇梦到未来宝宝是很正常

的事。但是，有的孕妇常常因做梦过多影响了睡眠，白天精神不佳，有时还做些惊恐、吓人的噩梦，对自己和胎儿产生不利影响。

理性看待胎梦，不要太过于迷信，尽可能保持平和的情绪，将心态调整到最乐观的状态。至于孕妇或家人做到与胎儿有关的梦，可以解释成做梦者在睡眠状态下某种心理活动的延续，表示他们想达成某种愿望，如想要男孩或女孩，希望孩子是什么样的人等，建议孕妇不要把胎梦看得过于神秘。胎梦没有科学的解释，只是寄托了爸爸妈妈的美好愿景，因此要正确看待胎梦，不可太过于迷信。也建议孕妈妈们在朋友圈或孕妇学校分享"胎梦"，憧憬着美好的母儿未来，养成健康良好的心理。

（四）白天容易犯困

通常情况下，怀孕后女性出现嗜睡是一种比较正常的现象。怀孕初期因绒毛膜促性腺激素增加，饮食起居都发生改变，身体很容易疲累，打乱未孕时的生活作息，易出现嗜睡的现象。

怀孕期间嗜睡是女性特有的某种荷尔蒙孕激素分泌的结果，排卵期后孕激素增高，女性已略有疲倦感。为使得子宫内膜增厚，"土壤肥沃"，受精卵易于着床和生长；使子宫肌肉变得充血柔软，防止流产，怀孕后此黄体荷尔蒙增加更多。但是，这种荷尔蒙有类似"麻醉"的作用，导致孕妇的思想和行动变得有些迟钝，因此感到"老是想睡觉"。

另外，孕妇的基础新陈代谢增加，妊娠期母体内分泌系统产生变化，且宝宝在发育的过程中需要从母体吸收大量的营养，孕妇体内热量消耗快，非孕期人体供氧供血主要部位是"大脑"，而孕妇则大部分转移到"子宫"，形成孕妇大脑相对血供应、氧供应和能量供应不足，孕妇常常出现清晨低血糖状态，这些都是嗜睡的原因。

（五）孕妇睡多长时间最佳

个体有差异，以恢复疲劳、身体舒适为度，养成良好的作息习惯。平均睡眠时间为每晚睡眠 7～8 小时，除每晚的睡眠外，孕妇还应该在白天有 30～60 分钟的休息时间。但同时也要注意，要是每天的睡眠时间过长，就会让体重增加过多，也会增加孕期疾病的发生；若睡眠不足，身体抵抗力差，更容易罹患各种生理和心理疾病。

（六）如何选择床上用品

孕妈妈的睡眠质量不仅与睡姿有关，也跟床上用品的舒适与否相关。
① 被子。理想的选择是蚕丝被。蚕丝是最柔软、健康的天然纤维，

以 100% 蚕丝为填充料制成的蚕丝被，具有贴体、舒适的寝被特质，最符合人体的"睡眠工学"，帮助孕妈在最短的时间里甜美入梦。孕期不宜使用化纤混纺织物作被套及床单，因化纤布容易刺激皮肤，引起瘙痒。

② 枕头。选择枕头要注意枕头的透气性和弹性，这主要跟枕芯材料有关。以决明子、蚕沙、谷物等为填充材料的枕头透气性良好，没有弹性也不会塌陷，而以真空棉、棉花为填充材料的枕头一般可能存在透气性和弹性差的问题。孕期的枕头最好需要弹性、承托力适中。以 9 厘米（平肩）高为宜。枕头过高迫使颈部前屈而压迫颈动脉。颈动脉是大脑供血的通路，受阻时会使大脑血流量降低而引起脑缺氧。此外，头部最好放在枕头的中央靠上位置。

③ 床垫。孕妇适宜睡木板床，铺上较厚的棉絮，避免因床板过硬，缺乏对身体的缓冲力，从而转侧过频，多梦易醒。也不建议睡太软的床垫。

小贴士

关于孕期怎样提高自身的睡眠质量以及采取怎样的睡姿更有助于睡眠可参考"糖尿病孕产妇知识问答"第 62 和 63 题。

二十二、孕期皮肤瘙痒五大原因

李兆生　李映桃　黄贤君

1. 因怀孕而痒

从怀孕到生产后 1 个月左右，因激素增加，准妈妈不仅身体会出现变化，就连皮肤也变得特别敏感，容易起疹子，感觉瘙痒，严重时会影响生活作息与情绪。

准妈妈衣服材质应以棉质为主，避免化纤衣物产生摩擦、静电，形成外在环境对皮肤的刺激。此外，建议洗澡水不要太热，洗澡时间不要太长，洗完后最好马上涂抹润肤霜。

不要等到感觉皮肤干燥才来润肤，经常润肤才能维护皮肤的完整性。应尽量不用肥皂、沐浴露。

小贴士

准妈妈孕期要注意皮肤的护理保养。

2. 因气候而痒

在不同的季节，准妈妈会有不同的皮肤问题，如夏季因气候潮湿，流汗多，容易出现湿疹或皮肤毛囊炎等问题；冬季则因为皮脂分泌减少，皮肤容易干燥，严重时甚至会出现皮肤龟裂，而引发冬季湿疹或缺脂性湿疹等，这些症状在全身任何部位都有可能发生。

小贴士

准妈妈在不同季节要注意不同的皮肤护理保养方法，夏季勤洗澡，秋季保湿，冬春季防冻和补充油脂类护肤品。

3. 因血糖和胆汁酸异常而痒

若瘙痒难忍，坐立不安，夜不能寐，痛苦不堪，有的甚至抓破皮肤方能暂时止痒，造成全身抓痕累累，发生皮肤化脓性感染且迁延难愈合时，要注意排查妊娠合并胆汁淤积综合征和糖尿病。

小贴士

出现上述情况可以在皮肤科、产科和中医科就诊，抽血检查（包括肝肾功能和总胆汁酸）。若皮肤瘙痒是妊娠期糖尿病或胆汁淤积综合征而致，孕妈妈要警惕了。高糖或高胆汁酸水平，均可导致胎儿窘迫、死胎等不良预后。此时需要进行降糖控糖治疗和降胆汁酸治疗，需定期检测血糖水平或胆汁酸水平，降糖控糖治疗需持续至产后，降胆汁酸治疗则需要持续至分娩结束。

4. 因病原菌感染而痒

若以手指和脚趾的夹缝间瘙痒难忍为主，皮肤起小水泡者，抓破皮肤方能暂时止痒并流水者，注意是否为虫螨等病原体的感染。若"香港脚"，臀部、大腿等部位出现"地图"或"铜钱样"斑，注意是否为真菌等病原体的感染。

小贴士

出现病原菌感染，孕妈要及时到皮肤科做专科诊断和治疗，疗程较长。孕妈妈大多担心药物治疗会对宝宝造成影响，但局部治疗抗真菌药属B类药，不会对胎儿造成不良影响，孕妈不用过于担心。

5. 因食品、药品及生活用品而痒

不少孕妈在食用某些食物、药品，如辣椒、生姜、生蒜等辛辣刺激食物，或接触某类生活用品，如化妆品后，短时间内会出现皮肤瘙痒、皮疹。

症状轻微时，可以使用半干的冷毛巾进行冷敷，缓和皮肤瘙痒不适。中医的祛湿对症治疗效果也不错。瘙痒严重的孕妇，需在医生指导下用药对症治疗，局部瘙痒可外涂薄荷酚、樟脑霜、樟酚酊、樟脑扑粉，必要时可短期选用副作用小的激素药膏，如艾洛松等。全身瘙痒可短期适当服用镇静剂或脱敏剂，如口服扑尔敏片，每日3次，每次4毫克；可同时口服B族维生素和维生素C。另外，也可口服或静脉注射葡萄糖酸钙。

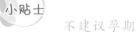

二十三、关于地中海贫血，你了解多少？

李兆生　陈娟娟　白恬

相信大部分孕妈都听说过地中海贫血，尤其在两广地区，产检时地贫是医生主要排查的疾病之一。但对于地中海贫血，各位孕妈了解多少呢？

1. 什么是地中海贫血？

地中海贫血（地贫）是一种遗传性溶血性贫血疾病。简单地说，就是由于基因缺陷致使血红蛋白的合成材料，一种或一种以上珠蛋白链合成缺如或不足所导致的贫血或病理状态。该病广泛分布于世界许多地区，东南亚即为高发区之一。我国广东、广西、四川多见，长江以南各省区有散发病例，北方则少见。

2. 地中海贫血有哪些危害？

要想知道地中海贫血的危害，就先得进行分类、分型。地中海贫血主要分为 α、β、γ、δ 四种类型，其中常见的是 α 和 β 地中海贫血。而根据病情的严重程度又分为静止型、轻型、中间型和重型。

① 静止型 α 地贫：患者无症状，红细胞形态正常。

② 轻型：患者无症状或轻度贫血，脾不大或轻度大，病程经过良好，能存活至老年，容易被忽略，多在重型患者家族调查时被发现。

③ 中间型：患儿出生时无明显症状，婴儿期后逐渐出现贫血、疲乏无力、肝脾大、轻度黄疸。

④ 重型 α 地贫：又称 Hb Bart's 胎儿水肿综合征。胎儿常于 30～40 周时流产、死胎或娩出后半小时内死亡，胎儿呈重度贫血、黄疸、水肿、肝脾大、腹水、胸水。胎盘巨大且质脆。

⑤ 重型 β 地贫：又称 Cooley 贫血。患儿出生时无症状，至 3～6 个月开始发病，呈慢性进行性贫血，面色苍白，肝脾大，发育不良，常有轻度黄疸，症状随年龄增长而日益明显。1 岁后颅骨改变明显，出现地中海贫血特殊面容。容易出现心、肺、肝、胰腺、垂体损害，其中最严重的是心力衰竭，是导致患儿死亡的重要原因之一。本病如不治疗，多于 5 岁前死亡。

3. 预防是关键

虽然轻型地贫无需特殊治疗，但是中间型及重型地贫缺少根治的方法，治疗费用也极其昂贵，临床中，中、重型地贫预后不良，因此重在预防。

既然地贫是种遗传性疾病，那么预防中、重型地贫儿的出生则关系到夫妻双方。现在孕妈去医院产检都会做血常规检查，如果出现下面两项结果异常：MCV（红细胞平均体积）≤ 82 fl 或 MCH（平均红细胞血红蛋白量）≤ 27.0 pg，那么提示很有可能为地中海贫血（或为基因携带者），此时就需要孕妇的丈夫也同样做一个血常规检查。如果丈夫也提示可能是地中海贫血（或为基因携带者），夫妻双方则需进行地贫基因诊断。如果确诊双方为同类型地贫基因携带者，则需要为胎儿进行产前基因诊断。如果基因诊断发现胎儿患有重型地贫，医生会建议孕妇终止妊娠，如果是正常或轻型地贫儿，则可以继续妊娠。

二十四、"熊猫血"是什么血型？

李兆生　陈娟娟　白恬

A、B、O 血型我们都知道，但"熊猫血"是什么血型？不少孕妈产检时对此感到疑惑。为此，我们编写了这篇文章，以期帮助孕妈们答疑解惑。相信学了这堂课后，你们也可以成为专家。

群策妙计　悦享甜蜜——孕妈妈常备知识

1. 什么是"熊猫血"？

有两个血型系统与人类输血关系最为密切，一个是我们常听到的 A、B、O 血型，另一个是 Rh 血型，而"熊猫血"就是与 Rh 血型相关。传统上我们把红细胞缺乏 D 抗原称为 Rh 阴性，具有 D 抗原称为 Rh 阳性。我国大部分人为 Rh 阳性，Rh 阴性血比较罕见，是非常稀有的血型种类，就像我国国家一级保护动物熊猫一样珍贵稀有，所以又被称为"熊猫血"。

2. "熊猫血"的危害

部分孕妈说，既然"熊猫血"这么稀有，有"熊猫血"不是好事吗？怎么会有危害呢？虽说物以稀为贵，但是对于孕妈来说，拥有"熊猫血"可并不是什么好事。

一方面，Rh 阴性血的女性怀孕后，有可能发生胎儿宫内 Rh 溶血，这比常见的"A、B、O 溶血"更严重，可导致胎儿重度贫血，甚至心脏衰竭。由于重度贫血、低蛋白血症和心脏衰竭可导致胎儿水肿，严重情况下可引起胎儿死亡。出生后新生儿也可出现黄疸、贫血、肝脾肿大等。

另一方面，由于血型的稀有，一旦发生产后大出血，血源会比较紧张，血站 Rh 阴性血库存少，而且还要考虑到 A、B、O 血型匹配的问题，加大产后大出血抢救的难度。因此，有大出血风险的 Rh 阴性孕妇，产前备血非常重要。

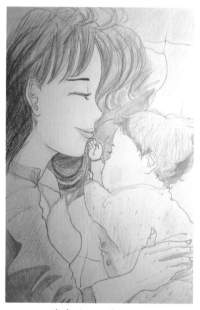

慈爱（孟话童、马驰绘）

3. 什么情况下会发生 Rh 溶血？

Rh 阴性女和 Rh 阳性男结婚，胎儿有可能就是 Rh 阳性，就有可能会有溶血现象。Rh 溶血一般不发生在第一胎，但是分娩后妈妈已经致敏，再次妊娠时妈妈体内可产生大量的 IgG 抗体，可通过胎盘进入胎儿体内引起胎儿溶血。另外，曾经发生过流产、宫外孕的孕妈，第一胎可发生溶血。

既往输入过 Rh 阳性血的 Rh 阴性孕妈，第一胎可能会发生溶血。少部分孕妈虽然未接触过 Rh 阳性血，但第一胎也可发生 Rh 溶血，这可能由于 Rh 阴性孕妈的母亲为 Rh 阳性，其母怀孕时已使孕妈致敏，故第一胎也可能发病。

即便是抗原性最强的 RhD 血型不合，也仅有 1/20 发病，Rh 阴性的孕妈们不必过于担心。另外，如果准爸爸 RhD 血型基因为杂合子，则胎儿 RhD 阳性的可能性为 50%。

4. 如何发现 Rh 溶血？

① 母亲：首次产检时对 Rh 阴性的孕妈监测外周血是否存在 Rh 抗体，如果发现抗体存在，应每两周检查一次，观察抗体滴定度是否升高。

② 胎儿：可以通过无创 DNA 检查胎儿血型，Rh 阴性胎儿不发生 Rh 溶血。Rh 阳性胎儿，通过超声来观察胎儿有无溶血发生，并了解贫血严重程度，主要观察胎儿大脑中动脉血流情况、胎儿水肿以及胎盘水肿等情况。

5. 如何预防 Rh 溶血？

Rh 阴性的孕妈可以通过注射 Rh 免疫球蛋白来预防抗体的产生，对于已经产生抗体的孕妈无效。

若孕妈已经产生 Rh 抗体，则需要定期检查孕妈体内抗体滴定度变化情况，监测胎儿有无发生溶血。如果胎儿溶血严重，则可能需要进行胎儿宫内输血治疗，必要时需提前终止妊娠；新生儿出生后可能需要在新生儿重病监护室（NICU）监护和换血治疗。

二十五、如何应对宫颈机能不全？

何文君 刘玉冰 李映桃 邓燕红

王女士已经 32 岁了，历经 2 次妊娠，分别在孕 18 周和 22 周流产，她伤心不已，来到广州医科大学附属第三医院产科门诊，医生在她流产后 3 个月、月经复潮经后 5 天进行宫颈内口探查术和宫腔镜检查术，确诊为"宫颈机能不全"造成的不育。并告知宫颈机能不全是引起中期妊娠复发性流产及早产的重要原因和临床应对措施。但究竟哪类人群容易出现宫颈机能不全？如何避免宫颈机能不全所致的流产及早产？

1. 宫颈机能不全的定义

宫颈机能不全（cervical insufficiency, CI），又称子宫颈内口闭锁不全、子宫颈口松弛症。由于子宫颈先天性或后天性的解剖及功能缺陷，导致在没有宫缩的情况下，孕中期无痛性宫颈扩张，随之胎儿胎盘娩出，妊娠终止，常发生在孕 24 周前，不合并其他明确致宫缩和早产的因素（如出血、感染和胎膜早破），发生率为 0.1%～2%，在妊娠 16～28 周习惯性流产中占 15% 左右。

2. 哪类人群容易出现宫颈机能不全？

以下人群容易出现宫颈机能不全：有 2 次或 2 次以上不明原因的晚期流产或早产史，或未足月胎膜早破史，且分娩或破膜前无明显宫缩，胎儿存活；第 1 胎分娩有引产、急产、手术产（钳产、胎头吸引、臀位牵引）或子宫颈损伤史；既往有宫颈或宫腔手术史，如宫颈切除、宫颈修补、宫颈电灼、宫颈息肉摘除、多次人流史、诊刮术等；先天性宫颈发育不良、过小，或可能有宫颈肌组织与结缔组织比例失调，子宫畸形等。

3. 孕前如何确诊宫颈机能不全？

如果有以上病史，计划怀孕前，应在经后 3～7 天进行妇检：如非孕期宫颈陈旧性裂伤达穹隆或宫颈阴道段短于 0.5 厘米；或宫颈口松弛度探查，如宫颈口可毫无阻力地通过 8 号 Hegar 扩宫棒；或行子宫造影，提示宫颈内口颈管狭部漏斗区呈管状扩大（宽度大于 6 毫米）或应激性收缩，可诊断为宫颈机能不全。

4. 宫颈机能不全的孕妇孕期需注意什么？

孕期要注意避免重体力活动及长时间站立，避免过度增加腹压的动作；严禁性生活，保持会阴部清洁；定期产检，学会自己数胎动、宫缩监测，每 2～4 周超声复查宫颈长度，及时行预防性宫颈环扎术。

5. 孕期宫颈机能不全的表现有哪些？

典型的临床表现为孕中、晚期的宫颈无痛性扩张，伴有妊娠囊膨入阴道，随后不成熟胎儿娩出。阴查宫颈管短缩并软化，宫颈内口开大 2 厘米以上。孕 16～24 周单胎孕妇行宫颈 B 超提示宫颈管短于 25 毫米，宫颈内口大于 15 毫米。

6. 行宫颈环扎术的最好时机是什么时候？

手术时间以妊娠后 12～24 周为宜，预防性宫颈环扎一般主张 12～14 周为最佳时间。

7. 宫颈环扎术术前需要做些什么？

医疗上，术前需确认宫内妊娠为活胎、胎膜完整，并要排除胎儿畸形、胎儿生长受限等异常；超声检查宫颈管长度、宫颈内口宽度和有无羊膜腔嵌入宫颈管；术前需检查阴道清洁度，排除阴道炎症；术前预防性使用黄体酮抑制宫缩。而患者需要放松心情，避免过度紧张，与医护人员充分沟通病情并配合。

8. 宫颈环扎术的作用

修复及建立子宫颈内口的形态和功能，借助缝合技术提高宫颈张力，阻止子宫下段的延伸及宫颈口的扩张，协助宫颈内口承担妊娠后期胎儿及其附属物的重力，或减少子宫下段与胎盘分离的机会，延长孕周，防治早产。宫颈环扎术应用于临床迄今已有 50 多年的历史。

9. 宫颈环扎术按手术时机分类包括哪些？

① 预防性宫颈环扎术，一般在孕 12～16 周实施，此类病人均在孕前或孕早期明确诊断而行择期手术，手术效果最好。

② 治疗性宫颈环扎术，超声发现宫颈内口羊水囊呈"鸟嘴状"改变者，手术时机一般较前者略晚，在 18～20 周。手术效果次之。

③ 紧急宫颈环扎术，病人有典型的宫颈机能不全症状：盆腔压力大，宫颈扩张 ≥ 2 厘米；无规律宫缩，宫颈外口或以下可见或未见胎膜，手术时机平均在 22～24 周。手术效果往往欠理想。

10. 宫颈环扎术有哪些风险？

宫颈环扎术风险主要有出血、感染；可能诱发宫缩、胎膜早破、流产；不排除出现宫颈撕裂、疤痕形成；另外，若环扎线难以去除，孕晚期需要行剖宫产术分娩。目前宫颈环扎技术纯熟，手术成功率高，风险小，并发症少，能帮助大多数孕妇延长孕周。

11. 宫颈环扎术后多久能出院？

宫颈环扎术后大多需使用宫缩抑制剂抑制宫缩、抗生素预防感染治疗，术后 48～72 小时复查宫颈超声，确定术后宫颈长度和手术效果。一般术后 3～4 天可以出院。

12. 宫颈环扎术后出院后需注意什么？

闭合的宫颈和完整的羊膜腔以及相对安静子宫肌活动是维持妊娠的重要条件。宫颈环扎和宫缩抑制剂联合应用，双重阻断宫缩是提高干预效果的关键。

多卧床休息，注意按摩双腿，避免血栓形成；严禁性生活；每 2 ～ 4 周复查一次宫颈超声，如宫颈进一步缩短扩张，再次入院安胎；如出现明显腹痛及阴道流血流液，立刻到医院检查原因。

13. 宫颈机能不全患者能孕育双胎吗？

建议患有宫颈机能不全的准妈妈尽量孕育单胎；如为双胎妊娠，孕期可能会因为先兆流产，不得不选择进行治疗性减胎术。因为双胎发生流产的风险是单胎的 2 ～ 3 倍，发生早产的风险是单胎的 7 ～ 10 倍，而宫颈机能不全患者孕育双胎风险更高。

14. 何时拆除宫颈环扎线？

宫颈环扎术后如出现明显宫缩、阴道出血、胎膜早破，需及时至医院检查，必要时拆除环扎线，避免出现严重宫颈裂伤；如环扎后无特殊不适，待妊娠至足月，即单胎孕 36 ～ 39 周时拆除环扎线，双胎也有专家建议孕 34 ～ 36 周时拆除环扎线。对胎膜早破早产的孕妇，何时去除应根据孕周决定：①大于 32 孕周，胎儿娩出可以很好地存活，可以去除环扎物；②小于 22 周，环扎物也应去除，因为此时胎儿大多不能存活，或者新生儿的死亡率及发病率都很高；③在 22 ～ 31 周的孕妇，应该个体化对待。

15. 做了宫颈环扎术而成功的足月分娩者，再次怀孕后还需要做宫颈环扎术吗？

大部分需要；个别因宫颈环扎术后疤痕挛缩，不一定要做。

16. 预防性宫颈环扎术与紧急性宫颈环扎术相比较，有哪些缺点？

紧急性宫颈环扎术是指在妊娠中期已经出现宫颈短缩或宫颈口扩张、羊膜囊膨出等宫颈机能不全的表现时，为挽救妊娠进行的补救手术。相比预防性手术，紧急手术术中更容易出现胎膜早破、感染，手术失败率高等情况。所以建议宫颈机能不全的孕妇在环扎的最佳时机行预防性宫颈环扎术。

17. 如果宫颈机能不全患者妊娠囊脱出子宫颈下达阴道内，该如何处理？

妊娠囊已突入阴道者，无论要求安胎或放弃胎儿，都应该及时住院，予足够时间的抗感染治疗，防治急性绒毛膜羊膜炎；要求安胎者可使用宫缩抑制剂，大于 26 周予促胎肺成熟，间隔 2 ～ 3 天复查感染指标及白带常规等，排除宫内感染；如出现发热、母胎心率过快、胎儿窘迫、血象或白带异常、阴道分泌物恶臭、子宫压痛等宫内感染征象者，应及时终止妊娠。

18. 孕前宫颈机能不全的能否修正？

可以行宫腔镜下"宫颈成形术"，效果较好。方法是：在月经干净3～7天时，宫腔电切镜下依据松弛程度，宫颈内口两侧各切出深达内肌层的新创面，再将宫颈下拉到处女膜缘，7号丝线纵向缝扎两侧宫颈管，使其只能通过4号扩宫棒。2个月后拆线，再次扩宫试验，如果正常可以在半年后怀孕。也可以行腹腔镜下"经腹宫颈环扎术"。

二十六、要不要侧切？孕妇必知的分娩知识

李映桃　郭慧　陆秀清

如今不少准妈妈摒弃了人类最自然的分娩方式，转而选择剖宫产。除了担心分娩时的阵痛之外，害怕在分娩时作会阴侧切也是很重要的原因之一。专家指出，侧切并非那么可怕，医疗干预就是为了避免在自然分娩过程中造成更大的伤害，侧切与否要看个人情况同时也要有侧切适应症。

1. 什么是侧切

侧切，就是分娩过程中，在阴道口能够看见胎头的时候，于阴道口的左侧（或右）方，倾斜45°剪开一个开口。剪开的部分包括皮肤、肌肉和部分的阴道黏膜。开口长度4～5厘米。侧切并不是用一般的手术刀或剪，医生会用特制的"侧切剪"进行侧切。

2. 为什么需要侧切

医疗干预就是为了避免在自然分娩过程中造成更大的伤害，医生关键还要评估这个胎儿能不能完全自然分娩。首先要评估妈妈的因素，如果由于会阴较紧、会阴体长、胎儿巨大，估计分娩过程可能会造成严重会阴撕裂，那么肯定还是侧切好；其次要评估宝宝的因素，如果第二产程发现胎儿宫内缺氧，为了让胎儿更快地生出来或需要阴道助产的，需要进行侧切。

所有的医疗救助都是建立在模拟正常人体生理的基础上的，医生的

责任是发现病人状况后，经过恰当的医疗干预来确保母体和胎儿的健康。据了解，目前广州医科大学附属第三医院的阴道分娩大概有 30% 的侧切率，需不需要侧切还是强调个体化和考虑适应症。

3. 侧切适应症

① 会阴有炎症。当孕期有阴道炎没有治愈，炎症使得会阴和阴道充血水肿，组织脆性增加，缺乏弹性，要侧切。

② 会阴体短，也就是自阴道口到肛门的距离过短，一旦发生裂伤，会累及肛门括约肌和直肠，为避免此类事情发生，预防性地做侧切，以避免严重的裂伤。

③ 胎儿过大，阴道口相对于较大的胎头通过有一定困难，要侧切。

④ 当胎头已拨露，宫缩时胎心下降，发生胎儿宫内窘迫，为尽快让胎儿脱离缺氧的危险，需要侧切。

⑤ 当胎头已达盆底，因为胎儿宫内窘迫或宫缩乏力，需要使用产钳或胎头吸引器助产，故给予侧切，以免裂伤。

⑥ 当母亲有妊娠高血压综合征、心脏病等合并症，为了免于母亲长时间用力，故采取侧切缩短第二产程，减少对母儿的伤害。

⑦ 当第二产程延长时，为尽快娩出胎儿，以免胎儿在阴道内长时间受压，故需侧切。

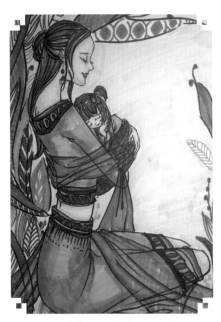

蓝色的母爱（邱怡绘）

会阴侧切的切开时间一般选择在两次宫缩之间，胎头在阴道口露出直径 3～4 厘米，在会阴阻滞麻醉下于会阴体左（或右）侧行 45°切开，长 4～5 厘米。可以防止产后盆底松弛，避免产后膀胱膨出、直肠膨出和尿失禁。一般切开四层：阴道黏膜、肌肉（会阴浅深横肌、部分提肛肌）、会阴皮下脂肪、会阴皮肤。在胎儿和胎盘娩出后，经过助产士仔细检查宫颈、阴道壁和会阴侧切伤口，给予逐层缝合，恢复原本的解剖关系，层层对合。有些助产士用埋藏缝线的方法缝合伤口，有些助产士用外缝丝线的方法缝合皮肤，缝合完的皮肤完好如初。

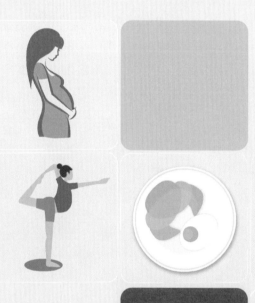

随糖演绎
偶有主意
糖妈妈控糖心得

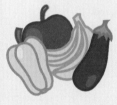

一、糖妈妈的五彩世界

Lemon

初夏的早晨，静坐于窗前，悠然的我享受着微风扑面的清凉，凝听着鸟儿叽喳欢唱。一缕阳光带着五色斑斓的色彩悄悄地挤进了窗，挤进了我的心。我是一位糖妈妈，至今怀孕 27 周了，回顾这一路控糖经历，心情起伏跌宕，感慨万千。

灰黑色的阳光：紧张期

2014 年 12 月 8 日，一个值得纪念的日子：我怀孕了。

在欣喜的同时，更多的是担忧，另一张化验报告单显示，空腹血糖7.1mmol/L。两天后门诊进行"糖耐量"检查，数值依然不容乐观。从那刻起，我被确认为"糖妈妈"。紧接着，住院进入内分泌科观察监控、调整血糖。

住院的那一周，为了严格控制血糖，基本上是以吃医院的糖尿病餐为主，主食吃的很少，餐后血糖在一直"饿"着的状态下，控制在7mmol/L 左右，但睡前和空腹的血糖值一直居高不下。

出院后，我正式用上了胰岛素。那时，我简单地将内分泌科医生说的少吃多餐的"少"放在了选择食物的首位，少油、少盐、少淀粉，吃着可怜的几种食物，主餐除了水煮青菜，就是清蒸肉、鱼，主食每顿只吃一小碗大约 100 克的大米饭，水果只敢选择苹果和猕猴桃两种，比孕前吃的食物总量还要少，还错误地认为每天喝一些孕妇奶粉能够帮助自己均衡营养（不知道糖妈妈是不能喝孕妇奶粉的），没想到体重一度下滑。

每天的情绪都被血糖仪里的数值给牵绊着，数值好了，多吃几口；数值一上去，立刻减量。神经时刻都绷得紧紧的，这样高度紧张的日子，让人觉得度日如年。

深蓝色的阳光：焦虑期

2015 年 3 月 3 日，我走进了产科，第一次遇见了李映桃主任。她让我认真地回顾了这三个月的控糖方案。我想了想，除了思想上的焦虑，除了减少进食量，所谓的方案，最多也就是每晚睡前打 8 个单位的长效胰岛素，将空腹血糖值控制到一个相对较为理想的数值。

测血糖也没有一个规范的方法，想到测就测一次，测完后发现数值高了，加餐不吃，或者是下一顿主餐少吃。李主任听完我介绍我这三个月的调糖方案后，给了我两个信号：每天仅靠一针长效胰岛素去控制整天的血糖是不科学的；我的饮食和营养的搭配有着很大的问题——主食的量太少，没有杂粮的辅助，食物的种类太单一，蛋白质、肉类、蔬果的总量也不达标。

李主任将我定义为糖尿病合并妊娠，而并不是简单的妊娠期糖尿病。听完李主任的话，原本就七上八下的心再一次落到谷底，心里又犯起了嘀咕："之前走的弯路，会不会对肚子里的宝宝有影响？接下来，我该如何应对？"李主任看着我焦虑的表情，温和地说："别担心，我们广州医科大学附属第三医院产科三区有个专业的团队，专门帮助你们这些糖妈妈。你去挂个珍珍姑娘的号，她会帮助你正确控糖。"

淡雅黄的阳光：舒缓期

2015 年 3 月 6 日，在营养科我见到了珍珍姑娘——一位负责妊娠期糖尿病教育的护师。珍珍姑娘分析了我的 72 小时的血糖监控报告，发现我在餐后血糖非常高。她亲切、专业、耐心地讲解，从如何计算每餐的热卡，到科学地安排餐单，还从心理上开导我应如何乐观地面对，最后为我确定了新的控糖方案。

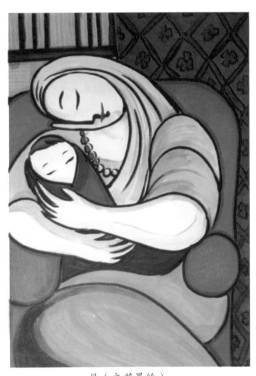
母（文若愚绘）

由那天起，我从每天晚上注射一次胰岛素改为每天三餐前注射速效胰岛素及晚睡前注射一次长效胰岛素。那天，我还进入了"甜蜜伴侣"微信群，犹如一只跌跌撞撞的小鸟终于找到了一个温暖的小窝。群里除了珍珍姑娘外，还有产科三区控糖团队资深的邓姑娘，她们还介绍了几位群里的糖妈妈义工团队成员帮助我。

每顿餐前，我会将食物拍照上传，群里的师姐们就细心地指导我，如何合理搭配每天的三正餐三加餐。第一天，我把早餐图发入群里，同时疑惑地问大家："饺子、鸡蛋、圣女果、牛奶，这么一大堆食物，我该先吃什么，食物才不容易糊化？""淀粉—鸡蛋—蔬果—牛奶。"几秒钟后，我的困惑迎刃而解。第二天晚餐，芹菜红萝卜丝炒肉丝、蒸鱼、凉拌黄瓜。照片一上传，群里的姐妹们就开始指点了："红萝卜丝要少吃哦，容易导致血糖升高，每次只能吃三分之一根，切丝当配菜。""你的晚餐没有绿叶蔬菜，瓜类是不能替代绿叶蔬菜的。""二米饭不够，淀粉摄入量不够。"第三天下午加餐，大家又为我支招了："加餐可以多喝些汤水，三文鱼骨番茄汤、紫菜瘦肉虾皮汤、排骨海带汤都是很好的！""还可以加一些五谷杂粮打成豆浆。""还有……"一下子，我明白了很多以前都不知道的知识，在这一次次的指点中，我渐渐步入了正轨。

我们每天按时写下自己的餐单，在每晚的 8 : 30 与产科三区控糖团队的专业护士们，还有所有的"糖妈妈"们相会在群里，将一天的饮食血糖记录上传，控糖团队的护士们会根据当天的情况及时确定第二天的饮食和胰岛素注射方案，这就是我们每天的"甜蜜约会"时间。进群两周后，我变得坦然了，不再是李主任所说的那个每天看着血糖值吃饭的人了。最可喜的是，放松心情、合理饮食后，不但血糖得到了控制，体重也终于上升了。

烈焰红的阳光：放松期

5 月，进入了孕 25 周，激素的水平又开始有了小波动。前几天，血糖值突然变低了，调整胰岛素用量后，血糖值又突然飙升。再次放下忐忑不安的心，真诚地与控糖团队的护士们沟通，她们为我个性化地分析餐单，确定是早餐的面条诱发了血糖的不稳定，指导我在激素对冲期，应先选择一些相对安全、不敏感的食物，来平缓过渡。例如早餐可尝试杂粮粥、蒸饺子、蒸云吞等主食，搭配鸡蛋、小番茄、西柚等食物，中、晚餐则可多吃鱼、黄瓜、芹菜、菜椒等，在烹饪方法上也进行了指导，肉类食物主要用蒸的方法烹调，蔬菜类可以水煮后淋一些橄榄油。在进行了食物调整后，观察了两天，终于再一次找到了一个平衡点，血糖再一次回归平稳。我想，有了大家的帮助，一切问题都不是问题，一切都会越来越好……

粉黛红的阳光：等待期

群里的姐妹们常说："好怀念这段控糖的日子，每天吃着营养丰富的食物，作息时间规律，还有群里小伙伴们的一路伴随……这样的幸福多么难得。"

是啊，什么是幸福？顺利的事业，和睦的家庭，健康的身体，还有粉黛般的阳光一样的好心情。

我想紧紧地抓住这个孕期里独特的每一缕灿烂的阳光，将它放进心里，让它在心里生根发芽，让它永远住进我的心里，静默地等待着它在我心里的每一个角落开满快乐的花，去创造属于我们每位糖妈妈的奇迹，去实现产科三区控糖团队每位医护人员殷切的期望。

> **后记**
>
> 2015 年 8 月 5 日，一束阳光照进我们的病房。我的儿子在广州医科大学附属第三医院顺利出生，宝宝体重标准，健健康康；而我的血糖和身体各方面都是如此令人满意。
>
> 回顾我们糖妈妈孕期的五彩世界，我觉得什么都是值得的，哪怕是曾经的紧张焦虑，什么也抵不过这一束明媚的阳光。
>
> 你呢？愿阳光常驻我们每一位糖妈妈的心间，照亮我们的心路历程。

二、相伴走过甜蜜的日子

邱翠玲

我害怕了

2013、2014 年是我生命中值得纪念的日子，踏入婚后第 13 年，我们将迎来期待已久的新生命，那份喜悦是无法用言语来形容的，这个新生命对于我和丈夫两人甚至双方家庭来说有着非凡的意义。因此，即使经历了 8 年多的中西医治疗、三次试管辅助生殖手术、术后严重的腹水，也没有

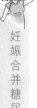

动摇我要当妈妈的信念。当然，我也明白作为一位高龄妈妈，要承担比其他人更多的风险，所以我向单位提出了全休的申请，一心一意迎接宝宝的到来。

就在我一步步通过NT检查、唐氏筛查、B超大排畸后，我松了一口气，似乎胜利已经离我不远了。可还没等我把甜蜜回味够，一张糖筛的检查结果把我愣住了，一小时、两小时的血糖结果都超出了标准范围，这意味着什么呢？带着疑问，我把检查结果给了产检医生李映桃主任看，"这是妊娠期糖尿病，"李主任轻声说道。"只是高了一点而已，况且我的空腹检查是正常的，单位每年的检查我的血糖都是达标的，怎么会有糖尿病呢？"我急忙争辩。"别紧张，这是怀孕引起的。不过确实要重视这个问题，你去住院部14楼找吴伟珍或者邓燕红姑娘吧，她们会告诉你怎么调理的。"李主任依然温柔地回答我，这让我紧张的心情放松了不少。

在14楼产科三区住院部我见到了吴伟珍，清秀高挑的形象一看就是干练的人，后来我们都亲切地叫她"珍珍"。我再次提出刚才的疑问，她接过化验单，看完肯定地回答我："这就是妊娠期糖尿病，三项检查只要有一项超出标准就可以确定了，不管超出了多少。"我继续追问："那会有什么影响呢？"她告诉我妊娠期糖尿病属于高危妊娠，在一定程度上，会严重危害孕妇及孕妇腹中胎儿的健康。孕妇围产期并发症发生率高，如糖尿病酮症酸中毒、妊娠期高血压、难产、产后出血等；围生期儿发病率高，围生期儿的死亡率高达40%，有可能引发宫内发育迟缓、先天性畸形、巨大儿、新生儿低血糖症、呼吸窘迫综合征等，必要时可以通过注射胰岛素来进行治疗。听完珍珍的话，顿时一股寒气从背后升起，这一刻，我害怕了。

我迷惑了

忘了是怎样离开的医院，只知道到家的时候背包里多了两张"妊娠期糖尿病患者饮食血糖记录表"和一台从医院借来的血糖仪。脑袋已记不清珍珍给我叮嘱的细节，此时的我只有一个念头，绝不可以让宝宝有事，坚决不打针。记录表上有糖妈妈的空腹和餐后血糖标准，只要我注意饮食，不超出范围就没事了，我自己安慰着自己。怎样才能保持数值正常呢？甜的东西当然不能再吃了，暂时远离"甜蜜"吧。接着，我用两天时间做了试验，最后发现肉菜和汤水不会影响血糖，只要我少吃甚至不吃淀粉类食物就没事了。虽然家人反对我的这一做法，但是我还是我行我素，最终数值果然理想，我沾沾自喜起来，看来这一难关又被我攻破了。两周后，当我把表格递给珍珍期待得到赞扬时，却见她深锁着眉头，摇着头说："你走极端了，你怎么能这样饮食呢？你忘了我的叮嘱了吗？你这样吃会害了宝宝的。你的淀粉摄入量不足，身体就会消耗你的脂肪，燃烧脂肪代谢分解产生的酮体同样会对宝宝有害，我敢肯定这两周你的体重一定没有增长。"她一边说一边在我的表格里圈圈点点起来："叉烧、萝卜糕太油腻，老火汤不适合我们，米饭是每天必需的，牛奶和鸡蛋最好分开吃，晚上不要吃水果……"天呀，居然两周里我都是错误的饮食，那到底我该怎么吃才对呢？这一刻，我迷惑了。

我哭了

在李主任和珍珍的安排下，我住进了14楼的产科三区病房，这里是广州医科大学附属第三医院妊娠合并糖尿病治疗专区，但大部分是跟我一样的糖妈妈。这里的医生和护士都很亲切和细心。一声声"翠玲"让我感觉就像回到了家一样。当然，我并没有忘记自己最主要的任务就是学习正确的饮食方式，能不打针就不打，让我和宝宝安全健康地度过孕期。珍珍、邓姑娘、护士长和消化科的医生来指导饮食注意事项，这才让我有了初步概念：妊娠期糖尿病并不意味着要避免淀粉，而是要在定量的前提下适当把分量分成六餐来吸收；不吃高糖类食物；蛋白质的供给要充足，特别要多吃一些豆制品，增加植物蛋白质；脂肪供给要适量；还要注意补充维生素和矿物质，烹饪的方法尽量少油少调料；每天要保证适当的锻炼。

"似乎没有想象中的难嘛，"我鼓励着自己。住院第一天我信心满满地开始了调整，还特地定了糖尿病人餐，跟着医院餐单来吃准没错。这一天我做操比别人都要起劲，每做一节都觉得体内的血糖降了不少。可是现实却给我泼了冷水，一天7次的扎手指验血糖，数值一次比一次高，第二天早上，连从没超标的空腹也亮起了红灯。在医生查房后珍珍特地来看了我的记录，眉头锁得更紧了，我的心咯噔了一下，"你怎么把送来的食物都吃了，不是告诉了你要均衡饮食吗？碳水化合物、蛋白质、蔬菜都要均衡，多的量留到加餐吃。你还是个老师呢，怎么学习能力那么差，自己好好想想吧。"珍珍说完就离开了病房。留下了一肚子委屈的我，难道吃了糖尿病餐也错了吗？甜蜜似乎正逐渐离我远去，想着想着泪水淌了下来，我哭了。

我笑了

珍珍忙完手头的工作回到我的病房时，我的心情已平复了不少，她看着我轻声地说："你别怪我语气重，我是心疼你和你肚子里的宝宝，你不能再这样折腾下去了。我在内分泌科和产科三区的这几年里已经见过不少不幸的病例，都是因为不重视这个病所造成的，我可不希望你们出现这样的结果，我要你们都好好的，所以你也要配合我们的治疗。"听完珍珍的话，我的委屈和不满一扫而空，心中只剩感激，能遇到珍珍和产科三区的团队真是我和宝宝的幸运。接着，她继续说："不过从你这两天的检查情况来看，我们认为你需要接受胰岛素的治疗。其实用药并没有你们想象的恐怖，反而它是最安全和最有效的，对于产后的甩糖也有很大的帮助。""我听你们的，一定积极配合。"我坚定地回答。

接下来的日子，测血糖、打针、研究菜谱、填写记录、运动、休息是我每天的必修课，家人对我的饮食也非常配合，一家人还一起吃上了杂粮饭和小米粥。珍珍还让我加入了"快乐的糖妈妈"微信群，在那里各位糖妈妈互相交流和学习，让我感觉"甜蜜"的日子并不是只有我一个人在战斗着。珍珍每天还会抽空来群里指导我们的饮食，及时给予调整。每天上微信是我最开心的事情，当然，每次的产检和珍珍会诊的日子也是我期待的，李主任的一句"血糖真漂亮"和珍珍微笑点头的鼓励都让我信心倍增，我觉得甜蜜又回来了。

2014年5月的一天，我顺利生下了宝宝。喜悦过后，珍珍不忘提醒我要注意月子里的饮食，她还给我提供了月子餐单，叮嘱我42天后回医院复查血糖。时间过得很快，一眨眼产后42天的日子就到了，这些日子里我都牢记着珍珍的话，当宣布糖耐量结果正常时，珍珍比我还要高兴，群里的姐妹们也替我感到兴奋。而这一刻我却很平静，因为我对这样的结果很有信心，正如我对产科三区团队有信心一样。看着怀里的宝宝，我笑了。

后记

2014年5月7日，我的孩子澎澎顺利诞生，他的诞生让我的生活充满了甜蜜。

为了让更多的糖妈妈能与我共享这份甜蜜，我毅然加入了柔济糖妈妈义工团，并坚持负责微信管理的工作，每天帮助更多的新手糖妈妈进行饮食调理，让我们的这份甜蜜得以以二次方的方式扩散与延续！

随糖演绎 偶有主意——糖妈妈控糖心得

三、百日与糖"作战"之心得体会

张慧敏与梁永福夫妇

十月南国，秋意渐浓。在这五谷丰登的季节里，我健康可爱的孩子出生了。回顾过去与妊娠反应、原发性高血压、妊娠期糖尿病作战的10个月，真心感觉一切都是那么的不容易。然而，每当看到怀里宝宝满足地吸吮乳汁时，我又觉得一切都是值得的。孕程的坎坷使我明白母亲的伟大。如果没有家人和广州医科大学附属第三医院所有医护人员的支持与鼓励，我相信自己会在荆棘里爬行更长时间，尤其是在妊娠期糖尿病出现以后。为了帮助糖妈妈们顺利度过产前艰难期，下面我谈谈自己孕程里最后100天与妊娠期糖尿病作战的心得体会，以供糖妈妈借鉴参考。

与糖作战，我觉得最重要莫过于控制好所摄入食物的升糖速度。实际上，在"糖耐量"测试检查不及格后我就听从李映桃主任的建议，第一时间挂了营养科门诊，并在妊娠期糖尿病健康教育专科护师珍珍的指导下系统地学习了"控糖"食谱，知道哪些不能吃，哪些能吃以及何时吃，开始学会白米饭混粗粮煮，饭菜与汤分开吃，早上与下午加餐时吃水果，喝汤首选炖汤与滚汤等，并让家人都知晓这些事情，尤其是掌勺之人。总之，进食原则大抵是控制每次进食总量，升糖指数高的食物少吃或与升糖指数低的食物混着吃，尽量减少所喝液体与食物的糊化作用。此外，我还努力调整自己的饮食习惯，尽量少吃多餐，同时管好自己的嘴巴，要对快速提升血糖的食物说"不"，绝不贪图一时之快而大肆进食。

除了控制上游——影响血糖形成的食物摄入，我还非常重视下游——促进血糖消耗的活动，饭后散步无疑是一种好办法。为了加大热能的消耗，每天午饭和晚饭1个小时后我均外

鹿（黄娇绘）

出散步，比如逛逛商场，在附近学校或者公园闲逛，一般时长 30～40 分钟，因为时间太短会不够量，太长则容易觉得累。同时，为了在有限时间内加大血糖的消耗，我有时会手拿着雨伞、水瓶等物体，并随着步伐前后摆动。值得一提的是，我先生一般都会陪我外出散步，两个人在路上可以聊聊工作和社会新闻，缓解我的心理压力。

在做好上述关于血糖"一进一出"的控制工作后，我还会经常监测自己的血糖，尤其是在调整饮食和运动习惯的开始阶段。只有时刻做好血糖监测，我才能不断根据自己的情况，逐渐调整出一套最适合自己的营养管理和运动方案。与此同时，我还充分利用"糖糖达人团"微信群，向群里达人们咨询自己"控糖"过程中产生的疑问，与群里曾经的糖妈妈交流，获得了非常给力的答案。此外，作为一名血晕人，我欣幸自己有个勤快的丈夫，虽然每次都将我的手指扎得老痛，不过有家人的帮助，我会觉得自己并不是一个人在作战。

有道是"行百里者半九十"，怀胎十月说长不长，说短也不短。当怀孕过程不是很顺利时，自己必须鼓起最大的勇气坚持到最后。想想很快就能见面的宝宝，还有什么能抵得过这一幸福的精神支柱？只要调整好饮食，适量运动，定时监测，并持之以恒，必定能战胜妊娠期糖尿病。

最后，我与家人对李映桃主任、珍珍以及所有给我提供过帮助的广州医科大学附属第三医院医护人员表示衷心的感谢，你们专业的指导消除了我心中的疑虑。你们好比海上明灯，指引我们渡过汹涌波涛，到达幸福的彼岸。谢谢你们！

其实，我们深知，控糖之路，远远不止百日之短，这应该是我们一辈子需要坚持的信念。让这盏海上明灯，照耀我们的一生，引领我们走向健康而幸福的明天！

四、我与糖糖君的爱恨情仇

徐女士

我在一个幸福的大家庭里长大，爷爷是国家离休干部，也是一名当地较出名的老中医，奶奶是退休的人民教师，父慈母爱，哥哥也是中医，嫂嫂贤惠，侄子侄女聪明可爱，先生和婆婆对我宠爱有加，我的身边还有很多好朋友。我一直都有一种感觉，就是觉得自己幸福得"冒泡"了。

一家三代人，如恶魔般缠绕的"糖糖君"

然而，也许上帝觉得我的家族太完美了，所以把一个毒瘤"糖糖君"如隐藏的炸弹一般埋在我和我的家人之中。我的奶奶在晚年被确诊患有糖尿病；2002 年，我的母亲在宫颈癌手术后也被查出患糖尿病；我的哥哥在壮年之时遇上糖尿病。而我，在最青春年华时期，以空腹血糖 11.14mmol/L，餐后 2 小时血糖 17.30mmol/L，糖化血红蛋白高达 9%，也被无情地宣判为 2 型糖尿病患者。

这样典型的家庭聚集型糖尿病却因它的无痛无痒，一直没有引起我们当中任何一名成员的重视，我们甚至从未想过要去了解最基本的糖尿病知识，直到 2006 年奶奶的去世。

2005 年，并发症侵袭我的奶奶，由于肚子鼓胀和出现吐血情况，奶奶被紧急送入医院。住院期间监测血糖，数值基本在 10 ～ 18mmol/L，因为治疗效果明显，奶奶的病情得到控制，出院疗养。然而出院后我们对奶奶的照顾在今日看来甚是"愚蠢"。由于内出血，奶奶的饮食需要特殊照顾，考虑到老人家的年龄，我们每天给奶奶煮的都是又软又稠的大米粥或者大米饭，无知的我们毫不知道这些都是快速提升血糖的食物。奶奶出院后的饮食里，竟吃的都是快速升糖的食物。2006 年情人节，奶奶握着爷爷的手，永远地离开了我们。

糖尿病让母亲差点截肢，而哥哥变成了盲人

有个词叫做"祸不单行"，我想用在我家再合适不过了。奶奶去世后，我的母亲因为一次不小心的摔倒导致左小腿的伤口感染引起病变，自此患上了糖尿病足。我的母亲本就是宫颈癌患者，这次意外距离母亲做完宫颈癌手术尚不足五年，双重的疾病对母亲来说是又一个打击。糖尿病足并不难治，可是一不小心就可能因为感染而需要截肢。惊慌之下的母亲没有被打倒，她选择乐观坚强地面对病魔。身为医生的哥哥一边开降糖中药给她，一边开治疗癌症术后的药给她。而母亲也面临着每日不厌其烦的糖尿病足护理。每天，她至少要三次清理糖尿病足伤口，每一次都要把坏死的肌肉取出、消毒、放药、包扎，过不了几小时再次重复这个动作，母亲的伤口大得可以放入一个大拇指，连伤口下的骨头都可以看见，这样的伤口仅看一眼就足以触目惊心，我难以想象母亲如何忍下这份疼痛。幸运的是，经

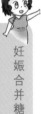

妊娠合并糖尿病知识读本

过整整三年的精心护理，母亲的伤口终于愈合，不用截肢，母亲的腿保住了。而另一面，母亲在癌症术后五年复查结果也出来了，一切安好，没有扩散。母亲的健康对于那时候的我们是多么好的消息，多么好的结果，我们以为一切的不美好都过去了，却没想到糖尿病这个恶魔再次盯上了我的家人，而这次竟然是我年富力强的医生哥哥！

2013 年，哥哥的眼睛突然出现了视物模糊的症状。作为一名中医，他给自己下的诊断是肝代谢不好，开了些清肝火的药服用，见稍有好转便没有做任何相关检查。半年后，他的眼睛再次出现视物模糊，这次发病病情严重，哥哥的左眼很快就接近失明了。无奈之下，通过眼科系列检查，哥哥被诊断为青光眼，医生怀疑是糖尿病引起的眼底病变，建议哥哥尽快复查，要不然右眼视力也将保不住了。

然而，我的哥哥认为用自己的方法都治好了母亲的糖尿病，故坚持要自己医治，断然拒绝了眼科医生的建议。直至 2014 年 4 月，哥哥的右眼视力也出现明显下降。在家人不断劝说下，哥哥终于肯到中山大学眼科医院接受手术。

但是就在术前常规检查时，发现哥哥的空腹血糖竟高达 23mmol/L，因此必须在血糖得到控制后才能手术。接二连三的打击让哥哥对自己产生了怀疑，也让他意识到糖尿病的危害。可此时沉浸在悲伤中的他失去了信心，他害怕血糖控制不好，眼睛在术后会像母亲的糖尿病足一样伤口难以愈合，拒绝做手术。直到他的两眼彻底地失去了光明，他再看不到父母的心痛，看不到妻子的心疼与无助，看不到年幼子女那似懂非懂的哀伤，看不到这个家的每一个成员都处在崩溃边缘！他封闭着自己，在黑暗的世界里独自伤悲……

经历糖尿病，我的艰辛孕育之路

故事并没在这结束。2014 年，孕前体检时，我被查出患有 2 型糖尿病，看着印有"糖尿病"三个字的诊断报告，回想起家人的种种，仿佛手里握的是一份死刑报告，我整整痛哭了一天。但没料到的是，巨大的惊喜从天而降，2014 年 10 月 25 日，我发现自己怀孕了！这是我历经 2011 年胚胎停育的打击后迎来的最令人振奋的好消息了！

然而，孕 5 周时，内分泌科医生来会诊后告诉我，因为我的糖尿病，我必须进行胰岛素治疗。那一刻，我的内心彷徨无助，害怕自己会像家人一样受糖尿病并发症折磨，更害怕胰岛素会伤害宝宝。但经过医生的解释，我了解到胰岛素就是一种大分子蛋白，它不会经过胎盘，也就不会对宝宝产生影响。反而如果血糖控制不好，很可能导致流产、畸形、发育不良或巨大儿等。就这样，我开始了每天 7 次血糖监测，2 针胰岛素，1 针黄体酮，每周抽血监测绒毛膜促性腺激素（HCG）和孕酮，每天 10 针的艰难却又幸福的孕育之路。

一路上如同过关斩将，所幸宝宝发育的各种指标都属正常。而我却因担心血糖高，过度限制饮食：每天只敢吃 3 ～ 5 口米饭，鱼肉也尽量少吃，水果直接不敢触碰，以至于自己的体重从孕前 74 千克到孕 13 周时只有 70 千克了。

科学控糖甩糖，迎来小公主

体重骤降让我很担心宝宝的营养问题。在朋友的介绍下我来到了广州医科大学附属第三医院，遇到了在妊娠期糖尿病治疗上经验丰富的产科李映桃主任和专门进行妊娠糖尿病孕期健康管理的珍珍姑娘（吴伟珍护师）。

一次次交流后，我认识到合理营养对胎儿发育的重要性，也明白了糖尿病治疗"五驾马车"并行的原理。珍珍姑娘还邀请我加入了微信群"偶遇甜蜜团"，接受规范的孕期糖尿病治疗。这个微信群里都是如我这般患有妊娠期糖尿病的糖妈妈，大家在线交流食物搭配，分享控糖经验，互相加油鼓劲。我结交了很多控糖小伙伴，大家因为共同的甜蜜烦恼而相聚，彼此仿佛找到了依靠。而我也在产科三区控糖团队珍珍姑娘、邓姑娘和群里义工的帮助下，逐步走上了控糖的正轨，我的生活终于在这一刻开始出现了阳光，悬着的心也终于安定下来。

同时，我通过关注李映桃主任团队运营的微信公众号"柔济糖妈妈在线"，阅读科普文章，深入了解妊娠期糖尿病，才意识到原来之前的饮

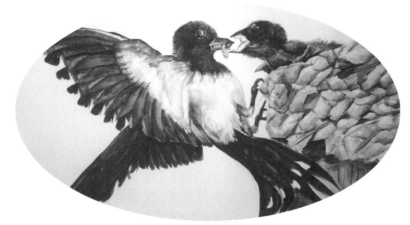

母爱（张泳伦绘）

妊娠合并糖尿病知识读本

食控制并不正确。糖妈妈只要血糖控制得当，也可以吃得营养丰富！在整个孕期，我的空腹血糖，从孕初的7.94mmol/L，到孕中期及孕后期控制在5.5～5.7mmol/L。虽然依旧要监测血糖，每天都要打4针的胰岛素，可所有的艰辛，都因为产检时主任那句"宝宝发育很好"，给我带来无穷的快乐和希望。除了饮食，很多糖妈妈还担心胰岛素的问题。我从孕5周开始接受胰岛素注射，从最初每天18U到最高剂量达到103U。胰岛素就像孕期伴侣一样陪伴着我和宝宝，我也在群里告诉其他糖妈妈们要勇敢接受治疗，控糖甩糖。

2015年7月4日，我顺产生下了期盼已久的小公主。我现在还清晰地记得生产时医生询问我血糖问题，感叹糖尿病合并妊娠血糖怎么会控制得这么好。我很想骄傲地告诉她，因为我在产科三区，因为我有产科三区控糖团队的天使们的守护！有那么多好姐妹的支持与鼓励。看到小宝贝的那一瞬间，我想一切都值了，心里装着满满的感恩和幸福！

滚蛋吧！糖糖君！

产后，我严格按照珍珍姑娘给我量身定制的月子饮食方案坐月子。产后一周，我通过单纯饮食控制可以把血糖控制在正常范围，无需使用胰岛素。产后42天，我的糖化血红蛋白竟然降到了5.5%！珍珍要求我继续坚持饮食运动治疗，并帮我微调了方案，她觉得我的血糖有机会恢复到正常状态。因为她的这句话，我如同打了鸡血，每天继续严格要求自己。

在我产后4个半月时，我接受"糖耐量"试验的考验，空腹血糖5.9mmol/L，2小时血糖7.02mmol/L！拿着检验单，我再次泣不成声，而这一次，落下的是幸福的泪水。因为在产科三区团队的帮助下，在群里姐妹的鼓励下，我创造了一个奇迹——我把糖尿病君狠狠给甩了！

这些年里，我亲眼见证着糖尿病对我家三代人的伤害，我也曾作为直接的受害者经历糖尿病。我庆幸因为怀孕我遇到了最美的产科三区团队，遇到了李主任、珍珍姑娘，遇到了糖妈妈战友们。在这里，我收获了很多友情，学会了坚强乐观地面对生活。我也慢慢将科学合理的控糖理念带给了我的家人，影响我身边的人，全家人科学进食，我们的血糖终于不再如过山车般波动。

在今后的日子里，我决定要让糖糖君离我的女儿远远的，让她健健康康地快乐成长！我也希望我和我家人的故事能够让更多人认识到糖尿病的可怕，远离糖糖君的伤害！

加油，姐妹们！

随糖演绎　偶有主意——糖妈妈控糖心得

五、美食与爱不可辜负

——糖妈妈的餐饮控糖日子

罗昊

2014 年 9 月，一个小生命扎根在我的子宫里。在确认怀孕的那一刻，惊喜、紧张交织于心。从那时起，我开始小心翼翼，细致到什么不能做，什么不能吃，我都会与亲人、朋友一一确认。尽管各种小心，我的孕期还是迎来了我人生中的一大波折——妊娠期糖尿病光顾了我。

孕 24 周，我在广州医科大学附属第三医院进行了糖耐量检查（喝葡萄糖水然后抽血）。检验结果，餐后 1 小时、餐后 2 小时的血糖数值都超出了上限。看到结果那一刻，我心中有各种不解和忧心。不解，是因为常常出现低血糖状态的我想不明白，为什么我会有高血糖的情况；忧心，是因为我听到"糖尿病"三个字时就莫名地忌讳，对这个问题没有任何了解，只有不知所措。

这些不解和忧心，随着产检医生李映桃主任和产科营养师珍珍姑娘的详细解答，被逐一击破了。例如，经常低血糖，就有可能是糖尿病的早期征兆。而低血糖比高血糖的影响更甚，容易导致宝宝宫内缺氧，出现智力低下等情况。

此外，根据我孕前的 BMI 为 21.9 千克／米^2，孕期标准体重增长范围应为 11.5 ～ 16.0 千克。但是在孕 24 周时，我已经增重 11 千克，估计这样的超额增重与妊娠期糖尿病也有不少的关系。仍然清晰记得，当我拿着我的"糖耐量"结果和体重增长情况给李映桃主任产检时，主任的那句话——"你得了妊娠期糖尿病哦！看来这问题是吃出来的了。"现在回想起来，虽然我孕期对一些过甜的食品并不太感兴趣，米饭等摄入也较少，但我也确实没有好好管住嘴，是一个实实在在的吃货准妈妈。并盲目地认为 1 个人吃，2 个人吸收，只要对宝宝好的，得多吃。例如大量水果的摄入；早餐吃的糯米鸡、肠粉；午餐晚餐时的各种老火汤（所谓补钙的猪骨汤），以及肉类的过分补充；下午茶的蛋糕、曲奇……直到得了妊娠期糖尿病后才知道，原来我每天都在吃各种美食来"秒杀"我的血糖。

当家人、朋友得知我有妊娠期糖尿病后，基本上第一句话就是：少吃点淀粉，不要吃甜的，少吃点东西，就没事了。

但事实真的如此吗？对于一个吃货准妈妈，就算妈妈不吃，宝宝也需要营养啊！少吃就能控糖吗？这是科学的做法吗？在产科三区控糖团队的专业指导下，我了解到如下控糖方法。

① 餐饮＋运动控制。

② 在方法①的基础上，注射胰岛素控制（如果方法①不能较好控制血糖，则需打胰岛素辅助）。

幸运的是，我单靠餐饮和运动就可以控制血糖。所以，我科学的饮食控糖及控重日子从孕24周正式开始。

从24周至今，历时3个月的餐饮控制（无需注射胰岛素），血糖水平较为平稳可控，基本保持在理想范围内，体重也适量地增长。

对于有这么好的控糖控重状态，除了每次产检李映桃主任细致地分析餐单及血糖情况外，更有产科三区控糖团队的各位姑娘每天晚上无私的提点和陪伴。

当然，这些都是外在的协助，准妈妈最主要、最必要做的是：科学饮食、适量运动、按时监测血糖水平、体重合理增长。

1. 科学饮食

怎样才能吃得对，吃得够，吃得营养均衡？

① 少食多餐，早午晚三餐正餐，正餐之间加餐，保持一天6～7餐，每餐保持8～9分饱。详细搭配，可见文后附录图表。

② 摄入的食物量要够，营养均衡搭配。例如1份健康科学的早餐，需要有淀粉、蛋白质、维生素等相结合（如，云吞8个＋鸡蛋1个＋蔬果1份＋牛奶200毫升）。

③ 饭菜以清蒸、清炒、白灼为主。焗、焖做的饭菜必须停止。

④ 对血糖不利的食物绝对不吃。例如，糯米、烧腊、老火汤、老火粥等。

⑤ 在对的时间，吃对的食物。例如，汤水只在加餐时间出现，一般情况下正餐时间不喝汤水。晚上不吃坚果、水果、鸡蛋等。

2. 适量运动

每餐餐后都需要30～40分钟的运动（做妊娠期糖尿病孕妇保健操、散步或手部运动）。我曾经试过，吃同样的东西，运动和不运动，餐后2小时的血糖值分别是5.8mmol/L和7.3mmol/L。虽然仅仅是30～40分钟的运动，但血糖数值可以明确地证明运动的重要性，这让我深有体会。

3. 按时监测血糖水平

每天定时地自我血糖监测也是必不可少的控糖环节。每天我都会按照控糖团队前一天晚上布置的时间点监测（如早上空腹、三餐餐后 2 小时等时间点）。通过自我血糖监测，可以动态、及时地了解自己当前的餐饮及运动是否合适。当发现不合适时，更可及时与微信群里的糖妈妈相互讨论食材、煮法及运动情况。在相互讨论过程中，我获取了更多有效血糖控制的知识及方法。例如，早午餐或晚餐中，某一正餐的血糖值居高不下时，我们可以把饭改成杂粮粥。同时，更能在聊天过程中逐一解除心中的忧虑，调节血糖数值过高对自己造成的心理压力。而对于如何尽可能保证血糖数值准确，我与多位糖妈妈共同探索后，发现了如下的注意要点：

① 测血糖前 15 分钟不喝水、不运动、不洗澡等，应静待到点监测。
② 扎手指后，不要过度用力挤血。
③ 不使用拇指和小指采血。
④ 采血前，需把手指上的消毒酒精、汗等擦干。
⑤ 采血时，应一次性把血糖试纸采血条吸满。
⑥ 若血糖仪提示电量不足时，应及时更换电池。

4. 体重合理增长

鉴于我在孕早中期时，体重过度增长，除了上述的控糖注意事项外，我还需要控重，以达到合理的体重增长。合理的自我体重管理，也是保障准妈妈和宝宝安全的一个关键环节。经过控糖团队各位姑娘和其他糖妈妈的指导，发现以下食物对增重有较为显著的效果：全麦方包、老面馒头、饼干、鱼汤、花胶汤等。每当我发现增重过快时，我就会把上述食物暂停进食几天，并且把其中一餐的杂粮饭换成杂粮粥。待控重有成效后，再逐一添加上述食物，及时调整餐单。以确保饮食营养均衡，体重合理增长。

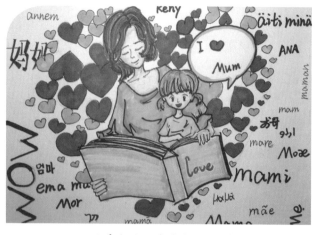

母爱充盈世界（陶玉棠绘）

至今 3 个月的控糖控重日子，让我对一句网络用语有了新的体会——唯有美食与爱不可辜负。

控糖控重的饮食，不是外人理解的节食、减量，更不是采用饥饿疗法如减肥般地控制，而是每天少食多餐，每餐都科学而又营养均衡地搭配美食。

这样的美食既科学，又可以换来健康，我们又怎能辜负呢？

例如下午茶时间鲜美汤水——番茄鱼骨汤；宵夜时的美容补品——牛奶炖花胶；正餐桌上的肉食搭配——营养肉饼；控糖控重的主食首选——小米粥，等等，这些都是令我无法辜负的健康美食。如果你想知道这几样简单健康的美食怎么做，可以看文章后的材料。为了更好地通过餐饮控制血糖，我的家人每餐都配合我，和我吃一样的健康控糖菜式。在他们身上，我感受到贴心、温暖的爱。如果你想更好地控制血糖，家人的支持也很重要哦！

各位准妈妈，当遇上妊娠期糖尿病时，不要害怕，不要彷徨，因为它会让我们学会一种健康的美食餐饮方式，更让我们感受到家人、身边众多糖妈妈以及广州医科大学附属第三医院产科三区控糖团队的医护人员无私奉献的爱。

为了不辜负身边所有人给予的爱和鼓励，我们要积极面对，努力配合，争取产后一次甩糖成功！

最后，特别感谢广州医科大学附属第三医院产科三区控糖团队全体医护人员，是她们的专业水平、无私奉献的精神，日日夜夜的陪伴和鼓励，让我和我的宝宝平稳、安全、快乐地度过这将近 3 个月的控糖日子。

接下来，我将继续严谨遵守我的餐饮控糖，为迎接我宝宝健康平安的到来和产后顺顺利利甩糖做好准备！

> **后记**
>
> 2015 年 5 月 21 日，我的宝贝小跑终于来到我身边了！小跑在我孕期吃得健康，又平稳控糖的努力下，以 3.6 千克的体重稳稳当当、健健康康地顺利诞生！
>
> 遇到广州医科大学附属第三医院产科三区的专业控糖团队是我和小跑的幸福，感恩是血糖让我们相遇！让我懂得了什么才是健康的饮食！
>
> 美食与爱不可辜负，血糖与健康更是不可忽视！

随糖演绎　偶有主意——糖妈妈控糖心得

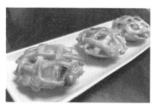
香甜苹果派

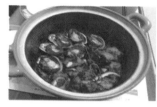
鲜鲍鱼焖排骨

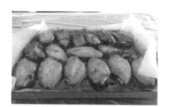
蜜汁烤鸡翅

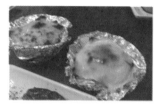
芝士焗土豆泥

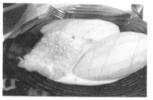
芒椰糯米饭

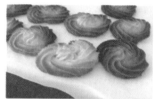
黄油曲奇

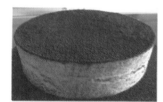
提拉米苏

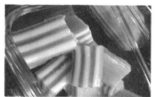
椰汁马蹄千层糕

"秒杀"血糖美食合集

附：部分营养菜式介绍

菜式	材料	烹调步骤	注意事项
小米粥	小米48克 大米12克 玉米粒1/3根 瘦肉35克 菜心粒/生菜丝/西芹粒 瑶柱、虾皮、虫草花	1. 将二米洗净倒入水中，煮约5分钟。 2. 放入其他配料，待所有食材煮熟后即可。 3. 全程10～15分钟。	1.若要增重，二米比例为7：3，即小米42克，大米18克。 2. 注意烹调时间，二米不能煮至开花。 3. 若煮好后不是立即进食，需把粥渣捞起，待食时再混入粥水，以避免糊化。
营养肉饼	猪肉 鱼肉 豆腐	1. 把3种材料剁碎，加入少量盐和油。 2. 搅匀后，蒸熟。 3. 把蒸出的水倒掉。	1. 不可添加生粉。 2. 可加少量云耳、松茸等放于肉饼上一起蒸熟。

菜式	材料	烹调步骤	注意事项
牛奶炖花胶	花胶 20 克 牛奶 200 毫升	1. 把花胶浸泡至软，清洗干净。 2. 加少量饮用水至花胶中，隔水炖 1 小时。 3. 倒入已隔水温热的牛奶，即可食用。	1. 加 2～3 片姜一起炖。 2. 可加入 4～6 粒枸杞。 3. 牛奶建议用开水隔水温热，不建议煮，以免破坏牛奶营养。
番茄鱼骨汤	鱼骨 1 条（推荐三文鱼骨） 番茄 1 个 姜 3 片	1. 番茄用开水浸泡后，去皮，切块。 2. 所有材料放入煮开的水中。滚约 20 分钟。	1. 鱼骨可略轻煎后再煮汤。 2. 汤水应放在加餐，并连汤渣一起吃。

六、以轻松的心态规划饮食

束菊萍

这么多年来，我的身体状况一直都很好，从来没有住过院，也从来没有打过点滴。第一次怀孕，自从转到广州医科大学附属第三医院以后，家人悬着的心总算是放下了，一切都正常。但是做完糖耐量检查以后，看了医生，结果发现我 1 小时血糖值偏高。李主任建议我监测血糖，需要找珍珍姑娘调整饮食。

从医院借了血糖仪，开了针头，根据珍珍的指导，回家开始调整饮食。想想每天都要在手指头上戳孔，心里就很紧张，对于妊娠期糖尿病自己一窍不通。于是，先上网查询了为什么会有妊娠期糖尿病，因为我们家族没有任何人有这方面的病。我自己得出的结论大体就是妊娠前期我比较喜欢甜食，之前家人一直都没让我忌口；每天工作繁忙，回家三餐饭，主食和汤吃得比较多，而且还有水果，特别是含糖分高的芒果、荔枝、西瓜、哈密瓜等。了解清楚之后，心里也就不那么紧张了，变得相对坦然和淡定。

第一，每天监测血糖，找出敏感食材。刚开始，我先设定闹钟，准点开始进行血糖的监测。工作再忙，也尽可能准点吃饭，看血糖的数据。对于各种食材，吃下去的数值是不一样的，就我个人而言，对面粉类的食物，我非常敏感，早上即便一个很小的馒头，2小时后血糖值都可以飙升到9mmol/L以上，于是在后面的饮食中就尽量少吃这类食物。另外，根据广东人的习惯，饭前喝汤；根据老家的习惯，饭后喝汤，但喝完汤必然是血糖飙升。向珍珍请教后，我们就尽量把汤放在加餐后，正餐时不喝汤。虽然难受，但为了宝宝，也就忍了。

第二，尽量少吃升糖快的食品。诸如山药、红薯、土豆等这些淀粉含量高的食品，尽量少吃，因为吃完后升糖还是非常快的。糖分特别高的水果，如西瓜、哈密瓜、荔枝等也尽量不吃，改吃苹果、猕猴桃等，既补充营养，同时血糖也不至于那么高。

第三，降低血糖需要循序渐进。可能是身体的敏感度的问题，刚开始的时候，为了尽快将血糖降下来，主食我全部吃杂粮饭，但是这样又怕没营养，体重不增长。于是根据血糖数据，逐步增加杂粮中白米的比例，同时体重也能一个月达到1千克的增长。

第四，调整心态和情绪。一路走过来发现，其实心态也很重要。刚开始很紧张，有的时候害怕扎针，总是找各种借口不扎针。后来差点要打胰岛素，自己更害怕，一咬牙一跺脚让自己更加合理地搭配饮食和进行锻炼。特别是锻炼，餐后散步对于血糖下降的作用还是非常明显的，以前是开车或坐车出行，后来就坚持进行散步。只要散步，即便多吃一点，血糖还是可以降下来的。

第五，群策群力，共同分享。多和其他糖妈妈进行交流，消除恐惧感。自从进入珍珍的"糖糖达人团"聊天群，大家将自己遇到的问题进行咨询和分享，就会发现自己不是孤单一个人在奋斗，大家相互协作，相互鼓励；而且珍珍每天都在群里指导大家，这样很多疑问在群里第一时间就可以解决。看到过来人生出健康的宝宝，妈妈的血糖也恢复正常，就觉得自己可以也有信心做到。身边同类人榜样的力量是巨大的，而且专家也就在身边，很多时候就不会胡思乱想，心态才可以更好。个人认为，这个微信群的作用是非常大的。平时去医院，往往排队大半天或一天，因为人多，和医生沟通的时间有限，而且有的时候会突然之间不记得自己要问什么问题，而

妊娠合并糖尿病知识读本

这个群更加有人情味，任何与此有关的事情都可以在第一时间得到答复，也获得前人的经验介绍与分享。

所以，妊娠期糖尿病并不可怕。通过这次经历，自己的饮食更加健康和合理，同时也能够以积极的心态去正视和面对，不断地总结经验，调整饮食、作息和锻炼，身体的状况也才能更好。希望能够将自己的血糖维持在合理的数值，也希望生出一个健康的宝宝。

后记

在产科三区控糖团队的陪伴下，我顺利走过了孕期这个特殊的时期，孩子也达到标准体重，健健康康、顺顺利利地生产，圆了我的梦想！我最想大声告诉无论是孕期，还是产后的糖妈妈的话，就是："姐妹们，再苦再累，都会有我们在。都会有产科三区控糖团队在，我们一起陪着你们，轻松应对，放心吃喝，一起健康成长！"

七、控制肉肉增长记

李湘元

下个月我就要见到我的期盼已久的宝贝——小卧底，很兴奋也很激动，回想起这过去的八个月与肉肉君斗争的过程，各种酸甜苦辣，五味杂陈。

俗话说，"医不自医"，我这个医生准妈妈，怀孕的初期真没把这肚中的宝宝时刻挂在心中，觉得这一切是一个自然而然的过程。反倒是父母，得知我怀孕后每天都挖空心思地想食谱，想着哪样对养胎好，哪样对妈妈好，他们简直比我还专业。婆婆知道我怀孕的消息后也是立马行动起来，从乡下带来纯正土鸡、海虾、海鱼。怕我饿着，营养缺乏，开始填鸭式地加强营养。起初我也在想，父母的一片心意，做晚辈的怎忍心拒绝？所以照单全吃，来者不拒。体重也是蹭蹭地往上涨，我的"肉肉君"也日趋肥厚。孕 20 周的时候我傻眼了，体重增长已有 6 千克，已经超标了！

孕 27 周怀着忐忑的心情喝了糖水，做了口服糖耐量试验，虽然正常，但体重增重已有 11 千克了，根据孕期合理体重增长的理论，我深知我不是个合格的医生，连自己的体重都没有管理好。迷茫的我立即咨询李主任和珍珍，通过在产科三区的工作和学习，对孕期体重控制渐渐有了形象的认识，我对自己的体重管理有了信心。"肉肉君"，你的诡计不会得逞的！

其实孕期准妈妈的体重直接关系到整个分娩过程的顺利与否，以及分娩后妈妈和宝宝的健康。在和众多准妈妈聊天的过程中了解到，对于体重问题还是存在不少的误区：① 没怀孕的时候节食，怀孕了之后可以毫无节制地大吃大喝。② 怀孕了饭量当然要增加，因为"一个人要吃两个人的饭。"③ 为了保胎，准妈妈就要"多吃少动"。④ 孕期吃得越多越好、体重越重越好，这才能生个健康的"大胖宝宝"。⑤ 不忍心辜负长辈们的一片苦心，他们准备丰盛的饭菜要全部拿下。其实孕期的体重增长要控制在标准范围之内，才能保证宝宝的健康，同时使妈妈在分娩的时候更加顺利，也更利于产后恢复。

根据准妈妈自身体型、胖瘦的不同，孕期体重增加的标准范围也不一样。国际上常试用的体质指数（BMI），是衡量是否肥胖的重要指标。准妈妈可以根据孕前体重，按以下公式计算自己的BMI，再确定孕期的增重标准。

BMI= 体重（千克）/ 身高（米^2）

例如，准妈妈孕前体重为55千克，身高1.6米，BMI=50 / 1.6^2 = 21.48千克 / 米^2。

以下为足月单胎孕期增重表。

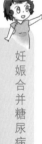

妊娠合并糖尿病知识读本

足月单胎孕期增重表

孕前 BMI	孕期总增重 / 千克	孕中晚期平均每周增重 / 千克
低体重（＜18.5千克 / 米^2）	12.5 ～ 18	0.51（0.44 ～ 0.58）
正常体重（18.5～24.9千克 / 米^2）	11.5 ～ 16	0.42（0.35 ～ 0.50）
超重（25.0～29.9千克 / 米^2）	7 ～ 11.5	0.28（0.23 ～ 0.33）
肥胖（≥30.0千克 / 米^2）	5 ～ 9	0.22（0.17 ～ 0.27）

注：来自 2009 美国医学会指南。

如果准妈妈体重增长不足，则易生出低体重儿。足月体重低于2.5千克的新生儿称为低体重儿。这样的新生儿皮下脂肪少，保温能力差，呼吸机能和代谢机能都比较弱，特别容易感染疾病，死亡率比体重正常的新生儿要高得多，智力发展也会受到一定的影响。胎儿营养不足，出生后体弱多病，增加了养育的困难。

而超重的准妈妈患上妊娠并发症概率比正常准妈妈高得多，这些并发症包括妊娠高血压疾病、妊娠期糖尿病、血栓、产后抑郁症等。并且由于分娩巨大儿概率增加，导致难产使用产钳助产和剖宫产率增加，加重了对产妇的损伤，且易导致产后出血及感染。对腹中宝宝而言，因为难产，胎儿产伤发病率增高，这些疾病包括颅内出血、锁骨骨折、臂丛神经损伤及麻痹，甚至新生儿窒息死亡等。宝宝成年后 2 型糖尿病、高血脂症、心血管疾病的发病率也明显高于正常人群。

所以孕期与"肉肉君"作战，保证合理的体重增长是非常重要的。然而家中只有我一人了解这些知识是不够的，于是我发动老公做通了家里的大厨——婆婆的思想工作，让她了解到合理增重对我和宝宝的重要性。并且我们从珍珍姑娘那里学到了营养知识，教会我家的大厨如何为准妈妈进行合理的食物搭配。

首先，要了解孕期所需的能量，计算每日能量供给量（千卡）= 标准体重（千克）× 单位标准体重能量需要量（千卡 / 千克）。

计算标准体重的公式：标准体重（千克）= 身高（厘米）–105

成人每日能量供给量（千卡 / 千克标准体重）

体型	体力活动量			
	极轻体力	轻体力	中体力	重体力
消瘦	30	35	40	40～45
正常	20～25	30	35	40
肥胖	15～20	20～25	30	35

注：孕早期能量摄入同孕前，孕中晚期要在计算出孕期日需要能量基础上平均增加 200 千卡 / 升。以我为例，身高 160 厘米，孕前 52 千克，现孕 34 周，从事轻体力劳动，则：

标准体重：160– 105= 55（厘米）

日能量供给量：55×30 + 200 = 1 850（千卡）

根据以上公式计算得出的结果，我每日能量供给量为 1850 千卡。其中糖类为 45%～55%，蛋白质占 20%～25%，脂肪占 25%～30%，优质蛋白质占总蛋白质的 1/2 以上；餐次安排及热量分配：总热量按 15%～20%、5%、30%、10%、25%～30%、10%～15% 分配于早餐、加餐、午餐、加餐、晚餐、睡前加餐六个餐次中，加餐于前一餐 2 小时后进行；并换算成每类食物的具体数量，然后根据食物交换份法，将饮食进行合理搭配。

而具体到每个不同孕周，饮食原则如下。

1. 孕早期

怀孕 12 周前的这一阶段，通称为孕早期。这时，宝宝在妈妈腹内不会长得太大，怀孕满 3 个月时胎儿的体重也不会超过 20 克。然而，这段时期却是胎儿主要器官发育形成的时期，特别是胎儿的神经管及主要内脏器官。所以，准妈妈要特别注意膳食中的营养均衡，保证各种维生素、微量元素供给。

这个时期，大多数准妈妈会遇到早孕反应，表现出不同程度的恶心、呕吐、厌食、偏食等，影响了食欲，甚至一闻到菜味就会恶心、呕吐。所以，准妈妈应当尽可能选择自己喜欢的食物，以刺激、增进食欲。对于油腻、抑制食欲的食物，大可不必勉强吃下去。

此期的食物应清淡些，宜少吃多餐，争取不要减少总的摄入量。当然，若呕吐十分剧烈，且饮食治疗效果不好，可在医生的指导下适当补液。

在孕早期，医生通常会建议准妈妈多摄入叶酸，因为叶酸关系到胎儿的神经系统发育。胎儿神经管发育的关键时期在怀孕初期第 17～30 天，如果此时叶酸摄入不足，可能引起胎儿神经系统发育异常。如果从计划怀孕开始补充叶酸，就可有效地预防胎儿神经管畸形。

许多天然食物中含有丰富的叶酸，各种绿色蔬菜（如菠菜、生菜、芦笋、龙须菜、油菜、小白菜、花椰菜等）及动物肝肾、豆类、水果（香蕉、草莓、橙子等）、奶制品等都富含叶酸。必要时每天服用 400 微克叶酸，一直到妊娠 3 个月。

总结： 根据自己的胃口进食，不必刻意多吃或少吃什么。能吃就吃，是这段时期准妈妈饮食的主要方针。

2. 孕中期

孕中期（怀孕 4～6 个月）是胎儿迅速发育的时期。胎儿除了迅速增长体重外，组织器官也在不断地分化、完善；另一方面，准妈妈的体重此时也迅速增加，其中 60% 甚至更多都是在孕中期增加的。因此，这个时期的营养饮食很重要。

在此阶段，准妈妈的早孕反应已经过去，多数准妈妈胃口大开，这时就应不失时机地调整饮食，补充营养。在保证饮食质量的同时，还要适当提高各种营养素的摄入量。当然，准妈妈也不能不加限制地过多进食，

妊娠合并糖尿病知识读本

从而造成巨大儿（胎儿的体重超过 4 千克），影响生产。

孕中期，准妈妈的膳食应做到以下几点：

① 避免挑食、偏食，防止矿物质及微量元素的缺乏。

② 做到荤素搭配、合理营养。

③ 把好食物质量及烹调方法关，切忌食用未煮熟的鱼、肉。

④ 准妈妈对热量的需要比孕早期明显增加。适当增加米饭、馒头等主食及鱼、肉、蛋、奶、豆制品、花生、核桃等副食。

⑤ 食用一定数量粗粮，如小米、玉米、红薯等。

⑥ 孕中期是胎儿骨骼发育的关键时期，准妈妈对钙的需求量增加了40%。奶制品、豆制品、海产品、多叶的绿色蔬菜等都是较好的钙源，准妈妈可多选择这类食物。

总结：适当增加粗粮及含钙食品。荤素搭配、合理营养。

3. 孕晚期

到了怀孕晚期（怀孕 7 个月到生产阶段），胎儿生长得更快，胎儿体内需要贮存的营养素增多，准妈妈需要的营养也达到最高峰，再加上准妈妈需要为分娩储备能量，所以准妈妈在膳食方面要做相应调整。准妈妈应根据自身的情况调配饮食，尽量做到让膳食多样化，尽力扩大营养素的来源，保证营养和热量的供给。在产前检查时，准妈妈可以请教医生，了解胎儿发育是否良好，是否偏大或偏小，同时结合自己身体的胖瘦、是否有妊娠糖尿病、工作量大小，以及家庭经济状况等，综合考虑，制定出一个适当的食谱。

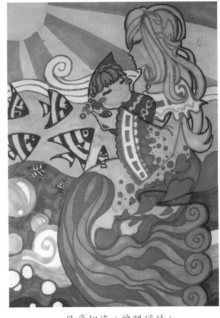

在孕晚期，准妈妈的食欲继续增强。在饮食中，可注意以下几点：

① 适当增加豆类蛋白质，如豆腐和豆浆等。

② 多食用海产品，如海带、紫菜；动物内脏和坚果类也是不错的食品。

③ 注意控制盐的摄入量，以免发生浮肿；有水肿的准妈妈，食盐量每日应限制在 5 克以下。

母爱似海（曾骐媛绘）

④ 建议准妈妈选择体积小、营养价值高的食物，如动物性食品；减少营养价值低而体积大的食物，如土豆、红薯等。

⑤ 对于一些能量高的食物，如白糖、蜂蜜等甜食宜少吃，以防止食欲降低，影响其他营养素的摄入量。

总结： 根据自身体重的增加来调整食谱，少食多餐。注重饮食同时也需注意孕期运动，通常我会拉上老公或是婆婆在附近的公园里散步半小时左右，傍晚空气质量比较好，氧气含量高，同时可以消除一天工作的辛劳。散步还能增加准妈妈盆腔的收缩功能，防止胎儿胎位不正，增加孕妇腹肌的弹性，让分娩时更顺利。此外，还可采取其他的运动方式，包括快走、慢跑、游泳、水中健身操、瑜伽、普拉提等。但要注意运动过程中避免过度疲劳，不要做大幅度和急促的动作。

现在我已孕 35 周了，经过合理控制后，目前体重增长处于合理范围，最值得我开心的是我到现在还没有妊娠纹，"肉肉君"也渐渐势单力薄了。回望走过的这 8 个月，李主任、梁护士长、珍珍、燕红等同事如家人般照顾我。虽然孕期也有些小小波折，但有亲切的同事、朋友和可爱的家人，给予的温暖的照顾，我相信我会顺利地迎接我的天使的到来。也祝愿每位准妈妈能平安、开心、顺利地度过孕期，获得健康美丽的宝贝。

后记

看着怀里酣睡的大宝，肚子里的二宝还在不停折腾。

细数日子，不觉已过去两年。两年的时间里，当初出生体重为 3.73 千克的大宝已然健康长大，肚子里的二宝也已经初具规模。

而我，经历过第一胎与"肉肉君"的对抗，第二胎的孕育，我相信我们必定会更好的！我更相信自己能华丽转身，变身凹凸有致的辣妈，更自信地陪伴两个宝贝健康成长！

八、控糖为我的生命增添了芳香

谢添香

记忆中的 2010 年是不堪回首的一年。今天当我再次提起这一年的时候，我要跟大家分享一个关于我自己与健康之间的故事。而这个故事，为我的生命增添了芳香。

还记得在 2010 年，当时我已怀孕 24 周多却意外流产，由于心情极度忧郁，身体越来越差。所以即使两年过去了，但很多医院检查都说我患了多囊卵巢综合征，再次怀孕的难度有点大。接着，医生开了很多中药帮我调理，可是调理了近一年，一点成效也没有，肚子还是没有动静。无数个日夜里，我的心都笼罩在昏暗的雾霾中，看不见一缕阳光。

很多亲戚朋友都替我们着急，我和丈夫经过慎重考虑后，选择直接做试管婴儿。经过朋友的介绍，于 2014 年 10 月来到广州医科大学附属第三医院，挂了生殖科黄青医生的号。黄青医生很详细和耐心地听了我们的情况，建议我们先检查，然后一个星期后进行复诊。一周后，当我拿着结果去找医生时，黄医生看了我的结果告诉我血糖很高，空腹 7.0mmol/L，餐后 1 小时 18.2mmol/L，餐后 2 小时 10.3mmol/L，三个数据都超出了正常血糖范围！当时的我，看到这些数值，听到医生的话，简直感到天都塌下来了，心想怎么上天要这样对我，深感无力。但是，黄医生告诉我们不用太担心，只需要先到内分泌科调理血糖，等专科医生确定血糖平稳且适合怀孕后，再帮我们确定下一步计划。这时，我紧绷的内心才稍有放松，然而，内心对前路的期盼，还是一片的灰暗。

紧接着，我来到门诊，挂了内分泌科张莹主任医生的号，而张医生建议我住院，检查清楚血糖高的病因，才能对因治疗。我听了医生的话，住了 4 天 3 晚，每天进行抽血检查，当时我眼泪都流出来了，但想想为了能当上妈妈，再苦再难我也要坚强地面对。张医生最后说我是多囊卵巢综合征，建议我打一种既可减肥又可控制血糖的针，先打 3 个月。我毫不犹豫地答应了，听从了张医生的安排。3 个月后，血糖也控制得不错，体重也减了不少，张医生跟我说，可以一边调理一边到生殖科安排怀孕计划了。张医生还建议我先通过吃药控制血糖，怀孕后才改打胰岛素。一听到吃药和胰岛素，我的内心又开始挣扎了一番，担心会不会有副作用，会不会产生依赖性，紧紧地皱起了眉头，询问了张医生。经张医生一番解释，我才明白，原来药物只是辅助身体产生胰岛素，不会有依赖。此时，我才放下了紧皱的眉头，仿佛看到了一丝希望的曙光。

2015 年 3 月，生殖科黄医生拿着化验单恭喜我成功怀孕了，当时的我们真是万分高兴，那种当妈妈的幸福感真的不能言喻。然后，黄医生叫我住院根据情况打胰岛素，我一口答应。而在医院住了两天，每天都得扎手指，那个痛，如果没有经历过的人是不会懂的，但作为一位准妈妈，我却认为一切都是值得的。而这丝幸福的甜蜜让我重新看到了生命无限的曙光，分外耀眼。

一直到了怀孕 8 周，内分泌科张医生要出国学习，我跟生殖科黄医生说了情况后，黄医生就建议我去找妊娠合并糖尿病专科门诊进行调理。听取建议后，我周五就便挂了营养科的号。在会诊时，产科三区控糖团队的医生护士们很热情地对我说："没事，我们会帮你调理好，您放心地面对，有什么情况尽量跟我们说！"控糖团队的医生护士们还把我拉进了一个名为"甜蜜伴侣"的微信群，让我在群里学会与各位师姐进行控糖心得交流。在群里，我每天都跟着师姐们学习到很多东西，之前以为一些会引起血糖高不能吃的东西，在师姐们的帮助鼓励下，才发现原来只要改变了烹饪方式，这些食物我们也可以尝试。例如，土豆可以切丝，并先用水浸泡一小时，再加醋做"酸溜土豆丝"，这样既丰富又营养，血糖也慢慢得到控制。就这样，我每天都很认真地学习，再苦再累都要坚持下去，因为我知道，我现在正在努力地为我和我的宝宝编织着美好的生命蓝图。

后来，我还去找产科李映桃医生进行会诊，让李医生帮我调理血糖。在每次会诊中，李主任总会细致地帮我分析每周的血糖调理、饮食控制、体重增长情况等，并会结合产科三区控糖团队的调理情况给予我一些中肯的微调意见。

在调理血糖的过程中，虽然每天都在打胰岛素、扎手指、测血糖，有时会觉得很痛苦，经常跟老公诉苦，但我始终坚信一切都会好起来的。而随着糖妈妈数量的增多，原来"甜蜜伴侣"微信群已经满员了。产科三区控糖团队又开了一个新的糖妈妈群，而在控糖团队带领下的我，也慢慢地跟着护士们学会帮助别人。于是，我光荣地成了糖妈妈义工团队的一名成员。在新的糖妈妈微信群里，我继续把我学到的各种关于血糖控制的知识与技巧分享给更多的糖妈妈师妹们。而这项糖妈妈义工工作，让我的生命变得更有意义，让我更加坚定了我的人生价值和方向。

在孕期里，我所走的路虽然看似坎坷，但我觉得我是幸运的，因为我遇到了一间充满爱心的医院——广州医科大学附属第三医院，还有那么多有爱心、乐于帮助病人的医生护士们，特别是生殖科、产科三区控糖团队以及我的产检医生。因此，我要在这里特别感谢他们。正因为他们给予我鼓励和帮助，我才有了今天，重新有了对生命的希望，对幸福的执着追求。

现在，我已经顺利怀孕33周了，我的血糖控制已处于相对平稳的水平，三餐的餐后血糖均能控制在 6.8mmol/L 以内。在血糖、体重与营养都合理

妊娠合并糖尿病知识读本

控制的情况下，我期待能快点与我的宝宝见面。等宝宝出生后，我也会努力好好地控制好月子期间的饮食，努力把糖甩了。相信自己，相信奇迹，每位糖妈妈都要努力加油，幸福就在不远处向我们招手，再苦再累一切都会值得。

最后，我还要感谢妊娠期糖尿病，让我因病而学，并掌握了控制血糖的营养餐，让我明白了饮食健康的重要性，让我的生命充满了芳香。

后记

2015年12月23日，我的孩子盼盼顺利在广州医科大学附属第三医院出生，各方面都健康。而产后的我，虽然血糖没有马上平稳下来，但我坚持遵循产科三区控糖团队帮我独家定制的饮食调理餐单，加上坚持产褥期的健康饮食，保证运动，终于在产后的半年内复查血糖顺利甩糖！当我看到化验单上空腹血糖为5.1mmol/L，餐后两小时血糖为5.8mmol/L时，我觉得这是上天赐给我的最大恩赐与礼物！

再次感恩，让我遇见产科三区控糖团队，让我顺利生下孩子盼盼，让我的生命里充满了芳香！

九、控糖体会

张毅敏

相信每个准妈妈怀孕之后都会掺杂着兴奋与紧张，怀孕10月，需要做一系列的检查，如地中海贫血检查、唐筛、糖耐量筛查，最后由医生综合考虑顺产或剖腹产，直至生产。

在这过程中，我很不幸也很幸运地被诊断为妊娠期糖尿病。不幸是我以后患糖尿病的可能性会比一般非妊娠期糖尿病的母亲大；幸运的是我在广州医科大学附属第三医院产检，在这里，我得到了最好的监护与治疗，包括饮食运动管理，以及胰岛素治疗。

刚开始看到检查报告，我空腹和餐后1小时血糖都是正常的，但2小时血糖较正常值偏高0.5mmol/L。当时觉得很多人都有妊娠期糖尿病，没多在意。但在广州医科大学附属第三医院，这里的医生护士，比我自己更重视自己，通过规范管理，可以保证我和宝宝这段时间的安全和降低我以后患糖尿病的风险。

以下是我的治疗过程和一些心得体会。

主治医生一发现我有这个问题，马上安排我上专门针对妊娠期糖尿病的课程：营养代谢。通过课程，得知妊娠期糖尿病是可以通过饮食运动控制，学会基本的控糖步骤，并且加入一个控糖的微信群组，与里面的糖妈妈交流学习。

经过3个星期的自我控糖（孕27～29周），我犯了一些准妈妈会犯的错误——通过减少碳水化合物（淀粉）的摄入以达到控糖的目的，但没有留意自己的体重增长，血糖控制在餐后7.0～8.0mmol/L，但在这3周内，我的体重减少了2千克。主治医生知道后，马上安排我住院进行观察，由住院部的医生介入治疗。

入院后，控糖团队的医生护士要求我每餐吃饱（早1/5，中餐2/5，晚餐3/5），中间适量加餐、淀粉、蛋白质、脂肪、纤维按一定比例吃。二米饭（小米1/5，白饭4/5）保证吃够一碗。保证餐后1小时适量运动。经过3～4天观察后，餐后2小时血糖依然维持在高水平，于是医生决定胰岛素皮下注射治疗。出院时调整的胰岛素治疗方案（三短一长效）是6U-8U-8U-2U，血糖控制较为平稳，并且较住院前一星期体重开始有所增长，医生安排我出院。

出院后，按照医生在住院时的教诲，我合理饮食、运动、注射胰岛素，血糖日趋平稳，最后调整打胰岛素的剂量是0U-8U-12U-0U。最可喜的是，体重开始正常增长，每2周增长1千克。现在38周，空腹体重50.5千克，算是亡羊补牢，为时未晚，窃喜！

在控糖的过程中，我疑惑过也犹豫过，特别是入院注射胰岛素，刚开始自我感觉总不是太好。最后总结了如下几点心得体会：

① 要充分相信这里的医生护士，广州医科大学附属第三医院拥有全国出名的妇产专科，这里的医护人员都是怀着一颗天使的心，希望自己病人好。只有充分的信任，医生和患者才可以有良好的合作，最终是自己和宝宝最大获益。

② 认真学习控糖饮食知识，均衡饮食。一般正餐要保证淀粉的摄入，要有鱼、肉和蔬菜。餐前半小时和餐后半小时不喝水，以防食物糊化导致血糖增高，且饮食要定时。

③ 正餐后一小时运动20～30分钟。从吃第一口饭算起，尽量保证在20～30分钟内吃完。

④ 对注射胰岛素不需要有疑虑，胰岛素对人是不会有副作用的。相反，如果血糖高，会伤害母亲的健康，增加以后患糖尿病的风险。宝宝出生后也容易患有低血糖，如果长期过高的话会导致宝宝增长过快变成巨大儿。这点跟第一点相关，要充分相信医生，由医生去判断你是否需要胰岛素治疗，不要自作主张仅接受饮食治疗。

⑤ 在控糖的同时保证体重合理增长。

⑥ 出院后注射胰岛素需要定时定量，并检测血糖，特别要慎防低血糖的发生。一旦发现血糖较低，马上按照低血糖的方式处理。

⑦ 治疗过程保证心情舒畅愉快，情绪低落或者激动都会导致血糖不平衡。妈妈开心，宝宝才会开心。

> **后记**
>
> 怀胎 10 月，我的宝宝也瓜熟蒂落，幸好按照了产科三区控糖团队的饮食运动原则进行控糖，并定时检测血糖，我的孩子才能健健康康地以 3.1 千克的体重顺利生产。感恩！

十、糖妈妈对胰岛素的爱恨情仇

马　莹

初孕的喜悦，作为一位母亲，用任何的言语也难以表述，我至今还难以忘怀。然而，我相信每位母亲的孕路都不是一路平坦的，作为一位糖妈妈，我今天要跟大家分享我与胰岛素之间的故事。

臆想曲：对胰岛素的恐惧与抗拒

产检 26 周做糖耐量检查，餐后两项指标均超出标准范围。在入院之前，我打电话告诉了母亲："我血糖值偏高，被抓进医院了！"妈妈在电话中，平静地安慰我："女儿，就算入院也一定不要使用胰岛素进行控制。只要自己注意少吃饭，多运动，血糖是可以控制的，不怕。"

入院后，我先进行饮食调理，用了两天的时间，血糖仍然居高不下，徘徊在 8 ～ 10mmol/L。随后在医生查房时，李主任建议应用胰岛素进行控制。我听了，立马就张口反对，没有半丝的犹豫！我只希望仍然用饮食控制的方式进行调理，同时母亲的忠告也认为饮食的方式是最安全可靠的。因为我害怕，一旦应用胰岛素，时间长了无法摆脱，就像吸毒，一定要依靠它才能活下去，一辈子无法逃离它的魔掌。

而此时的我，并不明白血糖持续偏高会对我及宝宝有何影响。

在我拒绝的当时，李主任告诉我："妊娠期糖尿病是在怀孕中一种比较常见的病症，但如果治疗不及时的话，对孕妈和胎儿都会有影响。"李主任还找了同院的妊娠期糖妈妈燕珊用自己的孕期经历及感受与我娓娓道来，对我进行开导，同时告知我如果不及时控制血糖，不仅我自己以后会真正患上糖尿病，而且宝宝也会有患病的隐患，危害比我想象的严重很多。同时，李主任明确地告诉我，就算应用胰岛素控制血糖，也有很多使用剂量非常大的糖妈妈在生完宝宝之后，可以逐渐摆脱胰岛素，顺利恢复。

与此同时，我的父母建议我拿着糖耐量结果去其他医院再次验证，分析我的血糖情况是否达到使用胰岛素的水平。但是，此时的我并没选择这样做，因为"用人不疑，疑人不用"，看病也是如此，我相信医院不会随便拿这种事情开玩笑，而且我在网上查过，在广州医科大学附属第三医院治疗妊娠期糖尿病是很好的。

在这纠结时刻，遇上院办的工作人员钟仔去产科三区拍摄宣传资料，也许我那犹豫、不安的状态引起了他的注意，我很坦诚地告诉他自己正处在犹豫是否用胰岛素这一关卡。他温和地说道："相信我们的同事会给您最佳方案。"此时此刻，我感受最深的是这家医院的医护人员对我这名普普通通的患者——糖妈妈的呵护。

在那天晚上，刚好碰上珍珍姑娘值班，她利用值班时间与糖妈妈们一一分析个体病情。温柔、热情、亲切是珍珍给我的第一感觉，通过夜里1个多小时的深谈，让我明白了什么是妊娠期糖尿病，让我懂得如何去控制好血糖与保持合理营养以保证体重适宜增长，确保我这个"供货商"给宝宝提供最好的发育环境。最后，珍珍邀请我加入"偶遇甜蜜"微信群。

因为有医生、珍珍姑娘，还有可爱的钟仔，以及糖糖盟友们，让我逐渐放下了思想包袱，那晚我跟老公一致同意尝试使用胰岛素。但是，我仍然不敢告诉自己的父母，同时也觉得千万个委屈：别人怀孕一路平坦，我却问题多多……疼痛我不怕，害怕的是以后再也难以摆脱胰岛素的阴影，那可是一辈子的事情。住院那几天，我度日如年。

妊娠合并糖尿病知识读本

悠扬曲：接受胰岛素后的平静

周末，应用胰岛素已有2天，我的血糖果真逐步下降。然而，对于这种靠使用药物来控制自己的身体，使血糖下降的行为，我的心里仍然十分抗拒。在住院期间，每日做糖妈妈健康操时与其他糖妈妈一起聊天，我很感谢她们给予我的支持，闲暇时刻我也泡在微信群里，被群里姐妹的聊天所吸引，也忍不住加入热聊，勇敢地说出自己的状况，而群里的伙伴们都纷纷告诉我自己当初的情况，并且知道有些糖妈妈真的是孕期使用过大剂量胰岛素，产后狠狠地把糖尿病甩了。通过群里糖妈妈的分享，我才彻底扫走了几天前每次注射胰岛素时的灰霾心情。原来，我们糖妈妈的妊娠期糖尿病并不同于平常我们所说的2型糖尿病，我们的血糖高大多是因为胎盘分泌的孕激素增加而产生胰岛素抵抗，而我们注射的胰岛素可以帮助降糖作用，而且它作为一种大分子蛋白，并不会通过胎盘而对胎儿造成不良影响，也让身体的胰岛细胞不要疲惫工作，通过合理饮食、运动及胰岛素治疗保证宝宝和自己的平安。待分娩完毕，胎盘娩出，妊娠相对胰岛素抵抗消除，血糖调整回正常水平，这时就可停用胰岛素了。

此外，珍珍姑娘还会利用自己的私人时间来照顾我们这些糖妈妈，每天查看我们的餐饮、活动情况，关心我们的情绪，她就像个知心朋友，温暖着我们的心窝。她在群里面也及时传达糖妈妈们的好消息给我们，带来正能量——前段时间有好几位使用大剂量胰岛素的糖妈妈，他们已摆脱胰岛素，恢复到了产前的健康。

这使还在控糖、甩糖路上的我们看到了希望，对产后的恢复也充满信心。

交响曲：与胰岛素亲密接触的日子

现在，胰岛素用了近一个多月了，我也已经习惯了带着血糖仪与胰岛素奔走于各种场合，悠然自得。但第一次自己注射胰岛素的情景仍历历在目。

虽然平时都是老公帮我进行注射，但是他也有抽不出时间的时候，自己抓着胰岛素针却是下不了手的。犹豫不决时，我来到微信群，Kitt妈妈立刻分享了自己注射胰岛素的视频，众亲们也在群里给我打气，我做了个深呼吸，调整好自己的状态，静下来想起邓姑娘教我的每一个细节，并在大家的支持下，成功地独自注射胰岛素，而且一点都不痛。在心里为自

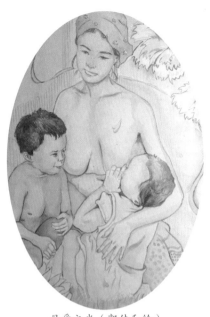

母爱之光（郭佳和绘）

己鼓掌，而群里的姐妹们也为我的勇敢给我很多的赞！珍珍说我们是一条战壕的战友，在控糖路上，我们不会孤单，不会无助，产科三区控糖团队会陪伴每一位有需要的伙伴。这也是我们微信群的格言。

而今在微信群中也有其他糖妈妈遇到同样的情况，我就把自己的经验告诉她们，手一定要稳，针插入之后，慢慢将药剂推入皮下，打完之后再拔出来，保持节奏，不要抖动太厉害，这样注射是不会痛的。就这样，渐渐地，我发现，原来我与胰岛素是如此亲密接触。

各位妊娠期的糖妈妈，请相信医生给的建议一定是中肯的，他们确实以实际行动证明了自己的专业水准。希望我的这个故事，能帮助到以后也面临胰岛素选择的糖妈妈们，坦然接受医生和大家的帮助，对自己负责，对宝宝负责。

同时，还想说感谢有这个微信平台，感谢李主任与她的团队对我们糖妈妈的呵护，让我们在控糖、甩糖的路上勇敢地去面对每个考验。也因为遇上了"甜蜜"，让我与家人认识到健康的意义。我相信自己在这个甜蜜团队里，会顺利地分娩，诞生健康的宝宝，产后肯定能潇洒地甩掉"糖糖"这个包袱！

感慨：若早知道自我管理和一系列的科普该多好，在系统了解疾病的同时需要克服侥幸心理，真正管住贪婪的嘴，迈开懒惰的腿！

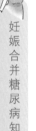

妊娠合并糖尿病知识读本

后记

经过孕期的饮食运动调理和胰岛素控制，在2015年3月9日，我的儿子终于以3.42千克的体重在广州医科大学附属第三医院顺利出生，我们母子都健康平安！产后为了能够顺利甩糖，我毅然抛弃传统的月子吃法，坚持拒绝姜醋、猪脚汤这类不适合我的汤水，坚持运动。终于，在产后42天，以空腹血糖4.20mmol/L，餐后2小时血糖6.39mmol/L的成绩顺利甩糖！

十一、艰难的甜蜜孕育之旅

徐丽明

我是 1980 年出生的，今年 35 周岁。2015 年 9 月 8 日，我当上了妈妈。虽然迟到，但我成功了。从妻子到母亲的华丽变身，我感觉享受到了一份特殊的甜蜜！也许，这是因为我十月怀胎的经历异常艰辛的缘故吧。

此前，我与所有已婚未育的大龄妇女一样，随着婚龄和年龄的增加，看着身边每一位亲友、闺蜜、朋友和同事，一个个地从妻子的身份，华丽变身登上了宝妈的殿堂。

每次聚会的话题，都离不开她们的宝宝，从小不点到慢慢地学爬、学走路、学说话，到上幼儿园的点点滴滴。从中我得知了带小孩的艰辛，但从她们脸上流露出来的幸福微笑，我也感受到她们在尽情地享受着一个完整家庭的幸福。我心里很羡慕她们，也时时刻刻热切地期望着自己能早日享受当妈妈的幸福与乐趣。

我记得很清楚，2009 年 11 月我第一次怀孕。在孕 16 周多的时候，我不幸在家里自然流产了。当时我痛苦万分！时至今日，一旦想起，我的心还隐隐作痛。2014 年 7 月我第二次怀孕，却因受精卵不着床，在第 6 周也自然流产了。

接连的挫折，丝毫没有影响我渴望成为妈妈的热情。

经过一段时间的身体调理后，我毫不犹豫地再度踏上怀孕的征程。此时，我有幸得到了广州医科大学附属第三医院妇产科李冰主任的精心治疗和耐心指导。2014 年 12 月 5 日（末次月经的第三天），李冰主任安排了我第一次测排卵 B 超。之后，又安排我每天都到医院注射促排卵和黄体酮这两种针药，每三天做一次测排卵 B 超。

功夫不负有心人。2015 年 1 月 12 日是值得庆幸的一天，我终于第三次成功地怀上了宝宝。

当时，我和丈夫的心情处于矛盾之中，既庆幸又担心。庆幸的是我们如愿以偿地再次迎来了小生命；担心的是很害怕这小生命又会出现什么变化。因此，我严格按照医生的嘱咐，每一天都从家里去医院注射绒毛膜促性腺激素（HCG）和黄体酮的药液，一直坚持到第 16 周。由于每天要注射 2 针共 3 瓶药液，我的臀部两侧很快布满了针孔，臀部的肌肉又硬又

随糖演绎　偶有主意——糖妈妈控糖心得

肿。替我注射药液的护士说，我的臀部已经没有地方可以扎针了。就这样，我每天忍受着多次注射药液所带来的痛苦。为了宝宝能健康发育，我默默地坚持着。在李主任的精心指导下，我终于安全渡过了早孕危险期。此时的我，便有了每天倒数着天数，期待宝宝降临的兴奋，甚至连晚上睡觉也会做着美梦、笑着醒过来。

然而，事情的进展并不如人意。

2015年5月7日（胎龄到了20^{+4}周），这一天发生的事情，使我犹如从天堂坠落到地狱。记得那天晚上18时左右，我小便后发现卫生纸上略有粉红色的分泌物。当时，我心头一震：难道又是流产的预兆？我很害怕。晚饭后，在丈夫的陪同下，我们乘出租车到广州医科大学附属第三医院挂了急诊。当时急诊部的值班医生帮我进行内检后，神情严肃地对我们说："情况不乐观，宫口已开了三指，并且羊膜可见，水囊也已突出。你要马上住院并进行手术。"说完就递过"住院证明"，让我们去办住院手续。那一刻，我的心情格外沉重，很彷徨，非常害怕宝宝会再一次离开我们。我的眼泪像断了线的珍珠不断地滑落，全身犹如处于冰窖之中，冰凉冰凉的，手在不停地颤抖。丈夫也满眼通红，强忍着泪水，极力掩饰着心中的恐惧，不停地安慰我："不用担心，你和宝宝一定会安全度过难关的。现在最重要的是放松心情，别紧张，我们顺其自然就好！"此时，丈夫的安慰，让我感到特别温暖，也给我增添了无穷力量。我的心情也慢慢地安定了下来。接着，我们按照医生的嘱咐，办理了住院手续。

就在当晚，住院部值班医生及护士替我做了详细检查。告知我，宫口现时可容二指，可以尝试保胎，但具体治疗方案要等主任复检后再作决定，并要求我绝对卧床休息，不能下床走动。另外，据白带常规结果显示，目前阴部炎症很严重，当务之急要消除炎症，否则很容易引起流产。医生还告知我，只要我的炎症治疗好，血糖控制平稳，还是有保胎和手术成功的可能的。虽然情况严重，但事情似乎在峰回路转，让我心中又生起了一线希望。

5月11日上午，李映桃主任来给我会诊。李主任十分明确地对我说："对你的问题，现在有两个方案可选择。方案一：要绝对卧床休息安胎，尽量拖长胎龄。在我们医院，27周以上新生儿成活率颇高。但你现在只有21周，按照你目前的情况，熬到27周并不是件容易的事情。方案二：马上进行紧急性宫颈环扎手术，期望你的胎儿可以坚持到足月出生。不过，你要有思想准备，这个办法存在着术后感染而导致胎儿流产的可能性。"听完李主任提供的两个方案，与丈夫经过慎重的商量考虑后，我决定了选择方案二。于是，在当天下午 13 时，李映桃主任亲自操刀帮我进行紧急宫颈环扎手术。术后，李主任告知我手术很成功。但因为我宫颈短到几乎没有，所以手术不可以采用常规粗线，只能用细线，我是广州医科大学附属第三医院首例用细线进行紧急性宫颈环扎手术的孕妇。由于我是采用细线缝合宫颈，因此李主任就替我绕了两圈，以防止宫颈口再次松开。护士邓燕红姑娘还打印了一份由她自己精心编写的宫颈环扎手术后的注意事项给我，指导我手术后应如何配合治疗。邓姑娘还常常鼓励我、开解我，让我消除了顾虑，增强了信心。手术后，我不能下床，吃喝拉撒洗都在床上。这种状况不仅难受，而且尴尬。可我妈妈还跟我开玩笑说，我除了会与人进行语言沟通以外，与植物人没什么区别。我心里明白，妈妈是在变着法子让我放松心情。

在这段时间里，白天是妈妈来照顾我的"吃喝拉撒"，晚上丈夫就替换妈妈来照顾我，爸爸则在家里承担着全部的后勤工作。为了照顾我，他们不辞辛劳，看着他们那疲惫的容颜和日渐消瘦的身体，我心里就特难受，常常自责。有时候，我会在夜里独自一人流泪，祈求上天保佑我度过这个难关，平平安安生下宝宝。对做妈妈的热切期待，让我认真地配合着医护人员的工作，日常生活都严格按照医护人员的指导进行。在医护人员的悉心照料下，我顺利地跨过感染期，没有出现宫缩、见红、穿羊水等不良现象。鉴于术后恢复良好，按照医生建议，我在住院 21 天后，可出院回家，继续安胎。为了让胎儿健康发育，在家里，我也严格按照医生的嘱咐，除了洗澡、大小便、吃饭会起床行动外，其余的时间都是卧床休息。

这次住院，我还被查出是糖尿病合并妊娠，所以我每天都需要注射胰岛素和控制饮食，以保证胎儿的健康发育。我出院前，护士邓姑娘十分关心我的情况，为了让我能有效地控制血糖，建议并帮助我加入了一个叫"甜蜜伴侣"的微信群。这个微信群的群主，是广州医科大学附属第三医院的一位叫吴伟珍的护士。我出院后，通过这个微信群，每天向产科三区控糖团队汇报当天的血糖值。在群里，控糖团队的医生护士们每天都会根据我们这些妊娠糖妈妈的血糖值，不辞辛苦、不厌其烦地细心指导我们的饮食，及时调整我们的胰岛素注射剂量。通过一段时间的"调糖"之后，我对糖尿病人的饮食从一无所知提升到有一定的认识。以前我总认为不吃大米饭、不吃淀粉类的食物，改为多吃肉类，就可以有效控制血糖；不吃饭后甜品，在晚上就可以多吃水果。原来，我的这些认识都是不准确的。其实，大米饭可以吃，但量要适当，而且要配合黑米、小米、大米等五谷混合煮成杂粮饭；水果不可多吃，而且一定不能在晚上吃，要放在加餐时间里吃，每天吃的量不能超过 250 克，即一个拳头大小的分量，吃的水果种类也是有限制的，需要是一些低糖类的水果，如苹果、车厘子、橙子等。以前总是喜欢饭前喝爸爸妈妈煲的爱心老火汤，现在改为喝不超过 10 ～ 15 分钟的滚汤，或者不超过 1 小时的炖汤；每天分六餐吃，每餐至少相隔 2 个小时，每餐最多只可以吃八成或九成饱；每天正餐半小时后要做适量的运动（像我这样的宫颈环扎孕妇只能在床上做举哑铃运动）等等。为了宝宝，为了自己有更好、更健康的身体，我慢慢地适应了清淡的饮食和糖妈妈的饮食方式。

随着胎龄的增大，我所需要注射的胰岛素剂量也随之增加。

到了孕 26 周的时候，我发现晚上注射名为"地特"的长效胰岛素出现了过敏现象。每次注射之后，手臂会又红又肿又痒。在产检的时候，李映桃主任得知我这种情况后，就建议我再次住院，还建议我改用胰岛素泵代替胰岛素针液注射。按照李主任的意见，我再一次住进了广州医科大学附属第三医院，并改用胰岛素泵代替胰岛素针液注射。这次住院比较顺利，7 天后，我出院了。但使用胰岛素泵最不方便的是仪器在洗澡时不能沾上水，而且手臂内要插进一条长约 4 厘米的细长软管。这软管不能长期在手臂同一位置，否则容易引起感染，所以我还需要每隔一个星期就要回医院更换软管部位。

当胎龄到了 30 周，在我以为自己身体的各项指标一切正常的时候，在一次血流变检测中发现我的指标比正常值高出了很多，为血栓前状态。根据这种情况，李映桃主任安排我每天注射肝素针一支，连续注射三周。由于我手臂装了胰岛素泵，不能在手臂注射，又担心每天往来医院打针，过于奔波疲劳会引起早产。为解决这个问题，在护士王艳姑娘悉心指导下，我丈夫掌握了在肚皮注射肝素针的操作技能。因此，每天由我丈夫在我肚皮上扎针，我忍受着注射肝素针所带来的痛楚。当扎完 21 针后，我的下腹部浮现出青一块紫一块的瘀痕。

怀着小心翼翼而又充满期待的心情，我在孕 36 周由邓姑娘拆除了宫颈环扎线，可以自由活动了。过了两周，我终于又熬到了"38^{+5} 周"。

因我是糖尿病合并妊娠，血糖控制出现不太理想的情况，遵从医嘱，我采用了人工破羊水的引产方式，顺利产下了我的女儿。随着一阵阵"哇啊……哇啊……哇啊"婴儿的啼哭声，我眼里流下了幸福的泪水。婚后 9 年的辛酸期待与梦想，271 天异常艰难的"十月怀胎"历程，终于有了圆满的回报。在我女儿安然降世的那一刻，自己在怀孕期间所经历过的重重困难及身心承受的痛苦，都被甜蜜温馨的感觉代替。每当望着女儿时而哭时而笑的可爱小脸，我都尽情享受着一个完整家庭的快乐……

在治疗和住院的日子里，广州医科大学附属第三医院的李冰主任、李映桃主任的精湛医术与精益求精的行医精神，护士邓燕红姑娘、吴伟珍姑娘、王艳姑娘及产科三区全体医护工作人员一丝不苟、忘我工作的敬业精神及情同姐妹的悉心护理、照顾患者的崇高医德，令我十分敬仰，终生难忘！广州医科大学附属第三医院百年柔济的医德、微笑传情的医风拯救了危难孕产妇，因此我代表在产科三区的待产妈妈和所有糖妈妈衷心地感谢她们！是她们让我们有机会登上妈妈的殿堂！在这里，我还要感谢我的丈夫、我的妈妈，是他们在我最艰难的时候，寸步不离地贴身照料着我；感谢我的爸爸在此期间竭力承担着后勤工作和家庭里的事务；还要感谢一直都在默默地关心和支持我的亲朋好友！

也许是有了刻骨铭心的经历，我特别能理解那些与我有相类似情况的妇女朋友及她们的丈夫、家人的心情和渴望。我衷心地希望，我的亲身经历能帮助他们相信科学，相信自己，坚定信心，齐心合力，早日实现从妻子到宝妈妈的华丽变身，与我们一起同享完整家庭的无穷乐趣。

告诉你们个小秘密，"柔济糖妈妈在线"微信平台中的"胰岛素泵的使用规程"教学视频片的女主角——糖妈妈就是我。我也是一名"糖妈妈志愿者"，希望能帮助更多的糖妈妈！

人们常说"阳光总在风雨后"。经历过孕期的风雨，我在 2015 年 9 月 8 日收获了我的宝贝羊羊，终于实现了从妻子到宝妈妈的华丽变身。同年的 10 月，我顺利地甩糖。

风雨兼程，我收获了甜蜜！

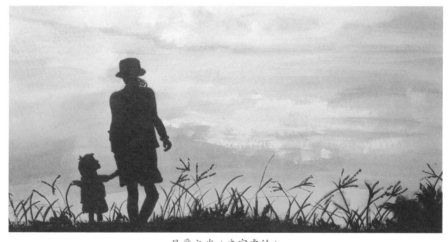

母爱之光（庄宇睿绘）

十二、最好的礼物

曾莉莎

秋风微微吹来，
温暖的阳光照在你嫩嫩的小脸上，
多么好的美景呀！

回想起怀着你的这十月，
为了你能够平安健康的到来，
妈妈经历着与一般孕妇
不一样的"甜蜜"。

因为妈妈要控制好自己的血糖，
除了每天在饮食上控制以外，
还要坚持锻炼，
以保持血糖的平稳。
在这过程中，
既要保证你的营养吸收，
也要做好血糖的控制，
真是不容易啊！

你知道吗？
妈妈真是不容易地熬过来，
到最后还要打胰岛素来控制血糖。

幸运的是妈妈有广州医科大学附属第三医院的李主任，
和各位护士的细心指导和帮助，
妈妈才能把你平安地生下来。
真心感谢他们的付出。
宝贝，你知道吗？

你的到来使我对生活充满感激。
你和哥哥是上天给我的最好的礼物。

我会感谢上天，
因为这份礼物就是——
可以相知相伴，
携手成长的，手足……
妈妈和爸爸永远爱你们！

十三、一起走过的甜蜜日子

钟肖英

我是一名双胞胎准妈妈，写这篇文章的时候，我正躺在医院的病床上，一只手在输着液，只有另一只手能动。但我告诉自己一定要写下这篇文章，一是因为广州医科大学附属第三医院妊娠期糖尿病治疗专区（产科三区）的全体医护人员让我非常感动，我只能用文字来表达我的无限感激；二是我也希望能把自己的经历写下来以"警醒"后来人，希望对未来的准妈妈们有所帮助。

我其实对糖尿病并不陌生。我的爸爸和姑姑都是糖尿病患者，我自己在 2009 年就被诊断为多囊卵巢综合征（一种与内分泌代谢相关的妇科疾病），在孕前一直吃二甲双胍，停药后医生就告诉我要注意监控好自己的血糖，发现血糖异常要及时到内分泌科就诊。我在入院前一直通过运动和饮食来控制血糖。下面跟大家分享一下我的体会。

（一）饮食运动疗法

我在做糖耐量测试前一直通过饮食运动疗法来控制血糖，但是后来入院后，通过广州医科大学附属第三医院糖糖团队的专业指导，我发现我的"自我调控疗法"还是存在很多问题。下面总结一下我的教训，让大家借鉴，避免重蹈我的覆辙。

1. 关于饮食

我之前一直觉得只要少吃淀粉类、肉类的食物，血糖就不会高。所以我孕初期和孕中期一直都很少吃米饭，每天最多吃几口。肉类也吃得很少，每餐只吃几块肉，大量吃菜和鱼。而且每餐饭前都喝两碗汤，觉得这样可以少吃点饭，血糖会低。但是经糖糖团队教育和指导后，我才知道我这样吃是不对的。

汤不是不能喝，血糖稳定后，可以在加餐时候喝。淀粉类食物是不能不吃的，但必须要根据身高、体重、孕周情况吃够量，否则容易产生酮体。肉类每天要吃一手掌大小，保证营养。而且我当时担心水果"性寒凉"，很多水果都不敢吃，每天最多吃一个苹果。后来才知道，原来孕妇，即使是糖尿病孕妇，很多水果都是可以吃的，而且可以从水果中大量吸收维生素和纤维素，比如西柚、猕猴桃、石榴、黄瓜等都是糖妈妈们的优选。

我在怀孕前半期吃的东西存在很多问题，后来在不断的饮食实践中，我发现理论和实践还是存在一定差距的，因为每个人对每种食物的吸收度和效果不同，比如我吃麦片粥或者小米粥血糖会高，有些人就不会。在这里给各位糖妈妈介绍一种很不错的食品——五谷杂粮粉。可以自己用黑豆、黑芝麻、小麦、黄豆等五谷杂粮打成粉，然后用温水冲饮，血糖不高又有营养。我一般睡前加餐的时候服用，这样既能饱腹，不会半夜饿醒，又有营养。我们几位糖妈妈试过后都认为不错。

2. 运动

我孕期的运动主要是散步，但因为有时候懒，不能每顿饭后都坚持。而且我一般是一吃完饭就开始散步。后来经过糖糖团队的教育后才知道，饭后最好休息半个小时再运动，而且测血糖前半个小时最好休息，要是一直运动，对血糖也会有影响。在住院期间，我还学会了做妊娠期糖尿病保健操，每次运动 20 分钟，身体总会微微出汗，感觉很好。有兴趣的朋友可以在网上下载，自己在家里做。

运动可以降低胰岛素的抵抗，对降血糖还是很有用的。现在我因为身体原因，需要卧床休息，明显感觉得到血糖控制比之前困难了，但是我都坚持在床上做手部运动。

3. 测血糖

其实我之前对测血糖的时间也存在一定的误解。我以为饭后两小时血糖是指吃完最后一口饭后两小时才测，所以每次测得的数值都不错，而其实正确的做法应该是第一口饭后的两小时进行。测的时间不对，差别也会很大。此外，我不知道孕妇会有更严格的血糖控制标准，觉得餐后只要不超过 11mmol/L 都是可以的，所以一直到做糖耐量测试前，我都没有意识到自己有"糖尿"问题。

另外，不同血糖仪之间也有差别。我用在广州医科大学附属第三医院租的血糖仪跟我用自己家里购买的国产的血糖仪测得数据进行比较，每次都会出现偏差。比如，在医院租的血糖仪测出来是 7.8mmol/L，但我用自己家里购置的国产血糖仪测出来是 6.7mmol/L 左右，有很大的偏差。所以建议大家最好选用进口的血糖仪，并且用前要校正。

（二）应用胰岛素治疗

其实我一直都有点抗拒使用胰岛素，因为觉得太痛苦、太麻烦了，有些病友甚至觉得注射胰岛素对身体有害，但是后来经过糖糖团队的耐心教育，我也开始认识到其实现在的胰岛素注射技术已经得到改进，针头很细，已经没有多少痛感了；而且胰岛素是人体自身分泌的，注射胰岛素不但对身体一点负面影响都没有，而且还可以让自身胰腺得到休息，反而有利于产后恢复。入院的第二天，医生说我必须用胰岛素了，否则血糖控制不了。当时我也很快便接受了。

我当时还有一个误区，就是以为只要注射了胰岛素，即使多吃点东西，血糖也容易得到控制。但事实上并不是这样的，胰岛素并不是万能的。第一次注射后，我餐后血糖反而更高了。所以我才明白，即使注射了胰岛素，也一定要注意控制饮食和运动。

说到胰岛素，我印象最深刻的是学注射胰岛素。其实我很早就会注射胰岛素了，当时在南方医院，我的爸爸因为糖尿病也要注射胰岛素，当时护士只是给我们演示了一次，就让我们回家实操了。虽然帮爸爸打了几年了，但是经过糖糖团队每周五的"糖妈妈体验营"里的耐心指导后，我发现我的操作还是有很多问题。当时是珍珍姑娘教我们打胰岛素的，她非常耐心地一个个步骤给我们演示，讲完一步就让我们操作一步，并仔细地纠正我们的错误。最后还让我们在模型上操作，都过关后，才真正让我们实操。实操的时候，还亲自看着我们打，每次看到她口干舌燥，满头大汗的样子，都特别感动。现在我自己打胰岛素一点都不害怕了，因为我很自信，知道自己很"专业"。

（三）大爱无言，无声感激

孕期控糖，两次住院，在和产科三区全体医护人员的日夜相处中，我常常被他们的无私、敬业所感动。

记得第一次入院的时候心情很低落，因为不知道高血糖会不会对宝宝造成影响，也不知道后期会发生什么。当接诊的邝姑娘指着珍珍介绍说"这是你的专科护士"时，珍珍对我温暖的一笑让我至今难忘，我能从她的微笑中感受到那种对病人的真诚和热爱，好像一下子看到了一股力量，顿时心情好了很多。往后的日子里，她就像一个好朋友一样耐心地指导我饮食和运动，即使下班了，也经常通过微信了解我的病情，还把我拉进了微信群，通过和群里姐妹们的交流，我很快便掌握了饮食控制和运动的一些技巧。即使在我出院后，她也经常主动询问我的血糖情况，真的是把我当家人一样牵挂。邓燕红姑娘也是经常到我的床边跟我聊天，对我的饮食及时给予指导，还亲自帮我称量食物，帮我仔细地计算食量。我第二次入院的时候已是周五下午五点多了，接待我的管床医生李湘元医生虽然挺着大肚子，但依然很耐心仔细地为我检查，详细地和我解释病情。一直到七点多开好医嘱后才下班。有次中午差不多到一点了，我看到李医生还在边吃着饼干边站着忙活，我知道她肯定还没吃午饭，她一个孕妇还在忘我地守护着我们这些孕妇，这让我非常感动！我只能走过去对她说："李医生，你要注意按时吃饭休息啊！"

在第二次住院的时候，还有一件事特别让我感动！当时住我隔壁床的一位孕妇高烧不退，又查不出原因，我看到李映桃主任亲自过来给病人检查，这是我第一次近距离接触大名鼎鼎的李主任，她耐心地给病人解释病情，告诉病人烧退后要及时考虑手术。最让我感动的是李主任看到病人躺着不舒服，还亲自给病人摇床，完全颠覆了我心目中主任的形象。后来孕妇手术完后，我在测血糖的时候，看到李主任早上不到八点就来到了病房，还第一时间就问护士高烧孕妇的情况，那种发自内心的对病人的热爱和牵挂，真的让我非常感动。

在一个这么有爱心、有责任心的领导的带领下，产科三区的医护团队怎么会不优秀呢？我接触过很多间医院的医护人员，广三的医护人员给我的印象是最深刻的。

虽然我现在的情况不大好，已被诊断为糖尿病合并妊娠，怀着双胞胎，刚好孕30周。胰岛素用量多起来，大概去到每天100单位了，而且因为有"先兆早产"征象，只能卧床休息，不能户外运动。但是，因有李主任领导下的糖糖团队及其他医护人员日夜用心的守护，我相信，我一定能健健康康地成为幸福的妈妈，实现等待了快十年的妈妈梦！

十四、因为甜蜜，收获甜蜜

李斯韵

　　我是一名双胞胎糖妈妈，写这篇心得体会时，我正在准备产后的第二次复查，这距离我被发现患有妊娠期糖尿病已经过去差不多8个月了。在这8个月的控糖和甩糖路上，我有过沮丧，有过失望，但是现在，我心里只有满满的感恩和对甩糖的信心，因为我遇到了李主任所带领的专业控糖团队和"甜蜜伴侣"微信群里一直给予我帮助的好姐妹们。

　　在孕期，我的控糖并不是十分艰难，那时宝宝还没出生，所有精力都能放在自己身上。对我来说，真正的考验是产后调理。

　　因为在孕期血糖一直控制不错，到36周胰岛素停用了血糖也保持在正常范围，所以在宝宝们出生后，我理所当然地认为只要坚持孕期的控糖饮食，产后42天复查血糖过关是水到渠成的事情。但是复查结果却让我大吃一惊，"糖耐量"2小时结果居然比孕期还要高出不少——10.23mmol/L！经过分析，找出了四个相关可能原因：睡眠，情绪，运动，饮食。

　　1. 睡眠

　　宝宝刚出生，大概两个小时就要哺乳，加上是双胞胎，月子期间严重睡眠不足，对血糖影响十分大。后来经过自己慢慢调整和家人的帮助，晚上睡眠时间增加到 5～6 小时，血糖情况得到了大大的改善。

建议：想血糖复查能够顺利过关，建议大家要保证充足的睡眠时间。这里所说的睡眠时间包括白天的睡眠以及晚上的睡眠，总共 6～8 小时为宜。其中，白天的睡眠，建议月子中的你，在宝宝睡着后，也应该一同休息，哪怕是闭目养神。而晚上的睡眠，则建议由家人或者月嫂来协助育儿工作，母乳喂养的母亲也可以跟家人协商好，等宝宝醒了要喂奶时，把宝宝抱过来喂，而母亲则可继续睡眠。从而保证睡眠质量，有利于促进血糖代谢，维持血糖平稳。

2. 情绪

这个因素一直容易被忽视，但是影响却不容小觑，我曾经试过同样的饮食，餐后血糖因为情绪影响有 2mmol/L 的差别。

建议：初为人母，除了喜悦，其实更多的是焦虑：母乳够不够？为什么哭闹？是不是有什么不舒服？照料的方法是否科学？睡眠不足，剖宫产后伤口不适，月子期间诸多限制都极大地影响了我们的心情。建议在这个时候，多听听家人和朋友的开解，包容和理解可以极大地帮助我们。同时，每天和宝宝们出去散散步，和家人朋友聚餐，也是很好的放松调节方式。

3. 运动

在产后 42 天复查不过关之后，控糖团队帮我一起分析产后未恢复的相关原因，并邀请我的家人参与，帮我重新制定饮食活动干预方案。随后，我就开始恢复并逐步增加运动量，从散步到快步走、瑜伽、有氧操、健身器辅助运动，每天三餐后抽 30 分钟运动，不仅对控制血糖效果明显，对产后身材恢复和腰酸背痛都非常有效。

建议：运动的降糖效果始终是最科学、最有效的。建议月子里以及产后的姐妹们每天三餐后抽 30 分

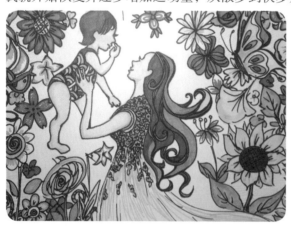

母爱之光，百花开放（袁佳尔绘）

钟进行燃烧卡路里的运动，例如散步、有氧操等。刚开始的时候，每次10～15分钟，然后再慢慢增加到每次20分钟或更长时间。千万不要运动过量。如果发现恶露量增加，或者颜色变成鲜红色或鲜粉色，请马上停止锻炼，并去医院检查，因为这可能是晚期产后出血的征兆。

4. 饮食

在饮食方面，我一直坚持肉类以鱼肉为主，搭配鸡肉、瘦肉；蔬菜类以绿叶菜为主，搭配其他颜色的蔬菜，尽量种类丰富；主食是杂粮饭或者杂粮粥，把藜麦、小米、红米、黑米、糙米、玉米糁这些杂粮混合白米做成杂粮饭，不仅营养丰富，而且对控制血糖效果非常不错。

建议：晚餐血糖是我们糖妈妈比较难控制的一个点，因此，晚餐可以多以鱼为主菜，再搭配杂粮饭，血糖会更容易保持平稳。

> **感言**
> 患上妊娠期糖尿病纵然不幸，
> 但是我们这群糖妈妈们却因此收获了友情。
> 学会了无私的帮助，
> 学会了感恩，
> 心中甜蜜满溢。
> 最后，愿所有糖妈妈顺利甩糖！

十五、邂逅那 0.09 mmol/L 的甜蜜

黄福儿

甜蜜是什么？是亚当与夏娃之间的禁果的味道？是恋人们亲密无间的味道？还是母亲与孩子呢喃燕语时候的味道？

我邂逅过一种甜蜜的味道，里面夹杂着亲情、爱情、人情、世故等情愫。只是，这份甜蜜，超出了 0.09mmol/L。

"妊娠期糖尿病，就是因为妊娠怀孕才引起的糖尿病。不怕的，一生完孩子就会没有了……"

"坐月子就是要吃姜炒饭、姜酒鸡、姜醋的食物，不吃怎么行……"

"你什么都说不吃，小孩子吃你的奶都没有营养，体质肯定也不会好到哪里去……"

如此这般的话语，仿佛仍萦绕于耳，如刀般刺痛我心。

2014 年 5 月 29 日 15 点 19 分，我的小宝贝在广州医科大学附属第三医院李映桃主任的帮助下顺利出生，母女平安。于是，我也开始了我人生中第一次的"坐月子"。

人生如一场戏。

小宝贝的诞生，家庭成员中的各种关系似乎突然发生了微妙的变化，每个人与小宝贝之间都有了直接的情感枢纽。这，注定将要上演生命中一场复杂的戏剧。

跟普通产妇的"坐月子"不一样，我这位妊娠期糖尿病的糖妈妈，总有诸多禁忌：不能吃甜的、不能太咸、不能高热量……于是，在尿片堆、婴儿衣服堆与婴儿的哭闹声中，我的麻烦"月子餐"成为家庭矛盾升级的燃料。

"你现在饿不饿？"姑妈摸着我的肩膀问道。

我点点头："饿极了，早上 7 点到现在 12 点多，没吃过东西。"

婆婆哭喊着叫冤："不是我不煮给她吃，是我煮什么，她都不肯吃！我根本不知道她想吃什么。小米粥是绝对不会再煮的了。吃了有啥营养？宝宝怎么够奶水喝呢？"

晕厥与饥饿中，我想起了由出院到回家这段日子的一幕幕：爆炒豆角，10.9mmol/L；油盐鸡，9.2mmol/L；排骨，8.3mmol/L……虽然我深悟多油多盐的饮食不适合我们糖妈妈，但坐月子的我，却无能为力。当我把血糖仪拿给公公看时，他说："糖尿病人多的是，为什么你那么怕死？"

我只想说，只是我太在乎了，在乎自己的身体健康，在乎我最好的朋友——在我人生中这段怀孕时光里帮我调理血糖的产科三区糖糖护理团队，在乎我这能产后甩糖的 42 天。所以，我哭了，默默地，在深夜中喂着奶时。

回想起出院前一天在广州医科大学附属第三医院产科三区拆线时，李映桃主任还不忘叮嘱我："记住，产后还需要继续控制好血糖，饮食调理，努力把糖尿病甩掉，不要枉费了你自己与我们糖糖护理团队孕期里一路的坚持哦！"往事随影，此刻的我是如此心酸与自责！

后来，在满月时，母亲过来照顾我。母亲说："为什么你的公公把一大锅汤水放在桌面上？"

"妈，那是煲给我喝的催乳汤。"

母亲疑惑："这一大煲的，今天能喝得完吗？该不会每喝一次，就加热一次，喝不完的留着隔夜，明天又热着给你喝吧？"

这时，月子里从未参与厨房工作的我才恍然大悟，原来我月子里喝的这些汤水是如此而来的。只是迟了，太迟了，距离产后复查的日子只剩下 12 天。我想说，糖糖护理团队，无知的我对不起你们，我辜负了你们孕期帮我的调理。

果不其然，产后复查的结果出来了：餐后 2 小时的血糖：13.13 mmol/L。"你的尿酸 600 μmol/L 多，血糖值已经达到糖尿病人的标准了！"刚查到结果的珍珍姑娘神情凝重地告诉我。

糖糖护理团队的邓姑娘曾经也跟我说过，每年她们的妊娠期糖尿病营养专科收治的糖妈妈中，10 个中总有那么一两个因为坐月子时胡吃海喝、不顾原则而转变为终生糖尿病，从来没有"侥幸"二字。而我，成为今年的其中的一个可能转变为终身糖尿病的糖妈妈。我胡吃了，吃了多油的豆角、鸡和排骨；我海喝了，喝了一个多月重复加热了无数次的汤水。只是，我是如此无奈。

糖糖俱乐部的各位糖妈妈，我多么想告诉你们，在月子里的梦中，我曾无数次梦起妊娠期来到三楼胎监室对面的小房间里，与你们一起分析饮食餐单，与你们一起研究养生食谱，与你们一起寻找最佳的血糖控制方案与体重增长方案；我曾无数次梦起妊娠期我与糖友"胆粗粗"一起同游菜市场，与糖友"奇迹"一起散步畅谈，与糖友翠翠一起分享甜蜜玉米……只是，这一切，随着小宝贝诞生时的哭声，也随之梦醒了，破碎了。

曾经在广州医科大学附属第三医院糖妈妈俱乐部的微信里，看到过这么一句话：在饭堂里洗着菜吃，惹来了不少人异样的目光。作为一位过来人，我想说，那些人异样的目光并不可怕，我们完全有能力将其屏蔽，甚至置之不理。然而，最可怕的是月子里家人对你异样的目光，以及对妊娠期糖尿病的不重视。那，足以致命。

于是，我拖着疲惫的身，与疲惫的心，逃离了这个不接纳我这位妊娠期糖尿病的糖妈妈的家，回到了我温暖的母亲的港湾中。

新鲜的小米粥，加菜心粒，加鸡蛋丝，加瘦肉粒，热腾腾的，作为我回到娘家的第一顿早餐，暖透了我的心房。

珍珍说，这样的早餐，才有营养。

吃过了早餐，一瓶牛奶，一个苹果，两颗核桃，作为早餐的加餐，满足矣，富足矣。

珍珍叮嘱，喂奶的妈妈，要每天加点坚果，才不会缺钙，不会掉发。

午餐晚餐，小米饭，蔬菜和鱼为主，低热量，高蛋白，既营养又催乳。

运动也是必不可少的。于是，每天早晚背着小宝贝暴走，一起踏上了我甩糖的旅程，不论风雨，无惧日晒。

人生充满奇迹。在产后100天，我再次来到医院做糖耐量测试：餐后2小时，7.2mmol/L。我恢复正常了！

此时，我迫不及待地登录了微信，把我测试过关的结果发到"快乐的糖妈妈"群里，与姐妹们分享我此刻无比喜悦的心情！我多么想告诉你们，当初看着群里的你们一个又一个"糖耐量"过关，数值漂亮，顺利甩糖的时候，我只敢默默拿着我的13.13mmol/L的结果独自心伤！

看到这张过关的化验单时，最开心与欣慰的，并不是我父母、我家人、我自己，而是珍珍、糖妈妈微信群里的各位糖友，以及产科三区的糖糖护理团队。也许，珍珍以及糖糖护理团队见证了我从孕期糖耐7.89 mmol/L到产后42天13.13mmol/L，再到产后100天7.2mmol/L的坎坷与曲折。

拿着过关的糖耐量测试结果，我知道我的漫漫甩糖路并未因为这张过关的糖耐量测试结果而结束，而是刚刚开始。今后，我将始终秉承着"管住嘴，迈开腿"的健康生活方式，严格要求自己注意生活与饮食的健康细节，并且通过每年都喝葡萄糖水定期复查一次"糖耐量"测试来持之以恒地关注自己的血糖问题，以防"甜蜜杀手"的再次来袭。而要保持这份恰当、不过量的甜蜜的味道，我们都需要"两汤"，其中一个汤是常喝新鲜营养的生滚汤，而另外一个汤，则是家人支持与谅解的心灵鸡汤。

总结

经历了一段跌宕起伏的糖妈妈之旅后，我在广州医科大学附属第三医院留下了另一个人生的坐标：甩糖。为了能够给准备怀孕的、正在怀孕的、准备坐月子的、正在坐月子的妈妈们留下一些参考与科普，我理性地总结了一些关于科学坐月子的原则，以警醒后来者。

1."妊娠期糖尿病在生完孩子后会自动消失"的说法是不科学的

很多糖妈妈都会存在着侥幸心理：妊娠期糖尿病，就是由于妊娠才出现的糖尿病，妊娠结束就会没有的了！况且不是说每年才会有那么几个人在坐月子后转化为真正的糖尿病吗？我才不相信我会这么倒霉，会有我的份。该吃的吃，该喝的喝，不补身子会后悔！每顿不喝汤会没奶的！

亲爱的妈妈们，千万不要怀着这种侥幸心理去坐月子，如果你曾经这么想，那你就要开始小心注意自己的身体了。我们的身体是很聪明的，我们身体中的胰腺都会有记忆功能，如果你在坐月子时大吃大喝，大量进食浓汤、老火汤，那么你曾经高血糖的这些记忆就会存在于你的细胞内，长久以往，就会造成胰腺的记忆性损伤，久而久之，胰岛素分泌就会产生混乱。因此，即使你在妊娠后侥幸恢复了，但是仍然胡吃海喝，糖尿病依然会不期而至，只是时间迟早的问题。我就是一个活生生的例子，由于月子的饮食出现了问题，妊娠期糖尿病直接转变为糖尿病了。由此可见，哪怕妊娠期的血糖控制得多么好，如果月子坐不好，照样会前功尽弃转变为糖尿病，戴上终身疾病的帽子。像我这种，孕期只需要通过饮食与运动控制血糖、不需打胰岛素的糖妈妈，总会误以为只要孕期血糖控制得好，产后即可恢复正常。但这是大错特错，千万别把孕期血糖与产后血糖画上等号！

2. 奶水与汤水的拉锯战问题

糖妈妈因为在月子的时候仍然需要控制血糖，所以饮食方面肯定会比非糖妈妈的月子餐更有所讲究，这里包括质和量两个方面的问题。

在质方面，优质蛋白、蔬菜类、淀粉类的搭配大原则应该与妊娠期的饮食原则保持一致。早餐可以选择小米粥、杂粮粥、捞面、饺子、云吞，且适量搭配青菜（如菜心等比较正气的蔬菜，还可加几片姜驱寒），还可适当加一只鸡蛋（母乳妈妈的话，需要观察两到三天宝宝有没有腹泻、湿疹等过敏反应，且注意不要空腹进食鸡蛋）。午餐、晚餐仍需要以二米饭为主，保证杂粮的摄入量，可以选择健脾养胃的小米饭或补血的红米饭等。肉类方面，尤其是晚餐比较难控制的糖妈妈，建议以鱼肉为主，多采用清蒸的烹调方式，因为这样热量较低，更利于控制血糖。蔬菜类，可选择菜心、西兰花、油麦菜等比较正气的蔬菜。

至于加餐，月子期间一般会以催乳汤为主，那么这里还会涉及一个"谷奶"的问题，即我将会谈到的汤水的量的问题。许多产后的孕妈妈，或者其家人，都会担心这位新妈妈到底够不够奶给宝宝喝，都会疑

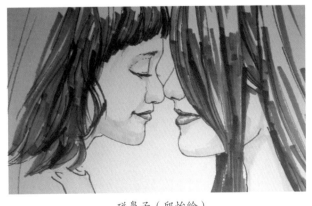

碰鼻子（邱怡绘）

惑为何宝宝一天到晚都在不停地吮吸着？于是乎，家人开始着急，妈妈开始焦虑：究竟是不是没有奶呢？因此，"谷奶"行动开始展开。每天一大锅鸡汤、猪蹄花生汤、骨头汤，随时随地喝，当水喝，大口大口喝，大碗大碗喝，终于，奶水多起来了。当然，血糖也上来了。一个很简单的道理：喝进去的，身体都需要代谢、排泄出去，你若时时刻刻地喝，身体机能就需要时时刻刻地排。当身体机能排得累了，排不动的时候，喝进去的这些汤与营养就会堆积在体内，越堆越多，所以血糖值也就居高不下，水涨船高了。

因此，月子期间的催乳汤，还是得按照 2 小时一次加餐的原则，最好与正餐隔开来喝，即正餐不喝汤，这样控糖会更有把握。可以选择滚汤类，如木瓜白鲫汤（白鲫先煎一下，滚汤时加姜）、大头鱼瘦肉汤（大头鱼取其鱼头先煎一下，滚时加姜；瘦肉飞水）、通草瘦肉汤等。分量每次以 250 ～ 300 毫升为佳。有些姐妹们和家人会担心，喝这么少会不会没有奶？作为一位已纯母乳 5 个月的师姐，给大家科普一下母乳常识，我可以很确定地告诉你：只要你乳腺已通，说得极端点，即使你不吃不喝，也不会没有奶。奶的多少，不在于你喝多少汤水，而在于你要给宝宝多吮吸，多接触。因此，姐妹们，别让自己未来的身体健康栽在多余的催乳汤身上。相信自己：我有足够的母乳，信念很重要。

3. 带孩子与休息恢复的两难

假如你是一位糖妈妈，且打算产后坚持母乳喂养，那么，我建议你月子前做好两手准备：要么回娘家坐月子；要么请一位保姆（注意不是一般所指的月嫂，指的是帮忙带孩子与煮饭的保姆，因为一般月嫂会按照非糖妈妈的月子餐单来做菜，但某些月子餐菜式对于糖妈妈来说更是适得其反）。

母乳喂养，因为是按需哺乳，注定了月子期间时刻都可能要喂奶，因此导致饮食与运动、睡眠与休息等各方面都未能按时进行。因此，这个时候更需要一位能够全心全意地帮你分担带孩子工作的人，让你能够在饭后进行适当的运动，能够在夜间哺乳后安然小憩。而这个人，最恰当的人选无疑就是自己的母亲，如果没有条件的话，建议请位保姆。本人不建议由婆婆来照顾月子，而建议回娘家坐月子。

总结了大部分产后血糖不能顺利恢复的案例，大多为月子期间每晚为了哺乳孩子、抱孩子等睡不好的糖妈妈。我就是一个活生生的案例，想当年，通宵了一个多月，身体根本得不到休息，更何谈恢复？

4. 产后抑郁与血糖的关系

糖妈妈们都知道血糖与心情的关系：心情不好，血糖也高。而正是这个原因，回应了我的第三条建议。

正如前文所说，产后是家庭矛盾升级的一大时机。加之我们糖妈妈的麻烦月子餐单，如果与婆婆沟通不好的话，她会嫌弃你的挑吃，又担心你不够奶，诸如此类。但你又碍于情面，总不敢多说。如此压抑在心头，又加上休息不好的话，恭喜你，产后抑郁光顾你了。然后，越抑郁，身体毒素越排不走，自然血糖就会更高。

然而，在娘家坐月子就不一样。熟悉的环境，熟悉的味道，想吃什么直接跟母亲说，不想吃什么母亲也不会逼你吃。更重要的是，有母亲时刻的关心，而不是时刻关心你有没有奶。扫走抑郁，血糖自然达标。

5. 生命在于运动，降糖也在于运动

我常说：运动一次等于吃了一次降糖药。

不错，产后的血糖恢复，其实我更多的是靠运动。我的运动方式很简单：每天早餐、午餐、晚餐后，背着宝宝散步30分钟左右。背着宝宝运动有两个好处：一是消耗更多的卡路里；二是可以与宝宝建立更深厚的感情。恢复在于坚持，必须每天坚持不懈，一天也不能偷懒。因为正如前文所说，身体细胞是有记忆的，我们必须强化胰腺细胞的运动记忆，调整胰岛素的正常分泌。世上无难事，只怕有心人，降糖亦是如此。千万不要拘泥于传统的月子禁忌，以为躺得越多，恢复得越好。让我这个月子里每天都测血糖的过来人告诉你吧，哪顿饭后你躺得越久不运动，哪顿的餐后血糖就会越高！

叫上宝宝的爸爸一起散步吧，培养爸爸和宝宝的感情，也增进一下自己与爱人之间的感情。这是一段难得的三人世界时光。

在此，祝福天下所有妈妈阖家健康，幸福甜蜜！

后记

在产后的第九个月里，我再次去复查血糖，餐后血糖已经降到6.2 mmol/L，控糖团队的姑娘们都为我的这个结果而欢喜雀跃，直称赞这个数值太漂亮了。

我深知，健康的饮食才是我们每个人最需要的，身体没有挥霍的本钱，世上没有"侥幸"二字！因此，产后的我，一直还在坚持吃二米饭，清淡饮食，少油少盐，坚持餐后保持半小时的运动，直到现在，直到以后。

只有踏踏实实地践行健康饮食，才会稳稳当当地收获踏踏实实的甜蜜与幸福！

随糖演绎　偶有主意——糖妈妈控糖心得

十六、我的控糖心路历程

徐晓丹

　　我先介绍一下我的基本状况：今年 31 岁，2011 年 5 月与先生登记结婚，同年 6 月发现自己怀孕。本以为这是天赐的礼物，大家都感觉到满满的幸福。哪知道，在 12 周 B 超检查时，医生告诉我说，宝宝在 8 周 3 天的时候，已经"胚胎停育"，在毫无征兆的情况下，就这样永远离开了我。那一瞬间，如同天塌……大家都安慰我说，还年轻，好好养身子，孩子会有的。别无选择的我，除了等，只有等。

　　这一等就是 3 年，这 3 年来，我在家人的"旁敲侧击"中度过，所幸先生并未对我有过多的催促，一直默默地陪伴与守护。2013 年，老爷子因病去世，先生和婆婆悲痛万分，老爷子心里一直惦记着的，是他从未见面的孙儿……作为儿媳，我觉得惭愧。几天后，婆婆泪眼婆娑地拉着我的手说："我现在也没什么盼头了，就希望能快点儿抱孙子。"这么些年来，这是婆婆第一次开口想要抱孙子，她从来不给我任何压力，怕我难受，但是在她心理最脆弱的时候，还是告诉了我内心最实在的盼望，其实我又何尝不着急？婆家人从来没催过我，但是我的娘家，却时刻"关注"着。我妈妈最常说的是："你要为你的老公留后啊，人家家里就你老公一个儿子了，怎么都不着急呢？"实在是把我逼得快疯了，从我本是很期待小宝贝的到来，到我觉得这就是一个任务，这是一个什么样的内心变化……

　　我在抓狂的状态下，甚至跟先生提出了离婚。我觉得很辛苦，无形的压力让我喘不过气，我只想逃避，只想把自己埋在沙堆里做只鸵鸟，而先生只是坚定地搂着我说："傻瓜，任何情况下，你才是对我最重要的。我只要你，不许说傻话。"

　　为了家人不要再给我压力，先生很明确地跟我们的家人说，我们顺其自然，有就有，没有就进行试管婴儿手术，再不行就领养孩子，家人也只能闭嘴不言了。哪怕是这样，在 2014 年春节过后，我依然没有任何动静，我从激动地在每次月事迟到时去买验孕棒，到麻木地直接买一堆放家里用，心情再无起伏。

　　2014 年春节过后，我决定做详细检查，面对现实，想用科学的方法去争取一个孩子。我找中医调理，各种抽血和检查，从不落下。最后的结

妊娠合并糖尿病知识读本

果是，我跟先生的身体都没有问题，我对着这些报告，无奈地笑了，却也把心放宽了，既然我们没有问题，那就是缘分问题了，医生给我的建议就是减肥。

五月份最后一次抽血，把所有东西都验了，医生当时说我有过不明原因的"胚胎停育"（当时没检查原因，因为医生说这很正常的），而我都30岁了，得不放过任何一个机会。包括地贫、弓形虫、雌性激素等什么的，我懂的，不懂的，都验了。拿着二三十张报告单，我看得懂的就是，我在2014年的5月份验出有糖尿病，其他显示都是正常（当时有一份是封闭性抗体，显示阴性，我以为阴性都是正常的，没在意，后来才知道它的重要性）。由于我妈妈患了十几年糖尿病，一直好好的，所以我也没在意，医生建议我去找内分泌科的医生联合治疗，我也没在意，然后就开始了我忙碌的生活。6月份开始，是一个钢琴老师最忙的时候，我心想着，除了糖尿病，我什么事都没有，也没继续看医生，就这样拖到了2014年的9月。

2014年9月中，我突发高烧，连烧了几天后，体重从148斤掉到了138斤。9月22日，例假报到，国庆节前完事，由于在备孕中的人都会记得同房时间，我也不例外，只是都没有在意，因为麻木了。10月20日是我先生的生日，我决定给他做点浪漫的事情，也希望给他个惊喜，我再一次去验孕，结果是，阴性。

但是生日的浪漫还是继续着。

后来有朋友给我从香港带回了天喜丸，24日中午饭后狂吐，表妹问我是否怀宝宝了，我说前几天才验了没有，别瞎想。晚上我准备吃那个药时，看说明写着"怀孕禁吃"，又想起表妹中午说的话，我就想，还是明天再验一下再吃吧，不差这一天了。25日一早，我木然地拿着验孕棒上洗手间，如同例行公事般，反正"阴性"已成习惯，不再期待什么了。等了一下，看了一眼的我，却突然傻住了，是我眼花吗？是两条杠吗？因为是很弱很弱的弱阳性，我甚至在怀疑是不是验孕棒质量出了问题，时间放久了，失效了。我就这样傻傻地回到房间，先生看我呆住不动，以为我不舒服，跳起来问怎么了。等他戴上眼镜看到我手中的验孕棒，他才反应过来怎么回事。我问他"我是不是眼花了，是不是质量有问题？"他激动地抱着我什么都没说。我还是不敢相信，我怕失望，很怕很怕，我又反复用了几根再尝试，都是弱阳性，我才慢慢地相信了这个喜讯。我那一周内几乎隔天验一次，直到从弱阳性变成明显的阳性时，我才敢跟家人说这件事情。由于我记得同房时间，而且 20 日验过没有，25 日验有了，证明孕周很小，我打算等宝宝大一点了再去医院 B 超确诊。哪知道，31 日早上，问题出现了。

　　31 日早餐后，我上洗手间，发现内裤上有血迹，虽然只是一点点，我还是吓傻了。大约过了半小时，再看，更多了。我二话不说，立马往医院去。我只记得当时一片头晕，我心里慌啊，我怕啊，这是我期待了 3 年多的宝宝啊。但是遇到问题了，要先冷静，我动用一切关系（因为去到医院后再挂号肯定是来不及了），直接找到妇科住院部的医生为我检查，医生说我是有先兆流产的征兆，建议住院保胎，然后就是安排抽血（验孕酮和 HCG）。安顿好自己后，我才颤抖着给先生电话，说我住院了，他听到后马上从公司赶到医院，我表妹把我之前所有的病历和检查报告从花都开车送来广州，一直守着我，陪着我等最新的报告单出来。直到下午，报告出来了，两者都低；再加上医生看我之前的检查报告，就告诉我，要有心理准备，她们会尽一切力量地保胎，但是不一定能保得住，第一，因为我有糖尿病却没有规范治疗；第二，我是封闭性抗体阴性（在那时候我才意识到，原来阴性不一定是好事）；第三，我现在孕周小，不能确定我是否宫外孕，不敢盲目保，只能为我先注射少量黄体酮来提升孕酮，再观察 HCG 会不会正常翻倍，但是如果是宫外孕的话，会有大出血的危险，要我们自己决定。无论如何，我肯定是保的，绝不犹豫。除了打黄体酮，医生还给我开了一堆抽血单子，因为确诊了糖尿病，也请了内分泌科医生来会诊。内分泌科的医生说我这种状态，有两种选择：第一，不打胰岛素，但是宝宝不一定保得住，而且就算保住了，也容易发育不好，撑到 6 个月左右，一样要打针；第二，现在开始打胰岛素，尽量保证胎儿正常发育。我当时害怕，听说人会对胰岛素产生依赖，也怕会伤到宝宝。那医生就给我解释了，胰岛素就是一种高分子蛋白，不会对胎儿有影响，如果我的血糖不正常，那宝宝一定完蛋，自己考虑。至于药物依赖性，医生说我属于 2 型糖尿病，我的抽血报告等都显示没有对身体有什么损害，如果不是怀着宝宝，通过饮食控制和运动减肥，连药都不用吃就可以好，不存在依赖的担心。后来 B 超显示，宫内孕 5 周，妇科医生便敢加大黄体酮用量，大胆保胎，我看到这样的结果立马就接受胰岛素治疗。从那时候开始，我便开始了一天 10 针的保胎生活（监测血糖一天 7 次，两针胰岛素，一针黄体酮，还没加抽血的时候），看着我的针眼，先生第一次跟我说："要不我们不保了，你太辛苦了，我难受，我心疼。"也许在备孕的期间我有毛躁过，但是当我知道宝宝在我肚子里的时候，天生的母性就呈现了，我坚定地说："不，必须坚持，谁敢动宝宝，我跟他没完，连你也不行。"就这样我天天针、药地轮流着，很闲却也很忙地过着我的保胎日子。医生虽然在鼓励着我，也在提醒着我，要有心理准备，不一定能保得过 12 周。7 周多的时候，B 超见胎心后我出院了，医生除了叫我定时验血，黄体酮要打到 12 周外，也只能叫我加油了。我就这样担惊受怕地数着日子来过，好不容易过了 12 周，转到产科医生那里就诊，产科医生要求我换胰岛素，要求我必须住院，住院前让我去听另一个医生（应该是她的助手）讲授如何调控饮食的课程。听得我糊糊涂涂的，只知道要少吃多餐。我问医生，会不会不够营养，医生说："没事，宝宝会吸收你的脂肪作为营养的。"我也没在意，尽可能地配合着，住院期间（当时还在外院），几乎没有人来理我，也许产科太忙了，我这种调胰岛素的根本没什么值得关注，住了一个星期，我的主治医生甚至都没有来看我一眼，也就这样，我铁了心地要换医院！

　　经先生同学的帮忙，他带着我来到广州医科大学附属第三医院，当时已是 13 周了，我的体重从 148 斤减到了 140 斤，同学先带着我找到了刘娟主任，刘主任看了下我的情况，就叫我去住院部 14 楼，那是我第一次遇到了我生命里的贵人——广州医科大学附属第三医院的专业控糖团队，她们耐心地给我解释饮食和一天的运动等分配。我半知半解地听着，后来控糖团队吴姑娘叫我换胰岛素，我就害怕了，我之前用的是优必林 R 和 N，她建议我用门冬胰岛素和地特胰岛素。由于我之前换针时住院的不愉快经历，我本能地拒绝了，吴姑娘让我自己决定，门冬和地特相对会更安全一点，让我一周监测血糖后再去找她。一周后，14 周，我再一次来到广州医科大学附属第三医院找控糖团队，她们看我的饮食吃得那么单一，以节食来控血糖，非常生气，说上周跟我说的都白说了，说我一点都不重视自己的问题，不重视宝宝的安全。其实当时的我真的是糊糊涂涂的，因

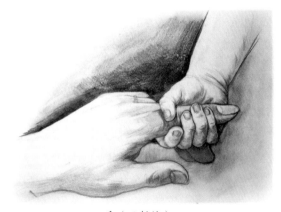

手（王哲绘）

为广三的做法跟我之前调血糖的医院给我的建议出入较大，我一下就傻了，控糖团队建议我买点益力佳配着五谷粉吃，营养又健康，帮我开了门冬和地特。吴姑娘看我是又可恨又可怜，好在她没有放弃我，邀请我加入了一个微信群，里面全部都是妊娠期糖尿病的准妈妈或是像我这样糖尿病合并妊娠的，我在群里感受到了大家的互相关心和互相鼓励，让我觉得很温暖，这跟外院的不闻不问成了明显对比。控糖团队的姑娘每天除了上班外，下班后在微信群里关心着大家，看大家每天饮食情况和血糖情况，及时处理突发问题，发现谁吃的东西犯错误了，就立马纠正，每天如此，让我非常感动！她们没有义务要这么辛苦，却从未停止过这么去做，为的是我们这样的糖妈妈能好好地、健康地把宝宝带到这个世界上来，能让糖妈妈产后脱糖，过上正常人的生活。而群里的准妈妈们、妈妈们，大家都互相关心，每天都会在群里分享自己的经验，孕周大一点的妈妈会教我们这种小师妹应该注意什么、怎么安排饮食；看到我们迷茫了会指点我们应该怎么吃、怎么做。每过些日子，就会有一些妈妈上来报喜，说宝宝顺利来到世上了，让群里的姐妹们都备受鼓舞。

就这样，在控糖团队的姑娘和群里姐妹们的关爱下，我开心地吃着、养着、监测着，直到第 26 周。

在妊娠第 26 周，我的激素期提前而来（因听群里姐妹们说，激素期在第 32 周左右），那时候的血糖像疯了一样，不论怎么吃，吃平时吃的东西，餐后都一样疯涨，甚至涨到了餐后快到 10mmol/L！这是我来到了广三之后从来没有过的数值！我开始慌了，怕了，自乱阵脚了，我的针量一天比一天增加，却始终没多大起色，我甚至通过要少吃点，多动点来控制，结果被严厉批评了！吴姑娘说："一遇到问题就想跑，就想走老路，胰岛素抵抗高峰期是宝宝在快速长大的时候，你这个时候还敢节食，还要宝宝健康吗？这个时候盲目地增加运动量（因为我曾私自把餐后运动，延长到几乎每餐后散步一小时），万一出点什么差错，破水了，就一切都完了！"一语惊醒梦中人，我怎么就犯傻了呢？怎么就糊涂了呢？幸好有控糖团队和群里的姐妹们一直关心着我，鼓励着我，说这是每个人的必经之路，只是有的人晚一点，有的人早一点，叫我不要担心，以积极的心态，乐观地对待，不要老胡思乱想，瞎操心。控糖团队也仔细地观察着我每天的变化，谨慎地慢慢增加我的剂量，以达到控糖的效果。终于，我的血糖在从每天 40 多单位胰岛素加到每天 80 多单位胰岛素的时候出现稳定了，大家都松了一口气。因为我这顽固的血糖，累倒一大片，我很感恩，感谢让我遇到吴姑娘这么尽心尽责的人，时时刻刻关心着我们。

在控糖团队的妥善管理下，我的糖化血红蛋白从孕 7 周（外院检查）时候的 7.94% 到上次孕 26 周时候降至 5.4%，这是多么令人鼓舞的数字啊。明天我就到了 31 周了，我终于从 140 斤长回来了，完成了当时控糖团队给我的增重任务（30 周前最起码长回孕前体重）。我时刻准备着迎接我的第二波"激素期"，我不会再害怕，不会再被你吓倒的，因为我有控糖团队，我有群里的姐妹们。

现在群里来了好多比我孕周小的姐妹，有的害怕胰岛素，有的不听劝告没有好好安排饮食，我仿佛看到了那个当初的自己。我的控糖之路还要继续努力，希望我也能通过自己的经验帮到其他有需要的姐妹们，把控糖团队的爱心传递下去。

感谢一切在我身边，鼓励着我、帮助着我，见过的、没见过的姐妹们，感谢控糖团队把我们聚在一起，你们真是我们的守护天使！

后记

2015 年 7 月 4 日，我的孩子顺利在广州医科大学附属第三医院出生，血糖和其他指标全部都正常。

而在产后四个半月时，我接受"糖耐量"试验的考验，空腹血糖 5.9mmol/L，2 小时血糖 7.02mmol/L！在产科三区控糖团队的帮助下，在群里姐妹的鼓励下，我创造了一个奇迹，我把糖尿病狠狠给甩了！

为了把我们的甜蜜和爱延续下去，我决定加入了广州医科大学附属第三医院的糖妈妈义工团，把我学到的饮食经验和健康理念传播出去，把控糖团队的爱心无限扩大地传递下去。

十七、一个二胎糖妈妈的故事

曾莉莎

我是一个二胎的糖妈妈，今年 35 岁，已经算是高龄产妇了。8 年前生第一胎的时候我被查出妊娠期糖尿病，小孩出生时 8 斤重。当我怀上二胎得知发生妊娠期糖尿病风险较高时，我就开始担心了。因为现在的我属于高龄产妇，怕影响胎儿的发育和自己产后发生糖尿病的概率。于是我选择了广州医科大学附属第三医院分娩。孕 26 周时，我果然被诊断为妊娠期糖尿病。

邂逅珍珍姑娘

营养门诊真的很多孕妇，有的是来咨询的，有的是来复查的，有的就像我一样来初诊的，把整个诊室挤得满满的。看见当时的情况我的心就想，比起 8 年前，妊娠血糖高的人真是多得多。但妊娠合并糖尿病专科的护士珍珍并没有因为病人太多而感到厌烦，对每一位孕妇，她都非常耐心而专业地给她们讲解和指导，这让我很感动。珍珍姑娘给了我很专业的指导，而且还让我加入了她们的糖妈妈微信群。首先医院可以借个血糖仪给我在家每天监控血糖情况，其次必须通过饮食疗法、运动疗法、药物疗法来控制血糖。所谓饮食疗法，就是根据营养本身的合理控制，既要控制血糖过高，又要满足孕期营养的摄入，使胎儿得到适宜的发育和生长。同时，在饮食疗法的调控当中适当进行运动疗法控制血糖。

测糖！控糖！降糖！

每天，我要测试血糖 7 次，空腹 1 次，早餐后 2 小时 1 次，午餐前 1 次，午餐后 2 小时 1 次，晚餐前 1 次，晚餐后 2 小时 1 次，睡前 1 次。而且，每天除了正餐三餐以外，还要在三餐之间加上一餐点心餐，每天一共就六餐了。另外，要记录每天的血糖及食物种类。在饮食控制方面，每天要保证适当的淀粉、蛋白质和脂肪，这就是控糖，还要补充蔬菜、水果、肉蛋、海产类等均衡营养摄入；并在这基础上合理增加体重，使胎儿得到正常生长发育。除了在饮食方面的控制，在运动方面也要适当的配合。在每天的饭后一小时，要保证有 20～30 分钟的运动，散步、做孕妇操等都可以帮助有效地控制血糖。每当我累得难受的时候，我就想只要我的小孩能正常地发育，我累一点也没关系，一定要坚持下来！

控糖武器——胰岛素

到孕 32 周的时候，我的血糖开始出现了波动，李主任跟我说这种情况可以用药物控制，就是在餐前打胰岛素，这样才能有效压制血糖的飙升。当时的我是极不情愿打胰岛素的，原因有三：第一是怕痛，第二怕影响胎儿，第三怕日后离不开胰岛素。珍珍姑娘的解释让我消除了顾虑，胰岛素不仅不会影响胎儿，而且还可以让我顺利地渡过血糖波动期，使产后血糖

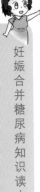

妊娠合并糖尿病知识读本

更好地恢复。刚开始注射胰岛素有许多不明白的地方，幸好之前加入了糖妈妈的微信群，有不明白的地方就在群上聊，或看"柔济糖妈妈"在线视频，而且每周五还有糖妈妈体验营，教大家实操，学习测微量血糖和皮下注射胰岛素。有了大家的支持，我也有了坚持下去的动力。我相信我能坚持下去，能够顺利地生下我的健康宝宝。

收获甜蜜

2014年11月13日，我终于实现了我的梦想，成为一个幸福的二胎妈妈！孕期的努力没有白费，弟弟出生时的体重是3.35千克，没有超重，也没有偏轻，是那么让人喜悦！再一次证明，只要我们科学饮食，保持运动，巨大儿是不会轻易产生的！

而在产后42天的复查里，我以空腹血糖5.2mmol/L，餐后2小时血糖5.8 mmol/L的数值顺利甩糖！也再次证明，只要我们科学坐月子，糖糖君必定会远离我们！

感谢语

在这里，我非常感谢帮助过我的医生、护士们！特别是产科三区珍珍姑娘，真心谢谢您！

十八、梅开二度的糖妈妈历程

张敬平

第一胎

我25岁结婚，当时职业是一线电视台记者，工作繁重，饮食作息没规律，大姨妈慢慢变得不爱理我了，一年也就来个四五次，无知的我竟然觉得省事也理所当然地接受，继续每日每夜勤奋地编片子、开会，身体越来越胖，163厘米身高的我一度到达167斤的体重，同事们笑称：你越累越胖啊！

四年后从电视台辞职，年近30的我开始在家人的催促下备孕，然而备孕一年没有动静，医院检查我爱人精子健康正常，而我是一个多囊卵巢综合征患者，同时伴有高泌乳素、子宫偏小等症状。我跑了很多医院，盲目而慌乱，几乎每个专家都觉得这种身体很难怀孕。哭也没用，对不对？

当很多专家觉得难办的时候，一个小医院的生殖专家却说可以试试，重燃希望的我积极配合治疗，用"达英35"调节生理周期，努力运动减肥，三个月后体重减少到140多斤，专家提示可以试孕，结果失败了！开始吃克罗米芬并做B超排卵检测，卵泡不长大。哭也没用，对不对？

专家开始建议我打促排卵针，真疼！同时仍然检测排卵，有一个月同时排了两颗卵，我仍然充满期待地一心想着"双胞胎"，并没有成功。我彻底绝望了！2009年3月专家告诉我，她要去美国进修三个月。我也给自己放了假，休整下。

坚持几乎素食，每天跑步，不再跑医院、不再打促排针、不再测基础体温、不再隔天做阴超检测卵泡长没长大，朋友送给我两只可爱的"泰迪狗"，生活轻松好多。

2009年"五一"假期，我和老公还有妈妈去保定的姐姐家玩，每天很开心，几乎每晚打麻将到很晚，回京后觉得总想睡觉，困到跟我妈聊着天都能睡着，妈妈小心翼翼说："有人怀孕后也会这么困。"不再治疗后，这个话题变得越发敏感，我嗤之以鼻，老公下楼遛狗了，我偷偷拿出一张验孕纸，沾好后放在洗衣机上，并不抱希望的我回屋迷糊半睡，老公遛狗回来我才想起来去瞥一眼，结果是"两道杠"，我不敢相信！老公也轻描淡写说道："估计验孕纸过期了，我下楼买个新的！"其实他也充满了忐忑和欣喜。新的验孕纸明白地告诉我，我怀孕了，一家人很开心！我妈妈竟然要哭出来了！

接下来的日子并不平静，北医三院建档很曲折，人太多，暂且不表，最终在北医三院建了档案了。医生问遗传病史，我说我姥姥糖尿病，我妈妈糖尿病。医生看了我一眼说："你要小心，你可能会有妊娠期糖尿病。"

肚子里这个孩子太受宠，我也担心孩子饿，加上并没有孕吐发生，尽管医生提醒过，我还是吃得太好、太多，偶尔家里做指血检测血糖的我在孕15周发现空腹血糖高，到医院做了糖耐量测验并检测了糖化血红蛋白，糖耐量测验没过关，糖化正常，仍被诊断为妊娠期糖尿病，数值高，医生建议直接用胰岛素同时控制饮食。我遵医嘱，孕中后期却因为血糖控制不住住院，直到38^{+2}周我体重增加到近180斤。剖宫产产下我第一个孩子，小安安，3.78千克，近8斤的体重，小家伙一出生就是个小胖子。出院时我血糖正常，安安一切正常。

在生完孩子后，月经一直没来，哺乳一年半，在孩子两岁多的时候来了第一次例假，重新投入职场的我又开始忙碌，我并无避孕意识，例假也依旧隔三四个月来一次，的确很无知，自认为没有生育需求的我就没有管理自己的身体。对于自己不爱自己，只是盲目工作的我，完全不知道身体已经很差了，体检时医生告诉我太胖太虚，身体亚健康。哭也没用，对不对？

生活继续回归到努力锻炼、节制饮食的轨道上，例假却仍然不规律，五年多没避孕也没怀孕。

第二胎

直到 2014 年初，我又三个月没来例假了，按照惯例，我回去医院开点药帮助来一次例假，由于每次去医院也要先验孕，我自己就先验了下，出现了两道杠——我又怀孕了！

因为有第一个孩子试孕的艰难，尽管是非法超生二胎，我和老公还是毫无疑问地决定要这个孩子！

北医三院的建档环境更加恶劣，人非常多，只能又找人帮忙，说明自己是高危孕妇才被接纳。这次孕期比我想象的艰难，从见到医生第一面起，专家王老师就联合内分泌科会诊，我住进内分泌病房检测大周期，情况不乐观，尽管空腹血糖 OK，被我忽略的餐后血糖仍然略高一点。调节饮食后，固定了餐谱，并遵医嘱改为六餐。血糖平稳后出院，自我监测血糖，饮食管理的确很难，职场妈妈免不了应酬，加上自我控制力差，的确没管住嘴。

因为血糖控制不好，我再一次住院，孕 13 周开始遵医嘱注射胰岛素，用优泌林 R 来控制餐后血糖，仍然坚持每日六餐。

如此往返几次，孕后期，我越发饥饿，36 周不到，我体重到了 190 多斤，超声预测孩子为巨大儿，4 千克！尽管胰岛素增加到了每天合计 60 单位，但仍然控制不住餐后血糖。住院后 36^{+5} 周开始出现尿酮四个加号，连夜输液灭酮并注射地塞米松和备皮随时准备剖腹产。8 月 31 日，刚满孕 37 周，剖宫产产下第二个孩子，4.49 千克！又一个小胖子！

在医护人员的精心护理下，孩子大人四天后平安出院，两个孩子给了我动力，我有责任给她们一个健康的妈妈，哺乳一年之后通过健康饮食和规律锻炼，体重保持在 130 斤左右，血糖平稳。耳边一直萦绕王老师的叮嘱：你有糖尿病遗传因素，永远是糖尿病高危人群，说不定有一天会罹患糖尿病，时刻注意吧！

随糖演绎 偶有主意——糖妈妈控糖心得

因为经历了不孕治疗，倍加珍惜孩子，加上意志薄弱，管不住嘴，居然让糖尿病"梅开二度"，生了两个巨大儿。其实想来是对自己和孩子不负责任的表现，第二个孩子出生前连夜灭酮，好多未知的风险一起涌来的时候，那种恐惧和悔恨哭也没用，不是吗？除了检讨，还需要提醒年轻的孕妈们，为了自己和孩子的健康，严格遵医嘱，做好自我管理。我这种"梅开二度"不值得提倡。

后来有幸结识李映桃老师，她组织开展了很多关于孕期健康饮食的讲座，我都坚持一一参加，并关注了产科三区控糖团队所创办的广东省首个糖妈妈微信公众号"柔济糖妈妈在线"，每周都定期查看公众号推送的健康饮食贴士，受益匪浅。开放二孩，备孕妈妈年龄偏大，第一胎糖尿病的妇女，第二胎发生概率更高。千万要注意，别让糖尿病"梅开二度"。糖妈妈们，加油！

十九、滚蛋吧！糖糖君

戴卉

认识"妊娠期糖尿病"这个词，是我在四年前怀大宝的时候，当时糖耐量测试的结果是临界点，我忘记了具体是哪个数据有点偏高，只记得当时医生给我讲了如何搭配妊娠日常饮食。我微微一笑，孕妇嘛，想吃就吃，天经地义！把医生的话当作耳边风。

直到快要足月复查血糖，数据不太理想，本来 8 月 23 日的预产期，医生硬要我提前住院，每天监测血糖，并跟我说不能让胎儿在肚子里呆着超过 40 周，否则会有各种危险。于是在 39 周的时候采用了各种催生术，最终孩子没有被催生出来，而我只能挨了一刀。

产后血糖很快恢复正常，所以我应该算是比较轻微的妊娠期糖尿病患者吧。四年后我再次怀孕，我坚信自己只要稍微控制一下嘴巴，应该就能甩掉糖妈妈的帽子。

这次怀孕从一开始我就不再迷信孕妇奶粉，我觉得这个是催肥的，这次主要是以鲜奶为主。当然蛋糕、雪糕、可乐，以及一些糖分较高的水果比如葡萄、西瓜之类的，就少吃一些，过把嘴瘾就好了。

另外，虽然广州医科大学附属第三医院产科三区的邓姑娘给我详细介绍了糖妈妈食谱，不过我也没有完全按照那个来做，因为作为一个要上班的准妈妈，我不可能三餐都在家里吃饭，很多时候还要吃工作餐。其实只要三餐正常饮食，淀粉类搭配合理就好了，中间感觉饿了，就吃点酸奶、饼干、水果什么的。当然，记得不要贪吃，只要没有饥饿感就好了。

管住了嘴巴，然后就是要迈开腿。我并没有时间固定每天饭后散步什么的，因为家里还有个大宝要照顾，所以感觉怀二胎不像怀头胎时那么养尊处优，甚至很多事情要亲力亲为，洗衣做饭带娃拖地，一样没有落下。加上还要应付工作，每天基本晚上10点后才有一些自己的时间与空间，放空一下。这种忙碌换来的，就是体重控制得比较好，快六个月了，才重了8斤。当然，最让我感动的是，这次的糖耐量测试，空腹、1小时、2小时的血糖值全部在安全范围内。我终于可以说，滚蛋吧，糖糖君！

糖尿病之所以被称为"富贵病"，是有原因的。如果是和我一样的孕妈妈，不是很严重的患者，完全可以通过日常点滴来摘掉这个帽子。我坚信，生孩子不是生病，"吃"方面，比孕前分量稍微多一些，并保证牛奶、鸡蛋这些高品质的营养供给，保持各种日常运作，没有特殊情况无需太过养尊处优，这样就能保持灵活的体态，以及正常的血糖。

终于，在我39周的时候，我的二宝在广州医科大学附属第三医院顺产诞生，体重6斤3两，没侧切。奇妙的分娩经历，痛并快乐着。而我的血糖、体重和各方面的指标都全部正常。这真是令人喜悦的结局。这是我和广三控糖团队一起努力创造的！

当我看着我怀中的孩子正在熟睡时，我难免会不时地想起这段与糖糖君抗战的日子。时光仿佛飞逝，但这一段抗糖的日子里，我学会的科学饮食的理念将终身受用。我傲骄地大声宣告：滚蛋吧，糖糖君！

二十、在甩糖的路上奋勇前行

Conker

在我的整个怀孕生产过程中，广州医科大学附属第三医院给予了我难忘的就医体验，那一张张善意温暖的脸孔，让我安然度过人生的重要阶段，而在这一张张脸孔当中，我的营养师珍珍的笑脸尤其闪亮尤其动人。

以上这段文字无数次在我脑海内出现，我准备好产后 42 天后用来感谢让我平安甩糖的业界良心——珍珍姑娘。可是，我居然"甩糖"失败了。

拿到结果那一刻，似乎世界都崩溃了，我不止是糖耐量测试不过，还达到了糖尿病的诊断标准。抱着无知的心态，老公一直坚持我是当天状态问题，晚上回家测了餐后 2 小时血糖，血糖值竟然高达 10.0mmol/L，我的心情跌落谷底。

其实我之所以这么难过，是因为自认为在坐月子的时候，一直非常克制，保持一天六顿，不吃禁忌食物。可是身体不但没有补回来，还落了个糖病的结果，这一切导致了我的产后抑郁，那段时间走在街上有"不如让车撞死算了"的想法。

珍珍姑娘和一众"战糖斗士"（我心中一直这样称呼快乐妈妈咪呀群里的姐妹，我们在与血糖作斗争的路上并肩作战）都来安慰我，都说还有机会，只要肯听珍珍的话，一切皆有可能。为了甩糖，我愿意接受任何方案。

我又回到了产科营养门诊。珍珍告诉我怎么吃，安慰我有很多"战友"在前的成功例子。于是我接受了每顿饭后散步半小时，餐后不超过血糖 7.0mmol/L 的方案。开始很是轻而易举，我只要每天快走三次，基本都在 6.0mmol/L 以下。正在我沾沾自喜的时候，可恶的血糖又一下子毫无缘由地不受控制。不得已，我开始控制食量，而这个时候我还在喂奶。

摄入不足，运动过量，使我产后瘦身成功，真的瘦成了一道闪电。

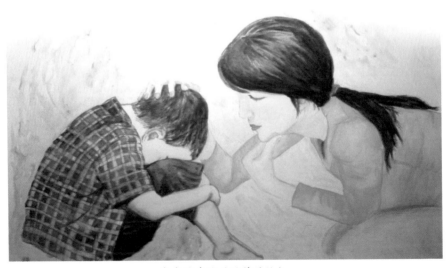

我在你身边（魏慧婷绘）

产后一年半，珍珍说，不要再喂奶了，为了自己，也为了随时准备吃药。最后一次喂奶，心情沉重得就像生离死别。那段日子每当别人用艳羡的眼光看着我，夸赞我身材恢复真好的时候，我都有眼泪在心里流的感觉。

随着正常生活的恢复，饮食运动习惯的形成，血糖在珍珍指导下稳定下来，我也渐渐走出产后抑郁的阴霾，不再感到绝望，甚至有些感激这件事的发生。每发生一件事，我们都可以思考它给你带来了什么，而这次的收获甚丰：无条件照顾我、迁就我的亲人，给予我精神鼓励和实质指导的姐妹们，又一次磨砺了我的心智，锻炼了受挫的能力，也为我开启一扇健康饮食的生活之门，吃货固然很随性可爱，但节制更加贴近生命的真相，这是多么宝贵的礼物。

虽然到现在我还没去测试，我也不知道我现在到底有没有甩糖成功。积极面对，轻松心态，就是成功的关键。

后记

在产后的一年半，我走在这条漫漫的甩糖道路上并不孤单，因为有产科三区的控糖团队以及珍珍姑娘的陪伴，有这群真挚的糖妈妈姐妹们的陪伴，还有帮助我支持我一起控糖的家人们的陪伴！

终于，在2015年12月，我鼓起勇气去复查血糖，查得空腹血糖为4.5mmol/L，餐后血糖为5.6mmol/L，我终于顺利甩糖！

在此，我想对广大糖妈妈们说一句："坚持就是胜利！"我用亲身的经历，真实的故事见证了，只要坚持，我们必定可以奋勇地走过甩糖的道路！

二十一、糖尿病，永远不说再见

李青联

我与丈夫属于晚婚的大龄夫妇，结婚后几年都未怀孩子，去年我成功怀孕了，而且是双胞胎。正当我们全家都沉浸在准备迎接家庭新成员的喜悦之中，我却在怀孕第25周被确诊为糖尿病合并妊娠。命运跟我开了个不小的玩笑：高龄、双胎、糖尿病。

其实怀孕初期，我们在一些有关的妊娠育儿书籍里已经对妊娠期糖尿病有过一些了解，感觉自己身体没有什么不适，此病应该离自己很遥远。当被医生告知确诊为此病，并要求马上住院治疗时，自己怎么也不敢相信这个"灾难"会落到自己的头上。但是强烈的做妈妈、做健康宝宝的妈妈的愿望，支撑着我于确诊后第二天勇敢地走进了广州医科大学附属第三医院的大门。入院后，我想一定要听从医生的，一定要把病情控制好。我认真听取医生设计的饮食指导方案，希望通过饮食疗法很快控制血糖。可是最初几天效果并不理想，医生告诉我，必须启动胰岛素了。但是在第一周结合饮食控制，加上注射胰岛素的治疗下，我的血糖不但没有降下来，而且随着胰岛素剂量的增加，血糖反而增高了。我自己也急得几次偷偷躲在被窝里掉眼泪。

病人的表现，医生们早就看在眼里，急在心里。产科三区的医生护士们对我的病情进行了仔细分析，很快又制定了新的治疗方案。她们耐心地鼓励我，给我信心。尤其是珍珍，她就像我生命中的天使，在治疗方面，她告诉我胰岛素固然是良药，可是各人又有各人的身体素质、饮食习惯等具体情况。必须在用药的同时予以配合。每天她不仅跟进我的血糖监测，还细心地为我分析饮食记录，教我搭配一日三餐以及加餐的食物，同时要求我配合运动；在心理调整方面，珍珍也是一位出色的治疗师。因为产前焦虑加上得了妊娠期糖尿病，我在那一段时间心情一直不好，甚至有抑郁的倾向。珍珍总像一位知心妹妹一样，一有时间就跟我聊天。在她春风化雨的话语中，我的心情也随之逐渐开朗。心情好了，病魔好像也会远离我。就这样在她的鼓励下，我积极配合她做好饮食搭配，坚持餐后一小时运动，并把我拉入微信"糖妈妈群"里与其他姐妹互相交流经验。嘿！还真有意思，和糖妈妈们在一起，大家相互谈心，在病房与病友一起做运动，心情大大好转，病情也好像因此好转了很多。

经过配合治疗，不到两个礼拜，我的血糖居然降下来了，胰岛素的剂量也没有增加，反而渐渐减量，直到我的两个宝宝平安健康地降生。现在我经过几次体检，糖尿病没了，我的两个宝宝发育也非常正常。

如今做了妈妈的我，回想起这一年来的经历，有一句话特别能形容我此时的心情：塞翁失马，焉知非福。通过这次妊娠期糖尿病的经历，我意识到，血糖与一个人的饮食习惯、作息习惯以及运动习惯都有很大的关系。与其说这次得病经历改变了我的血糖与健康，不如说是改变了我与全家人的健康观念与生活方式。

有一些感想，特别想与姐妹们分享。

1. 珍惜生命

从怀孕开始，我才意识到生命的崇高与可贵。一个妈妈，其生命不仅是属于自己，更是属于宝宝以及全家人的。只有自己健康，才谈得上宝宝的健康以及全家人的幸福。我想，也正是珍惜生命这一强大的信念，支撑着所有糖妈妈勇敢地面对病魔，战胜病魔。今后，我也会教育我的宝宝，珍惜生命，怀着敬畏与感恩的心，身心健康地生活、成长。

2. 信任医生

这次得病经历，我很庆幸自己遇到的是广州医科大学附属第三医院产科三区的医生和护士们，因为她们，我得到了最好的治疗和照顾，让我重拾健康并顺利地生下了可爱的宝宝们。得病期间，因病情的反复，我曾感到无助与动摇，是产科三区的医生与护士们鼓励着我，让我一步步看到希望，所以，我认为，得病并不可怕，要信任医生的治疗方案，在心理上与行动上坚定地配合医生积极治疗，现在我可以大声地说："糖尿病，并不可怕！"

3. 持之以恒

俗话说，"病来如山倒，病去如抽丝。"特别是糖尿病，它与我们的生活习惯息息相关，与它的斗争，与其说是治疗，不如说是改变我们的生活习惯。这种改变需要我们持之以恒，只要坚持，我们总能看到希望。拿我本人来说，虽然经过治疗，目前已经摆脱了糖尿病的困扰，但这次得病经历，却永久地改变了我的生活习惯，今后我都会将在这次得病经历中所学到的健康理念坚持到底。

4. 重视交流与沟通

产科三区的医生与护士们为我们这些糖妈妈搭建了各种交流平台，每周在公众号"柔济糖妈妈在线"推送科普知识，在病房里相互引见病情相似的病友；在网络上创建糖妈妈微信群，营造互帮互学、相互鼓励的氛围，起到了很好的辅助作用。我们这些糖妈妈在这些沟通平台下互相传达着正能量，我们知道，我们不是一个人在战斗，我们终将迎来最后的胜利！

最后，我想说，姐妹们，让我们坚持"管住嘴，迈开腿"，健康就会重回我们身边。

随糖演绎　偶有主意——糖妈妈控糖心得

在产后的日子里，我们这群糖妈妈依然在群里聊得火热。当然，我们晒的不是孕期的餐单，而是我们孩子的辅食。我们发现，原来孩子的辅食原则，竟然跟我们孕期的饮食原则是一致的：少油少盐，品种多样化。

才发现，不知不觉，我们已经被这种世界上最健康的饮食方式潜移默化地影响着。让这种世界上最健康的饮食方式一代传一代，得以接力！

二十二、月子催乳，不止是喝汤那么简单

——浅谈糖妈妈"奶牛战斗机"是怎么炼成的

黄福儿

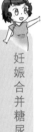

我曾经是一位糖妈妈，一位产后复查餐后 2 小时血糖值高达 13.13mmol/L（此血糖值已可确诊为终身糖尿病）的糖妈妈，一位连内分泌科医生看到化验结果也直接建议用药物控制的糖妈妈，一位被广州医科大学附属第三医院产科三区控糖团队医护称为"月子甩糖反面教材"的糖妈妈，同时也是一位母乳喂养月龄已有 18 个月的母亲，至今还在坚持着。因此，我骄傲地获得了糖妈妈们给予的"奶牛战斗机"的光荣称号。

而作为一位资深的糖妈妈义工团队的成员，我所骄傲的并不是获得了这个光荣称号，而是我在坚持着母乳喂养的同时，在产后半年内终于顺利地甩糖。

首先，我简单地介绍一下我孕期的情况：孕期 25 周进行"糖耐量"测试，餐后 2 小时血糖 8.98mmol/L，确诊为妊娠糖尿病。后来，在广州医科大学附属第三医院产科三区控糖团队以及产科营养科进行会诊，孕期以饮食调理，以及运动控制为主，且至顺利生产后的血糖均处于平稳状态，整个孕期没有注射过胰岛素。就是这么一位被所有的小伙伴们都认为产后能够轻松甩糖的糖妈妈，到底在月子里发生了什么事情，让产后复查血糖严重爆表呢？

下面，我将结合自己的真实事例，从饮食、运动、情绪三个方面来为正在怀孕的、产后月子里的、正在努力准备复查与甩糖的糖妈妈们及其家属们分析与传授我的催乳及甩糖的干货经验，谈谈作为一位控糖、喂奶两不误的糖妈妈如何可以成为"奶牛战斗机"。

（一）饮食

众所周知，现代人的许多病都是吃出来的。而对于月子里的糖妈妈来说，当一位需要用现代科学理念去控制饮食与血糖的产妇，遇到一群集催乳、大补、驱风等民间传统绝技于一身的武林高手婆婆们和亲戚们，用"火星撞地球"来形容再恰当不过。

下面我将列举几个我在月子里遇到的典型案例，分析一下这些典型的传统月子食品到底是否适合我们糖妈妈。

1. 姜醋 / 猪脚姜

"吃点姜醋吧，月子里不吃姜醋，驱不了风！以后你老了就知道惨了！"婆婆拿着一碗刚热好的猪脚姜进来问我，碗里盛满了猪蹄、姜醋，以及老姜。

我坚定地告诉婆婆："我们糖妈妈不能吃猪脚姜，吃了会血糖高！"

婆婆还在执拗："我煲了很久的，不吃怎么会有奶？看在我老人家面上，就不能吃一点吗？"接着，就二话不说地把猪脚姜放在我面前。

于是，作为晚辈的我，勉为其难地吃下了我月子里的第一碗猪脚姜。而后，在一周内，婆婆的好意还接连不断地奉上，每天早晨的一碗猪脚姜就成了我的加餐主要来源。

这些猪脚姜虽然美其名地成为我的婆媳关系的润滑剂，但却是以我血

小贴士

传统月子食物猪脚姜是广东妇女产后补身体典型食品之一，一般由猪脚、鸡蛋、黄姜、甜醋、糯米醋、冰糖或者白糖等材料反复熬制煮成。原理在于姜能驱寒去湿、行气活血；同时，民间认为孕妇生产时吸入不少"风"，须借老姜驱祛；而用甜醋、糯米醋与猪脚同煲，是借醋将猪脚骨的钙质溶化，从而为产妇补充钙质，产生催乳作用。这样看来，真的是一举三得，难怪能够成为产妇月子的必备佳品！

糖飙升为代价。一周后，我在早上加餐猪脚姜后测了一次餐后血糖，结果竟然高达 8.2mmol/L。于是，惊慌失措的我马上把结果发到糖妈妈微信群里向控糖团队的医护们求助，珍姑娘看到血糖结果后要求我两天后带上家人和她交流。

果不其然，珍姑娘在两天后为我分析饮食餐单，发现猪脚姜对我血糖的影响确实很大，建议我停掉猪脚姜，并给我一周时间的调整饮食，看效果如何。她还语重深长地跟我丈夫说："控糖是一家人的事情，没有家人的支持，你老婆要恢复血糖就很难了，千万不要为了几碗猪脚姜，赔上了她的健康！"这时候，我的丈夫在婆媳关系里，起到了关键作用，他聪明地把珍姑娘的这段原话转告给婆婆听。

接着，我便按照控糖团队的建议，停掉了早上加餐的猪脚姜。果然，早上加餐的餐后血糖在一周的调整后，得到了恢复，全线降到了 5.6mmol/L 的数值。

家人在漂亮的血糖数值面前，再也不敢强迫我吃猪脚姜加餐了。就这样，我总算打赢了月子里的第一仗：与猪脚姜的对抗。

然而，如果你是一位糖妈妈，而且身体代谢也不是那么好，恭喜你，吃完这个猪脚姜，还能一举四得：还有一得就是"血糖爆表"！

由此可见，猪脚姜并不适合所有的产妇，糖妈妈应尤为注意。那怎么判断猪脚姜是否适合自己呢？有以下几点建议：

① 初次尝试猪脚姜的糖妈妈建议只进食少量，每次小半碗，每周一至两次为宜。

② 进食时间最好放在下午加餐时，因为上午加餐的时间里进食水果，营养吸收的效果会更好。

③ 最好少吃或不吃猪脚，因为猪脚的皮质比较油腻，对部分代谢能力差的糖妈妈们会比较难代谢，引起血糖飙升；而且吃完后，需要喂奶的妈妈们最好观察宝宝有没有不适现象，如拉肚子、便秘、上火，或者哭闹明显增多。如有，应马上停止进食。

④ 有条件的话，可以买无糖型的黑豆醋或黑米醋去煮姜醋，且在煮的过程中，不放任何的糖，这样更适合糖妈妈，有利于降糖。

⑤ 在进食猪脚姜后，需测餐后 2 小时血糖，如果超过 8.0mmol/L 的数值，建议马上停止猪脚姜。

2. 催乳汤水

同样的月子食物，相信每位产后的小伙伴们都会遇到，就是催乳汤了。

妊娠合并糖尿病知识读本

相信以下情景，很多产后新妈妈一定会遇到过：在怀抱着自己亲爱的宝宝，用自己甜美的乳汁来喂养宝贝时，突然，一大群亲戚朋友以及婆婆，就会走到你跟前说那么一句足以让人产后抑郁的金句："你够不够奶给宝宝吃的？""怎么宝宝吃那么久，你肯定不够奶！"

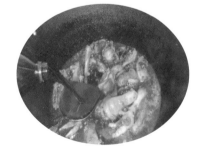

又或者，产后一段时间后，你发现原来胀成石头般的乳房，突然有一天胀不起来了。

这些情况，都会让你身边的人，甚至你自己，觉得自己是不够奶的。于是，各式各样的催乳汤就在这个时候派上了用场。下面，我将为大家分析几款典型的催乳汤是否适合我们月子中的糖妈妈。

（1）花生猪脚汤。这款催乳汤的主要原料有猪蹄、花生等，传统意义上有增加乳汁分泌的作用。为了把猪蹄熬软，一般都会熬制一个小时以上。然而，这款汤水对于我们糖妈妈来说，适合程度只有40%。

理由有三：①太油腻，难代谢；②容易导致母乳宝宝拉肚子；③容易导致血糖飙升。

因此建议：①少喝或不喝；②实在要喝，撇掉油，不吃猪脚；③喝完测测血糖，如果血糖超标，建议停止喝。

（2）炖鸡汁。这款炖鸡汁一般指的是用一整只鸡放进炖盅，不加水，微火炖4小时（嫩鸡3小时），取出，然后，喝掉炖出来的鸡汁。然而，这款汤水对于我们糖妈妈来说，适合程度为0，即完全不适合。

理由有以下三个：①油腻，难代谢；②会导致食用母乳的宝宝拉肚子；③血糖秒杀利器。

建议：①坚决不喝；②实在要喝，喝完测测血糖，如果血糖超标，建议将血糖仪的指数值给家人看看，并且停止喝。

（3）月子鸡酒。在月子里，尤其是客家人产妇生孩子后都有吃鸡酒的习俗。传统的观念认为，鸡酒是产妇月子内必食的营养补品，更有家庭从分娩后的第一餐开始，至满月的 30 天内，必须以姜酒鸡作为主食。而这款汤水对于我们糖妈妈来说，也是不适合的。

理由有三：①酒精会伤害宝宝大脑的发育。西班牙马德里大学的科学家近日指出，如排除遗传因素，孕产妇喝酒是造成宝宝智力低下的主要原因，而戒酒是唯一途径；②酒的热卡太高，难以代谢；③血糖"秒杀"的绝对利器。

建议：①坚决不喝；②实在要喝，想想怀中的宝宝，问问家人，问问自己，你忍心让这么小的宝宝受到伤害吗？

就这样，急于催乳的家人每天轮番地给我喝以上的几款催乳汤水，开始着急地展开了"催乳"大攻势。每天一大锅鸡汤、猪蹄花生汤、骨头汤，随时随地喝，当水喝，大口大口喝，大碗大碗喝，终于，奶水上来了。当然，血糖也上来了。因为道理是显而易见的：喝进去的汤水，身体需要代谢、排泄出去，如果产妇无时无刻地喝，身体机能就需要无时无刻地排。当身体机能排得累了，排不动的时候，喝进去的这些汤与营养就会堆积在体内，越堆越多，所以血糖值也就居高不下，水涨船高了。

后来，在内分泌科医生的分析下，还发现了另一个问题：除了血糖超标以外，我的尿酸指数也是高得惊人——631μmol/L！这是标准值最高上限的两倍！

姓名：黄福儿	病历号：		送检项目：体检组合		
性别：女	科　别：产科三区		临床诊断：产后复查		样本号：380
年龄：	床　号：		送检医生：产三区		标　本：血清

序号	项目代码	结果	提示	单位	参考区间
标本状态：	合格		标本备注：		
1	丙氨酸氨基转氨酶(ALT)	15.9		U/L	7-40
2	天冬氨酸氨基转移酶(AST)	18.3		U/L	13-35
3	尿素氮(BUN)	6.99		mmol/L	2.90-8.20
4	肌酐(CREAT)	100	↑	umol/L	53.0-97.0
5	尿酸(UA)	631	↑	umol/L	155-357

在内分泌科医生与家人的仔细交流中，发现了一个我月子期间的尿酸高的主要诱因：家人喜欢熬制一大煲的催乳汤，并在每一次给我喝之前，用电饭煲煮烫加热。这样的汤水，其热量程度、对身体的危害程度胜于老火汤。其嘌呤酸（导致尿酸高、痛风症的主要有害物质）更是严重超标！

当然，在内分泌科医生以及产科三区控糖团队的细心指导下，我与家人已经戒掉了这些不适合我们糖妈妈的催乳汤以及老火汤，转而喝一些既催乳又可以令血糖平稳的汤水，具体推荐将在下文提及。

3. 其他月子食物

而在我月子期间，还有几种令我血糖指数不断往上升的食物，在这里我亦简单提及。

（1）红枣。在产后第一天，婆婆就蒸了红枣乌鸡给我吃。在餐后2小时的血糖监测中，产科三区控糖团队发现我的血糖连续两天都处于8.0～9.0mmol/L，居高不下。细心的邓姑娘为我分析了这两天的餐单，发现我的每餐里都有红枣。因此，她当机立断地找来我的婆婆，跟她分析："红枣对你的媳妇的血糖影响很大，如果希望她的血糖能够顺利恢复，建议做菜不要放红枣了！"而终于在产后第三天的我，不吃红枣蒸鸡了，血糖才回落到7.0 mmol/L。

于是，我们才明白小小的一颗红枣对糖妈妈的血糖影响是何其大。

（2）阿胶。对于糖妈妈来说，产后不要盲目进补，因为自身的基础代谢问题，进补的食物未必能够很好地代谢。而阿胶则是驴皮煎煮后熬制而成的动物胶，糖妈妈由于胰岛功能减退，胰岛素分泌或会相对不足，在进食阿胶后有可能会引起血糖的波动。因此，一般建议糖妈妈们在42天复查血糖顺利过关后，待血糖水平控制平稳后，才少量进食。可取阿胶粉一匙（3～9克），放在饭面蒸融，再用开水冲开，并搅拌均匀，进行饮用。

（3）姜炒饭。在很多地方，顺产后的第一餐必须吃姜炒饭，因为刚生产出来会有风寒，而姜有驱寒的作用。然而，别小看这么一碗小小的姜炒饭，它的升糖指数却是十分夸张。我曾目睹几位同期住院的糖妈妈，在吃完后的餐后血糖均达10.0 mmol/L以上。因为姜炒饭的油量以及热量都会严重超标，确实不适合我们糖妈妈。

（二）运动

常言道：运动一次等于吃了一次降糖药。

不错，产后的血糖恢复，运动的效果是妙不可言的。然而，凡是经历过母乳喂养需要在月子里甩糖的糖妈妈想必会遇到我以下的烦恼。

由于我是纯母乳喂养，所以在月子里，宝宝经常是每一两小时就要吃一次奶，或者更加频繁。这样的情况会导致怎样的后果呢？每逢我吃完饭，餐后一小时需要进行控糖运动时，宝宝正需要吃奶了，或者宝宝开始哭闹了，这时候应该怎么办？是先喂奶不运动呢，还是先运动让宝宝先哭一会？当无经验的新手妈妈当遇到这类情况，总会陷入无尽的纠结中。

而在这里，我为大家分享一下我的心得经验：

（1）餐后的运动是必须的，然而，面对嗷嗷待哺的宝宝，我们可以选择更恰当与适合的餐后运动方式。例如，如果是在只哭闹但不饿的宝宝面前，我们可以选择跳 10 ～ 15 分钟的健康操给他看，配合一些音乐，这些对于新生儿来说，都是新奇而有效的处理方法。如果是面对着肚子饿需要哺乳的宝宝，妈妈们可以尝试在喂完奶后，抱着宝宝在屋里走走，帮他打嗝，这些都是一些能够消耗热量且降糖效果较好的方法。

（2）寻求家人的帮助。让家人先照看宝宝，在餐后一小时后适当在家里慢步走，做有氧操，练练瑜伽等。

（3）出了月子，我的运动方式也很简单：每天早餐、午餐、晚餐用婴儿手推车带上宝宝，一起散步 20 分钟左右，一起欣赏沿途的美丽风景，捎上美好的心情，让自己处于零压力的状态，适当放空心灵。这种运动方式有三个好处：一是消耗更多的卡路里；二是可以与宝宝建立更好的情感纽带；三是可以帮自己还有宝宝晒晒太阳，补补钙。

（4）千万不要拘泥于传统的月子禁忌，以为躺得越多，恢复得越好，让我这个月子里每天都测血糖的过来人告诉你吧，哪顿饭后你躺得越久不运动，那顿的餐后血糖就会越高！

记住，血糖的恢复在于坚持，只要我们坚持运动，身体的胰岛素功能也会被你的毅力所感动！而且，有研究表明，产后坚持运动的妈妈，奶水的质量会更好！

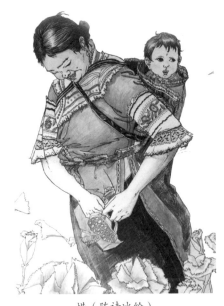

惜（陈诗冰绘）

（三）情绪

情绪是一样奇妙的东西：心情不好，血糖也高；情绪不好，奶水也少。

产后第一年是婚姻中最难的一年，也是家庭矛盾升级的一大时机。每天鸡毛蒜皮事情，诸如"妈妈认为不能多抱宝宝，但婆婆喜欢整天抱着宝宝""家人评价宝宝像极了爸爸，一点也不像妈妈""你奶水不够啊"等，足以让产后抑郁悄悄光顾到各大新手妈妈的身上。

加之，我们糖妈妈的月子餐单，与普通妈妈的月子餐单相比，甚是麻烦。如果与婆婆沟通不好的话，她会嫌弃你挑剔。长期把情绪压抑在心头，身体的毒素越排不走，血糖肯定会飙高。

因此，建议产后的糖妈妈们务必及时调整自己的情绪。在这里，我也简单地说说我的一些做法。

在育儿工作上，妈妈必须处于主导位置，必须是承担最多养育工作的人。新妈妈们请明白一个道理：老人家帮你是情面，不帮你也说得过去。所以，千万别在老人家帮你的时候，还在不断地指责别人，企图要求人家去改变自己几十年下来养成的一些生活习惯与育儿观念，去跟着你的步伐走，那样只会产生更多的矛盾。因此，学会做好自己当妈妈的本分，该做的事情自己去完成。并且，学会调整与老人家沟通的方式。只有这样，负面情绪才会调整得过来。

在育儿之余，妈妈们可以在每天里坚持一项自己喜欢的事情。例如，在家里养一些花花草草，或每天坚持看书，听听音乐，又或是打理家中的一个角落为自己设计一个专属的私人空间等这些细小的事情。别看琐碎，但如果坚持下来，你会发现产后的情绪会越来越好！

可以尝试回娘家。在娘家坐月子不一样的地方在于，熟悉的环境，熟悉的味道，想吃什么直接跟母亲说，不想吃什么母亲也不会逼你吃。

摆脱抑郁，血糖自然达标，奶质自然好。

当然，随着我哺乳宝宝的时间越长，我发现其实最好的催乳方式，并不是靠喝催乳汤水，而是除了保持好情绪、充足睡眠与休息外，最重要的是宝宝多吮吸。就像支持亲密育儿的儿科专家西尔斯医生所介绍的最好的催乳方法：挂喂——把宝宝贴在身上，他想什么时候吃奶，就什么时候吃（也即我们所说的按需喂养）。

最后，其实我也明白作为新手妈妈担心奶水不足的焦虑，因此，我还是决定在啰唆之余，介绍几款既催乳又控糖的"奶牛战斗机"配方给大家参考。

1. 黄花菜豆腐肉片汤

材料：黄花菜一两，豆腐一块，瘦肉三两，可加生姜、葱花少许。

做法：

① 黄花菜用温水泡20分钟左右，清洗两到三次；

② 与猪瘦肉、生姜放入锅肉，加入适量清水，用猛火煮沸，改用慢火继续熬30分钟；

③ 再放入豆腐煮 10 分钟左右；

④ 放入调味料和葱花，即可饮汤食豆腐和瘦肉。

2. 木瓜鱼尾汤

材料：青木瓜一个，鲩鱼尾半斤，生姜三片、葱花少许。

做法：

① 木瓜去核、去皮、切块；

② 起油锅，放入姜片，煎香鲩鱼尾；

③ 木瓜放入煲内，加清水煮熟后，再与已煎香的鱼尾同煮，用文火煮 30 分钟；

④ 放入调味料和葱花，即可饮用。

3. 豆腐鲫鱼汤

材料：白鲫鱼一条，豆腐一块，生姜三片、葱花少许。

做法：

① 鲫鱼去掉内脏、鳞片，冲洗干净，注意要把鱼肚中的黑色内膜（腥味很重）洗干净，鱼肚抹点盐，塞点葱头与姜片在里面；

② 起锅把油烧热后，把鲫鱼放进锅里，两面略煎；

③ 下姜片，然后加开水，大火煮 10 分钟左右；

④ 然后把豆腐放进锅里同煮，煮开后，小火煮 20 分钟；

⑤ 最后放盐、葱花。

4. 番茄豆腐鱼头汤

材料：番茄一个，豆腐一块，大鱼头一个，生姜两片、葱花少许。

做法：

① 鱼头洗净，从中间劈开，再剁成几大块，用厨房纸巾蘸去水分；

② 把番茄洗净切开，豆腐切成厚片，姜洗净切片；

③ 大火烧热炒锅，下油烧热，将鱼头块入锅煎 3 分钟，表面略微焦黄后加入沸水；

④ 加入番茄和豆腐，盖上锅盖煮 20 分钟；

⑤ 当汤烧至奶白色后，调入盐、葱花，即可食用。

5. 通草鲫鱼汤

材料：通草 50 克，鲫鱼一条，瘦肉 150 克。

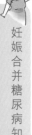

做法：

① 鲫鱼打去鳞片，开膛括肚，去除内脏、腮和腹中黑膜，然后用清水清洗干净；

② 平底锅中放入植物油，油热后放入鲫鱼煎，煎好一面后翻面再煎；

③ 放入通草、瘦肉，煮30分钟，即可享用。

就是在产后半年内，我抓住了血糖恢复的黄金期，与家人共同努力，与产科三区的控糖团队携手同行，把血糖顺利降到6.13mmol/L，也就是说我终于顺利甩糖了！

姓名：黄福儿	病历号	送检项目：血糖(餐后2小时)	
性别：女	科　别：产科三区	临床诊断：体检	样本号：304
年龄：	床　号：	送检医生：产三区	标　本：血浆

序号	项目代码	结果	提示	单位	参考区间
1	二小时血糖(GLU_2)	6.13		mmol/L	3.05-7.80

后记

还在坚持着母乳喂养的我深知，当妈难，当糖妈妈更难，当一位顺利甩糖又要供奶的及格的"奶牛"更是难上加难。但请记住，如果走过来了，我敢保证，那是你生命中最灿烂的一段时光。因为，爱，让这段回忆，这个称号，在记忆的长河里，永不褪色。

二十三、坚持母乳，为糖妈妈的母爱之路护航

黄福儿

我是一名糖妈妈，与大多数的糖妈妈一样，都经历了糖筛、控糖、甩糖的必经之路。不同的是，我是一名母乳喂养的倡导者，提倡坚持母乳，为我们糖妈妈甜蜜的母爱之路护航。

（一）血糖高，我还能喂母乳吗？

关键词：血糖高　母乳喂养对孩子的好处　母乳喂养对母亲的好处

在这里，我们首先需要向各大糖妈妈们以及她们的家人们提出一个问题：糖妈妈的血糖高，宝宝能吃她的母乳吗？

糖妈妈给孩子喂奶并不会导致孩子也患上糖尿病。但是，如果母亲低血糖的话，那么在合成乳汁的时候，葡萄糖含量不足，就会使得乳汁合成量低，于是奶水贫乏，孩子便会缺少营养。

我们先来普及一个母乳喂养的概念：绝大部分的情况下，只要是能够分娩的妈妈，就能够哺乳，糖尿病患者也不例外，不管是妊娠期糖尿病的妈妈，还是糖尿病合并妊娠的妈妈。

葡萄糖是维持人们身体健康的主要来源，因此母亲产生乳汁自然离不了葡萄糖的帮助，而葡萄糖来源于母亲的血糖含量。糖妈妈以及她的家人们往往会担心，补充营养合成乳汁的同时会导致血糖剧增，进而威胁到身体健康，或者是导致新生儿也患上糖尿病。其实事实并非如此。

血糖高，乳汁中的糖就会升高吗？回答是：不会的。葡萄糖是乳腺分泌细胞产生乳汁的主要能量来源和乳糖合成的基本物质，细胞内的葡萄糖来源于母亲的血糖。虽然如此，参与乳糖合成的活性酶——乳糖合酶却有自限性，即使母亲血糖水平和乳腺细胞内葡萄糖浓度失常也不影响乳糖合成的质和量，而且乳汁中乳糖含量和渗透压是稳定的。乳汁中的乳糖含量是固定的，也就是说母亲体内在分泌乳汁的时候，会使得乳汁中的乳糖保持在一定的范围内，母亲本身的血糖并不会影响乳汁中乳糖含量。也就是说，糖妈妈的乳汁不受或很少受自身血糖影响，乳汁中的葡萄糖并不比非糖尿病母亲的乳汁高。

母乳对每位孩子来讲，都是非常重要的。母乳不仅最适于婴儿消化吸收，而且含有对婴儿有益的抗体，婴儿在出生后最初 6 个月内自己不能合成这些抗体。因此，母乳可以提高婴儿的抵抗力，使他们免遭一些病毒和细菌的侵害。

即便是进行胰岛素治疗的糖尿病患者，也不影响正常哺乳。因为胰岛素的分子较大，婴儿食用含有胰岛素的母乳也会在消化道里被破坏，不易被吸收，并不影响乳汁质量，所以糖妈妈完全可以抛下焦虑和担心进行母乳喂养。

需要注意的是，如果母亲哺乳期口服降糖药则要小心，特别是服用磺脲类药物很可能导致幼儿胰岛 β 细胞增生，使幼儿容易发生低血糖。此外，磺脲类药物也会影响幼儿的发育。因此，并不主张哺乳期母亲服用口服降糖药。此外，为了减少低血糖发生，鼓励母亲定时、定量进食碳水化合物。在喂乳之前吃一点小吃，例如吃几个蒸饺，喝一碗汤水，可能有助于预防低血糖的发生。

糖妈妈该如何正确喂养才不会使孩子的健康受损呢？母乳喂养期间，糖妈妈们应该通过饮食或是运动疗法，定时定量规律饮食，按照孕期饮食原则——少量多餐，严格检测和控制自己的血糖，为自己的宝宝提供健康"食品"，否则母乳中的含糖量增加，母乳蛋白的质量也下降。

如果不用母乳喂养，而用牛奶喂养，婴儿不仅会出现消化、吸收困难，不能得到所需的抗体，还会容易患上各种疾病。牛奶蛋白可能会通过婴儿不完善的肠道吸收进入血液，使孩子产生抗牛奶蛋白的抗体，这种抗体可以同胰岛 β 细胞结合，从而破坏胰岛 β 细胞，孩子容易患 1 型糖尿病，所以母乳喂养的好处还在于它可以预防孩子患上 1 型糖尿病。

因此，营养均衡的母乳是母亲给予孩子的天然的最理想食物，母乳喂养促进婴儿健康发育，增强免疫力。血糖高并不影响哺乳，只要控制好血糖，完全可以母乳喂养。而且，哺乳不但有益于宝宝的健康发育，而且对母亲也有好处，可预防肥胖，并能降低女性乳腺、卵巢肿瘤等疾病的发生风险。德国一项长期调查研究发现，母乳喂养不仅对孩子益处

小贴士

研究人员马蒂亚斯·舒尔策表示，此前有研究发现，长期哺乳可对女性的体重和代谢产生积极影响，她们的平均血脂水平更低，脂联素水平较高，有助脂肪及糖代谢，从而降低患 2 型糖尿病的风险。

颇多，还可降低母亲患 2 型糖尿病的风险。德国多家科研机构在 1994 年至 2005 年对 1260 多名母亲进行跟踪调查。其结果显示，进行母乳喂养的母亲患 2 型糖尿病的风险比没有进行母乳喂养的母亲低约 40%。

因此，糖妈妈们，抛开你们的焦虑和担心，大胆地做一头"奶牛"，把母乳喂养进行到底！

（二）开奶之痛，永生难忘

关键词：上奶难　生理性涨奶　乳头皲裂

作为剖宫产的我，在产后与我的孩子母婴分离，然而，这对我的母乳之路的开启并没有增加多少不一样的地方。

2014 年 5 月 29 日，我在广州医科大学附属第三医院剖宫产诞下了我的女儿。产后我住到了住院部 14 楼产科三区，而我孩子就住到了 13 楼的爱婴园。因此，我们母婴分离了。

世界卫生组织和联合国儿童基金会对于纯母乳喂养的推荐定义为：在出生后半小时内给予宝宝早接触、早吸吮，除母乳外不添加任何食物和饮料（包括水）。这样便能强化宝宝的吸吮能力，通过早吸吮刺激乳头神经末梢传入垂体前叶，促使乳腺提早分泌乳汁，提早充盈乳房，保证新生儿能吃到足够的母乳，不添加任何代乳品。

> **小贴士**
> 产后 72 小时是建立泌乳期，是泌乳量从少到多的过渡时期。

而对于我来说，产后半小时，产后 72 小时，这些关键的上奶时期我全都错过了。在产后第四天，产科三区的芳姑娘在查房时，提醒我："你是母婴分离，所以你现在开始要学会手挤奶，帮助自己快点上奶。"然后，芳姑娘教我如何用大拇指和食指挤压乳晕处，果不其然，奶就出来了。然而，经过这样一挤压，我的奶一发不可收，两个小时后，我的乳房胀得像石头一样，又肿胀又硬又发热。产科三区的珍姑娘马上为我安排了到 17 楼进行按摩，并告诉我这叫做生理性涨奶。

生理性涨奶，是乳腺腺泡开始分泌成熟乳的过程，受到泌乳素的影响，肿胀变大。再加上此时妈妈的奶量开始增加，乳房会变得十分充盈及肿胀，出现红肿、疼痛，甚至发热的症状，这是因为乳房储存了更多的乳汁、血液和其他体液的关系。之前静脉滴注过的妈妈，可能肿胀更严重些。一般在产后 2 ～ 5 天（最常见的是 3 ～ 4 天），也是泌乳二期来临的信号。孕妈妈在怀孕 20 周左右开始，就可以产生初乳，这是泌乳一期；在产后 30 ～ 40 小时内奶量开始增加，这是泌乳二期；后面是泌乳三期。生理性涨奶的持续时间因人而异的，最长不超过 12 ～ 48 小时。

> **小贴士**
> 什么样的人生理性涨奶持续时间长，什么样的人持续时间短？按摩师说，这个医学上没有统一的说法。不过生理性涨奶的过程一般最长不会超过 48 小时。

虽然按摩师最终帮我排走了我乳房的乳汁，不过她叮嘱我，这两天里我必须每隔 2 ～ 3 小时就挤奶，不然，乳房又会再次肿胀和疼痛。

白天，我按照按摩师的说法，每到两个小时就挤奶，但因为我的手

妊娠合并糖尿病知识读本

法不娴熟，挤奶一次就要一个小时。而因为我们糖妈妈除了需要挤奶外，每天吃完饭都需要运动半小时，餐后两小时需要测血糖。所以，我白天一天下来，基本就是吃饭、运动、挤奶、测血糖、挤奶、照灯照伤口、针灸、做治疗……没有一刻是可以停下来休息的。我印象最深刻的一幕是，当时我一边在挤奶，一边止不住地在落泪，然而，我丈夫并不理解我当时的状态：乳房

小贴士

必须学会正确的用手挤奶手法，因为挤奶器挤到的只有前奶，后来会一直堆积在那里，所以解决不了胀痛问题。

胀痛，一碰就觉得刺痛，对涨奶的焦虑，害怕，对挤奶而不能休息的劳累，十分复杂的情绪充盈了我的内心。他看见我自己在不停地挤奶，他对我说了一句话："你是不是傻的？自己一直在挤奶不累吗？累就不要挤啊！"当时，产后激素波动厉害、情绪敏感的我随即万念俱灰，生理上的乳房胀痛，抵不过你在自己身体最虚弱的时候，自己身边最亲密的人由于对生理性胀痛科普知识的匮乏而伤透了的心。那种刺痛，永生难忘。因此，我在这里呼吁，正在打算要孩子的以及准备要当爸爸妈妈的人们，必须主动了解一下孕期、产后、哺乳期的相关科普知识，别再无知地伤害自己身边最亲密的人。

果不其然，晚上我累得睡着了，六个小时没有坚持挤奶，早上起来乳房胀得像石头一样，又肿胀又硬又发热。当时，我只能再次找到按摩师，我告诉她："我昨晚累得睡着了，忘记挤奶，现在我一碰就痛，自己下不了手挤奶，只能再次来麻烦你帮我按摩。"按摩师安慰我："你现在是孩子的母亲了，接下来，你可能需要经历一段时间日夜颠倒，睡眠减少，跟你以前的作息完全不一样，这些你都要做好心理准备。"确实，没有人告诉我这些内容，也没有人告诉过家人这些内容，如果我们当初在生产前都了解这些，也许，当时的我们就没有那么束手无策。

在产后第五天，我带着孩子回家，踏上了按摩师所说的这一段跟我以前的作息完全不一样的日夜颠倒的哺乳之路的启程。回家的第一晚，我的孩子像一位天然的吃奶能手，虽然和我分开了五天，但她躺在床上，面对着我的乳房，一下子就能张开嘴巴，天然地去吮吸，看到这整个衔接过程的我，真的太惊叹大自然的奇妙，惊叹人类天然的智慧。所以，有一句话很对，"没有不会吃奶的孩子"。而且，她是一位天生的吃奶能手，一下子就解决了我的生理性涨奶的苦恼。

然而，接下来的问题也让我这位新手妈妈再次猝不及防：乳头皲裂。

由于乳头皲裂，每次哺乳，都是剧烈的痛，使哺乳对于我来说，变得痛苦不堪，那时的我真的想放弃母乳喂养。

后来，我到乳腺科看了一位主任医师，她告诉我："新妈妈的乳头皮肤比较娇嫩，承受不了宝贝吸吮时的刺激，特别是奶水不足或乳头过小、内陷，由于宝贝用力吸咬乳头，使乳头表皮受唾液的浸渍而变软、剥脱、糜烂，形成大小不等的裂口。你现在经历的这个阶段，几乎每位新手妈妈都会经历，不用担心。"

她还教会了我预防乳头破裂的方法：

① 常用干燥柔软小毛巾轻轻擦拭乳头，增加乳头表皮的坚韧性，避免吸吮时发生破损。

② 每次擦洗乳头时，用手轻柔地将乳头向外捏出来；或用手指轻轻将乳头向外牵拉，同时捻转乳头。待乳头皮肤坚韧后，就不再容易发生内陷。

③ 每次喂奶前后都要用温开水洗净乳头、乳晕，包括乳头上的硬痂，保持干燥、清洁，防止乳头及乳晕皮肤发生裂口。

还有，乳头破裂的处理方法：

① 乳头发生皲裂时，每次喂奶前先做湿热敷，并按摩乳房刺激排乳反射，然后挤出少许奶水使乳晕变软，易于乳头与宝贝的口腔衔接。

② 喂奶时先吸吮健侧乳房，如果两侧乳房都有皲裂先吸吮较轻一侧，一定注意让宝贝含住乳头及大部分乳晕，并经常变换喂奶姿势，以减轻用力吸吮时对乳头的刺激。

③ 喂完奶用食指轻按宝贝的下颌，待宝贝张口时乘机把乳头抽出，切不要生硬地将乳头从宝贝嘴里抽出。

④ 每次哺乳后挤出一点奶水涂抹在乳头及乳晕上，让乳头保持干燥，同时让奶水中的蛋白质促进乳头破损的修复。

⑤ 裂口疼痛得太厉害时，不要用吸乳器，而是选择用手挤出奶水喂宝贝，以减轻炎症反应，促进裂口愈合。但不可轻易放弃母乳喂养，否则容易使奶水减少或发生奶疖、乳腺炎。

小贴士

用炉甘石洗剂混合生芝麻油，坚持在每天喂奶后涂在患处，在喂奶前洗干净再喂，待喂完后再次涂上。

⑥ 如果裂口经久不愈或反复发作，应该及早去看医生，也可以进行中医治疗，严重者应请医生进行处理。

就这样，按照乳腺科主任的建议，我的乳头皲裂在一周后康复，我的哺乳之路得以继续。

（三）母乳 37℃，为母乳保鲜

关键词：挤奶　背奶　温奶

跟大部分妈妈一样，在产假结束后，我需要继续上班。然而，对于母乳妈妈来说，我们都需要面临一个共同的问题：如何把哺乳之路进行到底？

通过我们广州医科大学附属第三医院糖妈妈俱乐部的微信群友们的指导，我踏上了背奶之路。

下面我谈谈我在背奶之路上的一些心得。

1. "背奶" 工具

储存母乳的工具有很多：母乳保鲜袋、保鲜盒、集乳瓶等。无论你选择哪一种母乳存储工具，关键要注意的一点就是消毒。

母乳保鲜袋是目前最常用的母乳储存工具。用经过专业灭菌消毒的一次性保鲜袋存储母乳，可以减少母乳被细菌污染的可能性，保证母乳质量。母乳保鲜袋一般有 50 毫升、80 毫升、100 毫升、160 毫升、200 毫升等不同容量供选择。建议依照宝宝一餐的奶量选用合适的容量，并依照产品指示将封口密封后写上储存的日期及容量再冷藏或冷冻。

除了需要准备存储母乳的工具外，我们还需要准备保温包，蓝冰或冰袋。

保温包：相当于一个移动的小型冰箱，能够将挤出的母乳保存 8 个小时左右。适用于需要保证上下班路途的母乳不变质、外出短途旅行、工作地方没有冷藏设备的妈妈们。除了母乳存储，还可以用于便当、水果、饮料、餐包等的保鲜。

蓝冰或冰袋：要根据自身情况选择，冰袋比较适合公司有冰箱，通勤时间不长的背奶妈妈。如公司没有冰箱，则需使用蓝冰。如果选择买冰袋保鲜，需考虑到冰袋虽然价格便宜但也比较容易坏，所以平时出门要多买一个冰袋备用。至于冰袋或蓝冰的数量取决于需要冰多长时间：1 块蓝冰可以保鲜 5 ～ 8 小时，相当于 2 ～ 3 个冰袋；2 块蓝冰可以保鲜 10 ～ 16 小时，相当于 4 ～ 6 个冰袋；3 块蓝冰可以保鲜长达 24 时。

最后，简单谈谈吸奶器。如果你不会用手挤奶，吸奶器是最必不可少的用品。挑选时需注意：如果选购手动吸奶器，要看手柄设

小贴士

母乳挤出装好后，可以在存储工具上贴上"生产日期"，以便在保鲜期内使用。

计是否方便握持，力度容不容易控制。如果选电动吸奶器最好选具有多个频率调节功能的产品，还要考虑产品充电方不方便，配带的电池使用时间有多长。一款好的吸奶器应该有以下几个特点：①具备与婴儿吮吸相似的可以多挡调节的吸力；②使用时乳头没有疼痛感；③材质安全、便于清洗。此外，在面对各种品牌的吸奶器时，建议妈妈们选择专注于生产哺喂产品、对质量把控严格的品牌。

2. 母乳保存的时间

妈妈们将母乳挤出后，应该放在专门的、经过消毒的储存工具当中，然后贴上"生产日期"，再放入冰箱当中。母乳要越早饮用越好，不宜超过 24 小时。也就是说，妈妈们可以在每天晚上或早上将一天需要的奶量挤出存放在冰箱中，并在一天内使用完。

背奶妈妈们都会遇到母乳存放和如何加热的难题。用专用的容器存放的母乳，每一袋（杯）母乳都要注明"出厂"时间，至少要注明"上午""下午"或"晚上"，以便可以先吃挤出时间比较长的。母乳最佳的加热方法是放进热水当中复温，不宜煮沸，也不要使用微波炉加热。第一，是因为微波炉加热容易使受热不均匀，宝宝容易吃到"阴阳奶"；第二，目前各方专家对微波是不是会破坏维生素的说法不一。炉火也不适合加热母乳，因为温度太高，会破坏营养。

以最接近心灵的 37℃ 乳汁，用我们最真诚无私的爱，让背奶带给我们孩子最健康充沛的生长，让我们得以继续共享甜蜜温馨的哺乳相处时光。

（四）恋奶高峰期，劝戒的硝烟四起

关键词：恋奶期　不吃饭　安全感

到达孩子 1 岁左右的时候，像很多妈妈一样，我家孩子的恋奶高峰期也如约而来。

进入恋奶高峰期的孩子，不仅恋奶，而且超级粘我。家里断奶声一片，因为孩子不仅恋奶，更是恋母。她几乎每隔三五分钟就要我抱一下，只要我在，家里人几乎都抱不到她了。但当时的我内心还是很坚定的，希望能自然离乳，也明白这个心理敏感期是每位孩子的必经之路。

根据临床经验，宝宝 1 岁前是其大脑发育尤显突飞猛进的一年，开始

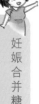

妊娠合并糖尿病知识读本

学步，手部灵巧度快速提高，开始产生喜怒哀乐等人类基本的情感诉求，语言能力迅猛提高。对于宝宝们来说，每天都有不同的新技能等待着他们去掌握，每天身体和大脑的迅速变化让他们难以适应，难免会产生不同的焦虑。所以，这个阶段，宝宝的以下几个特点决定了这是断奶最困难的时期：

① 宝宝的分离焦虑很强，对与妈妈的任何分离都非常敏感和抗拒；

② 口欲期还没过去，吸吮母亲的乳头仍然是宝宝缓解焦虑不安，感受安全的重要方式；

③ 奶瘾也开始大起来，进入了为期半年左右的奶瘾旺盛期；

④ 还没发展出完全依靠自我安抚入睡的能力，吃奶还是辅助宝宝入睡的重要手段之一。

因此，果不其然，这个时期的她，只要我在家里，有事没事就会想起吃一口奶。有时我正吃着饭，也吵着要吃奶。不给吃，就抱大腿，直说"妈妈抱抱"，一副可怜兮兮的样子。一抱起来，就是扯衣服，找奶吃。吃到奶，就满足了，自得其乐去玩了，简直像个犯了大烟瘾的人。

跟奶瘾同时来的，就是不好好吃饭。这点让家里的老人家特别焦虑。常常精心准备的饭菜一口也不吃，能不上火吗？虽然我安慰家人们，她不吃就不要勉强了，小孩不会饿坏自己的。其实孩子也不是什么都不吃，比如她一天可以吃两个西红柿、喝两盒200毫升的酸奶，只是不太爱吃主食。有时虽然喂得比较费劲，但量还是可以的。孩子喜欢自主进食，抓着盘子里的菜，拼命往嘴巴里送，或者捧着饭碗喝稀饭。只不过，这样饭桌会比较惨烈，还不见得能吃进去多少。

或许，这个时期里，孩子不好好吃饭确实跟奶瘾有关。但为了让孩子多吃饭就断奶，无疑是最不明智的决定。关于奶瘾的产生，上面我们也提到一些因素，总的来说，这个时期的孩子正处在1岁~1岁半安全感建构时期，需要寻求更多的心理安慰，母乳这种最直接的和妈妈相联结的方式，从出生起就是

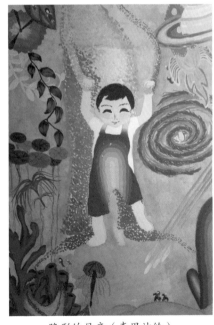

隐形的母亲（李思洁绘）

孩子安全感和安慰的重要来源。对这个时期的孩子来说，继续吃母乳会让他们少些不安，多些勇气，很快从挫折感中恢复到积极探索的状态。《西尔斯育儿经》里写道，那些非常自信、安全感非常好的孩子，都不是断奶过早的孩子。

虽然这个时期的宝宝吃奶多了，必然会减少吃饭的量。但我还是相信小孩子会自行调节进食比例的，总能量和营养应该不会太少。所以，我还是决定顺其自然，给孩子1～2个月，甚至半年更长的调整期。最要紧的就是，避免因大人们紧张、焦虑、逼迫而造成真正的厌食。

（五）自然离乳，属于我们爱的回忆

关键词：断奶　离乳

其实，断奶和离乳属于同一个概念，只是"断奶"二字更流露出几分无奈和决断——意味着需要采用人工阻断的方式来强制宝宝离乳。

国际母乳协会和世界卫生组织都建议：母乳最好喂到自然离乳。所谓"自然离乳"，就是让宝宝自己决定什么时候离乳，在自然的状态下平和地离乳。母乳喂养最好能持续到2岁，所以在妈妈和宝宝都做好准备之前，建议不要强制离乳。

而我在看了大部分育儿书籍与心理书籍后，更清楚地坚定了我自己对自然离乳的决心。

离乳的第一步，更多地取决于妈妈的想法和选择。妈妈们其实不用担心"宝宝会不会越大就越难离乳"，即使没有任何的人为干预，宝宝终究会和妈妈的乳房说"再见"的。所以，我坚信最佳的离乳状态是让宝宝自己决定什么时候断奶。

一般来说，自然离乳的时间大多在1岁半到3岁之间。1岁以下的宝宝，一般不会有自动离乳的现象，即使宝宝拒绝吃奶，也可能是因为吃奶环境不够安静、干扰过多，或者因为心理原因而导致的"罢奶"。

每个宝宝都有自己独特的个性和习惯，每个妈妈都是最了解宝宝的人，最合适的断奶方式，应该是妈妈用心为宝宝专门制定的。所以，断奶的方式视宝宝年龄和个人的情况都应有所不同。具体的离乳方式可以参考乐清母乳妈妈大本营的一篇文章——《可以断奶了吗？》。

相信很多哺乳到这个阶段的妈妈，已经不急于给宝宝断奶了，接下来的就是，静待花开了。

二十四、医路有我，伴你同行

——糖妈妈产后怎么办？

张莹

近年来，随着人们生活水平的提高和生活方式的改变，糖尿病越来越受关注，也有越来越多的女性在妊娠期发生糖尿病。有研究统计数据显示，目前我国的妊娠期糖尿病的发病率已经突破10%，并且有逐年上升的趋势。

妊娠期糖尿病多数发生在妊娠中晚期（24～28周）。妊娠过程是对母亲身体的一种全面考验，各器官功能会全面调动以适应母子需要，尤其是能量代谢系统，胰岛会适度增生、肥大，以适应处理更多的能量需求。这是人类数万年进化的伟大成果，这种孕期内分泌代谢变化使人类在食物匮乏的时代能够适应孕期的需要，保证母亲和宝宝的能量供应。但在生活方式急剧变化、能量过剩的今天，如果能量摄入和积蓄过多，则会使胰岛功能失代偿导致血糖升高，从而患上妊娠期糖尿病。

怀孕期间为了母子的健康可以适度加强营养，但过度营养却会适得其反。当母亲体重增加过快、过多时，提示摄入的能量远远超过胎儿的需要而积蓄在母亲体内，成为一种可能诱发糖尿病的高危因素。如果血糖控制不佳，会导致一系列母婴并发症，如妊娠高血压综合征、羊水过多、感染率增加、出血增多、酮症酸中毒，并增加新生儿畸形、巨大儿的危险性，胎儿易出现呼吸窘迫综合征、高胆红素血症、智力障碍等。

一般来说，准妈妈患有妊娠期糖尿病的时间越晚，产后恢复的可能性就越大。妊娠期糖尿病孕妇分娩后，首先要合理控制饮食和体重，保持适当营养，适度运动。绝大多数妊娠期糖尿病患者产后糖代谢异常能够恢复，但也有40%～50%产妇在产后5～10年发展为2型糖尿病，而大部分产妇随着产后时间的推移都有可能发展成为2型糖尿病，从而戴上这一终生疾病的帽子。2型糖尿病的主要危害在于其波及全身各系统的严重并发症，可以导致心肌梗塞、肾功能衰竭、脑卒中、失明、截肢等。产后5年内是发展为糖尿病的高峰期，并且妊娠期糖尿病患者可能包含一部分妊娠前存在的糖代谢异常者，因此产后进行血糖检查非常重要。产后12周复查口服75克糖耐量试验，以做到对2型糖尿病早发现，早干预。如果正常，以后至少每年复查一次。每次随访同时要接受健康教育，接受科学的饮食指导以及进行科学的体育锻炼，我们提醒所有的糖妈妈终生做到"管住嘴，迈开腿"。

再让我们来一起认识下哪些人是2型糖尿病的高危人群。第一类，年龄≥45岁；体重指数（BMI）≥25千克/米²者，以往有糖耐量异常或者空腹血糖受损者，或糖化血红蛋白HbA1c位于5.7%～6.5%之间者；第二类，有糖尿病家族史者；第三类，高密度脂蛋白胆固醇（HDL）低（＜0.9mmol/L）和/或甘油三酯高（＞2.8mmol/L）者；第四类，有高血压（成人血压≥140/90毫米汞柱）和/或心脑血管病变者；第五类，年龄≥30岁的妊娠妇女并有妊娠糖尿病史者；曾分娩巨大儿者（≥4千克）；有不能解释的滞产者；有多囊卵巢综合征的妇女；第六类，常年不参加体力活动者；第七类，使用影响糖代谢药物者等。可见，糖妈妈和宝宝都是2型糖尿病的高危人群，妈妈们除了自己要保持健康的生活方式

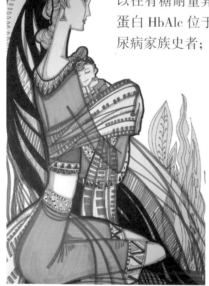

拥抱（何珏瑜绘）

外，切不可认为胖宝宝就是健康宝宝，一味地给孩子增加营养而忽视锻炼身体。妈妈们要记得宝宝也要合理饮食，从小要热爱运动，保持健康而充满活力的体型。

妊娠期糖尿病和 2 型糖尿病似乎就像一个人的儿童期和成年期，是胰岛素抵抗和胰岛功能下降这一重要病理生理机制发展在女性不同年龄阶段的体现。虽然产后发生 2 型糖尿病危害巨大，但是现代内分泌代谢学的发展也使得 2 型糖尿病可防可控。希望产后的糖妈妈们，也要做健康生活方式的倡导者和践行者，合理饮食，积极运动，保持内分泌代谢平衡，收获为人母的快乐，尽享健康丰富人生。

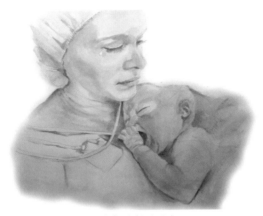

孕育（彭鹏绘）

附录　糖妈妈常用工具表

一、糖妈妈常用热卡表和食物交换份

热量 /千卡	交换 /份	谷薯类 （两/份）	蔬果类 （斤/份）	肉蛋豆类 （两/份）	浆乳类 （毫升/份）	油脂类 （汤匙/份）
1 600	18	4/8	1/1	4/4	400 /2.5	2/2
1 800	20	5/10	1/1	4/4	400/2.5	2/2
2 000	22	5/10	1.5/1.5	5/5	500 /3	2.5/2.5
2 200	24	5.5/11	2/2	5/5	500/3	3/3
2 400	26	6/12	2/2	5.5/5.5	500/3	3/3

二、糖妈妈三餐食谱推荐（四季）

（一）春天版

1. 西芹胡萝卜炒肉丝

西芹是高纤维的绿色植物，可以帮助消化，利于通便，有利于肠道健康。胡萝卜的营养价值极高，素有"土人参"之称，含有大量胡萝卜素，有补肝明目的作用。

主料：胡萝卜 50 克（18.5 千卡），西芹 240 克（33.6 千卡），瘦猪肉 100 克（155 千卡）。

调料：花生油 2.5 克（22.5 千卡），盐 1 克，姜丝 5 克（2.05 千卡），葱 10 克（3.7 千卡）。

做法：

① 胡萝卜去皮洗净后切成胡萝卜丝备用。

② 西芹摘去叶子洗净后斜刀切成薄片；葱切段备用。

③ 炒锅倒油烧热，放入葱段煸出香味。

④ 先放肉丝翻炒，再放入胡萝卜丝和西芹片翻炒熟。

⑤ 放入适量盐翻炒均匀即可关火装盘。

热量：235.35 千卡（碳水化合物：18.1 克；蛋白质：22.5 克；脂肪：9.1 克）。

2. 三鲜饺

猪肉的蛋白质为完全蛋白质，含有人体必需的各种氨基酸，且氨基酸的构成比例接近人体需要，因此易被人体充分利用，营养价值高，属于优质蛋白质。

在饺子粉中加入适量盐（为了使面有筋道），加入适量水和匀后，揉成面团，盖上湿布，醒 30 分钟。

原料：

饺子皮材料：富强粉 100 克（350 千卡），水，盐。

饺子馅材料：猪肉末 100 克（395 千卡），鲜虾仁 50 克（99 千卡），韭菜 100 克（26 千卡），姜末 5 克（1.85 千卡），鸡蛋 60 克（86.4 千卡）。

调料：盐，糖，鸡精，料酒，香油。

做法（蒸或煮均可）：

煮的流程：

① 锅内多放些水，烧开后，加入一小勺盐。

② 下入饺子，煮开至快溢锅时，加入凉水，如此三次，再打开锅盖略煮即成。

沾料：以醋配上蒜末，喜欢的话再加点辣油。口味别太混杂，那会掩盖了饺子本身的香味。

热量：958.25 千卡（240 千卡 /100 克）（100 克三鲜饺中碳水化合物：20.0 克；蛋白质：13.0 克；脂肪：3.0 克）。

3. 鲜虾白菜炖豆腐

俗话说得好，白菜豆腐保平安。白菜又被称为"百菜之王"，可见它的营养价值之丰富，而豆腐富含植物优质蛋白质。

材料：虾 100 克（198 千卡），大白菜 150 克（25.5 千卡），豆腐 200 克（114 千卡）。

辅料：香菜 30 克（9.3 千卡）。

调料：植物油 3 克（27 千卡），大葱 5 克（1.5 千卡），姜 5 克（2.05 千卡），盐 2 克，胡椒粉 1 克。

做法：

① 虾准备好。

② 豆腐切成小块。

③ 白菜片成大片备用。

④ 烧热水，放入虾，烧开。

⑤ 放入一点料酒解腥气。

⑥ 放入适量的盐，捞起备用。

⑦ 放入白菜、豆腐和虾继续炖煮。

⑧ 炖好出锅前放入配料。

热量：377.35 千卡（碳水化合物：15.8 克；蛋白质：19.1 克；脂肪：13.1 克）。

小贴士

此菜荤素搭配，口味鲜美，尤其是白菜吸收了虾的汤汁后，不是一般的鲜，这是用最家常的原料做出最鲜美的味道。另外做这道菜一定要先放白菜，然后再放虾，这样白菜才能充分吸收虾的滋味。

（二）夏天版

1. 裙带伴青瓜（凉拌青瓜海带丝）

材料：青瓜 200 克（30 千卡），海带丝 100 克（14 千卡），指天椒 5 克（1.6 千卡），香菜 10 克（3.1 千卡），姜 5 克（1.85 千卡），蒜 5 克（1.26 千卡），盐 1 克，陈醋 2 克，味极鲜酱油 1.5 克（9.45 千卡），香油 1 克（9 千卡）

做法：海带丝过一遍开水后洗一遍，并用剪刀剪短。青瓜用刀背拍，拍后切成小块。指天椒、姜和蒜切小片，然后放盐、陈醋、味极鲜酱油、香油，撒上香菜叶拌均匀即可。也可以用油烹一下。

热量：70.26 千卡（碳水化合物：8.6 克；蛋白质：3.3 克；脂肪：1.6 克）。

2. 紫菜蛋花虾米汤

制作简单，营养丰富，四季皆宜。

食材：紫菜 10 克（20.7 千卡），香菜 10 克（3.1 千卡），鸡蛋 1 个 60 克（86.4 千卡），虾米 15 克（29.7 千卡），香葱 5 克（1.85 千卡），盐 0.5 克，香油 2 克（18 千卡）。

做法：

① 紫菜洗干净、撕碎，与虾皮一同放入碗中待用；鸡蛋在碗中打散搅匀。

② 锅置火上，放油烧热，倒入葱花炝香，加水烧开，淋入蛋液。

③ 待蛋花浮起时，放盐、香油，再把汤倒入紫菜虾皮碗中即可。

热量：约 160 千卡（碳水化合物：6.7 克，蛋白质：17.5 克，脂肪：7.8 克）。

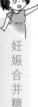

3. 清蒸鲈鱼

对准妈妈而言，鲈鱼是一种既补身又不会造成营养过剩而导致肥胖的营养食物，是健身补血、健脾益气和益体安康的佳品。淡水鱼中的鲈鱼，其肌肉脂肪中的 DHA 含量居所有被测样品之首。为了避免鱼肉中宝贵的 DHA 流失，要注意合理的烹饪方法。DHA 不耐高热，因此对于富含 DHA 的鱼类，建议采用清蒸或炖的方法，不建议油炸，因为油炸温度过高会大大破坏宝贵的 DHA，所以清蒸鲈鱼最补脑。

食材：鲈鱼 500 克（525 千卡），精盐 1 克，花生油 4 克（36 千卡），姜丝 15 克（6.15 千卡），葱 10 克（2.4 千卡），酱油 2 克（1.26 千卡）。

做法：

① 将鲈鱼宰好，除内脏，洗净。用盐、生姜丝、花生油，浇入鲈鱼肚内。放 2～3 条葱在碟底，葱上放鲈鱼。

② 再用猪肉丝、冬菇丝、姜丝和（少许）热盐、酱油、生粉搅匀，涂在鱼身上，隔水猛火蒸 10 分钟，熟后取出原汁一半，加生葱丝及胡椒粉放于鱼上，再烧滚花生油淋上，略加适量酱油即好。

热量：一人分量为 150 克；不捞汁热卡为 160.4 千卡；捞汁 171.2 千卡（碳水化合物：0.5 克，蛋白质：28.0 克，脂肪：6.3 克）。

如果将清蒸鲈鱼改为香煎鲈鱼，由于烹调方式的改变，香煎时需要更多的食用油，且油脂渗透到鱼肉，从而导致总热卡增加。同样的进食量，香煎鱼的热量则约为 200 千卡。

（三）秋天版

1. 南瓜小米粥

南瓜的营养成分较全，营养价值也较高。嫩南瓜中维生素 C 及葡萄糖含量比老南瓜丰富，老南瓜则钙、铁、胡萝卜素含量较高。

材料：南瓜 100 克（22 千卡），小米 75 克（268.5 千卡）。

做法：

① 将南瓜洗净去皮去籽，切成小块，小米洗净备用。

② 锅中加适量水，煮沸后下入小米煮 20 分钟，转小火，撇去浮沫，再下入南瓜块，煮至粥黏稠。

热量：290.5 千卡（碳水化合物：61.6 克；蛋白质：7.5 克；脂肪：3.4 克）。

2. 田园沙拉

材料：红椒25克（5.5千卡），紫甘蓝35克（7.7千卡），生菜50克（6.5千卡），番茄100克（19千卡），玉米85克（90.1千卡），黄瓜35克（5.25千卡），苹果50克（26千卡），车厘子50克（23千卡），猕猴桃50克（28千卡）。

做法：洗好菜，将紫甘蓝切成丝，黄瓜、苹果、猕猴桃切成块。然后把生菜、玉米粒、红椒过水煮熟。将准备好的菜和水果均放入碗中。

调味料含的卡路里远远超过食物，所以可自制番茄酱：将番茄切开，加水煮，煮软了再把它压烂，让汁浓厚点，加鸡精、盐，最后浇在沙拉上。

如果觉得味道不够，也可以用沙拉酱或者用自制的番茄酱加其他的调味。因为食材的卡路里一般不会超过150千卡，所以用沙拉酱也可以，比平时吃的卡路里要低很多。

热量：211.05千卡（碳水化合物：84.9克，蛋白质：12.4克，脂肪：5.4克）。

3. 什锦炒牛肉粒

五彩缤纷，好看又好吃，且营养丰富。

材料：青豆50克（156.5千卡），玉米粒50克（53千卡），黄瓜30克（12千卡），胡萝卜丁25克（9.25千卡），蘑菇丁25克（25千卡），牛肉25克（31.25千卡），姜末5克（2.05千卡）。

做法：

① 将蘑菇、胡萝卜、黄瓜洗净，切成小丁，与青豆同下入开水锅内焯片刻，捞出控水。

② 牛肉粒下入热油内翻炒，捞起备用。

③ 葱姜切丝。

④ 淀粉放碗内，加水调成湿淀粉。

⑤ 炒锅注油烧热，下入葱姜丝炝锅，放入玉米粒、青豆、蘑菇丁、胡萝卜丁、黄瓜丁、牛肉粒，加入精盐炒匀，用水淀粉勾薄芡，撒入味精即可。

热量：268.0千卡（碳水化合物：59.4克；蛋白质：18.4克；脂肪：4.5克）。

（四）冬天版

1. 云耳蒸鸡

云耳是黑木耳的一种，因其形状像云朵而得名，是一种营养丰富、优质味美的胶质食用菌；鸡肉和牛肉、猪肉比较，其蛋白质的质量较高，脂肪含量较低，为优质的蛋白质来源。

食材：鸡半只400克（440.88千卡），云耳10克（20.5千卡），盐1.5克，酱油2克（1.26千卡），料酒2克（0.04千卡），食用油2克（18千卡）。

做法：

① 云耳用温开水泡开。

② 云耳洗净，沥干水分备用。

③ 鸡洗干净，切成块。

④ 加入所有调料，轻轻搅拌，使鸡、云耳与调料充分混合。

⑤ 锅中注入适量清水，把拌匀后的鸡块放入锅中，盖上锅盖隔水大火蒸15分钟即可。

热量：一人进食量125克，云耳蒸鸡热量为149.8千卡；如果变成煲仔饭，则加入75克大米，花生油10克，鸡125克，摄入热卡为499.3千卡。大米（75克）和云耳蒸鸡，摄入热卡为409.3千卡（碳水化合物：2.0克，蛋白质：24.1克，脂肪：12.6克）。

2. 杂粮饭

杂粮饭能提高蛋白质吸收率。专家介绍，大米约含75%淀粉，是人体热量主要来源，而小米能养胃，还有减轻皱纹、色斑等功效，其蛋白质营养价值却低于大米，"二米饭"最大作用能够功能互补。

原料：大米50克（173千卡），小米25克（89.5千卡）。

做法：准备大米、小米备用，淘米两遍，倒入适量清水，没过米一指节深，按煮饭键。

备注：烂饭或粥，糊化程度高，易于胃肠道的消化和吸收，所以容易引起血糖升高；小米属于粗粮，富含纤维素，能增加饱腹感，延长对食物的消化吸收时间，有益于血糖的稳定。

热量：262.5千卡（碳水化合物：57.7克，蛋白质：6.0克，脂肪：1.2克）。

3. 酸溜土豆丝

酸溜土豆丝有中和养胃、健脾利湿、宽肠通便、降脂、美容养颜、补充营养、利水消肿，以及降压的作用。

材料：土豆200克（152千卡），青椒10克（2.2千卡），红辣椒10克（2.2千卡）。

辅料：鸡精 1 克，醋 1 克，盐 1 克，食用油 1 克（9 千卡）。

做法：

① 将土豆去皮切丝，备用。

② 将土豆丝放进盆里，用清水泡，中间换水 2 次，洗掉土豆中的淀粉，这样处理口感特别爽脆。

③ 捞出土豆丝，不用特意沥干水分，带点水分一起炒。

④ 青椒和红辣椒切丝。

⑤ 热油锅中，放入土豆丝，翻炒。

⑥ 放入青椒丝和红辣椒丝。

⑦ 加入盐、醋，继续翻炒 2 分钟，上碟。

热量：165.4 千卡（碳水化合物：36.2 克，蛋白质：4.3 克，脂肪：1.5 克）

三、饮食计算盘的使用方法

（1）判断糖妈妈的体型。在第一转盘中找出糖妈妈的身高值（米），在第二转盘中找出孕前体重值（千克），转动第一转盘，使身高刻度与体重刻度沿径向对齐，根据指示箭头所指的 BMI 值判断体型（偏瘦、正常、肥胖）。

（2）计算糖妈妈一天所需总热量（千卡）。先计算出糖妈妈的标准体重（标准体重 = 身高 –105），转动第三转盘正面，对应糖妈妈的标准体重后停止转动并固定。然后根据体型、每天所处的状态（卧床、轻体力劳动）以及孕周在转盘内进行判断，算出每日所需总热量值（中晚孕每天增加 200 千卡能量）。

（3）转动第三转盘背面，找出与已算出的每日所需总热量值最接近的值，得出一天所需食物的总量。

（4）根据第四转盘上的食物种类标示：米面类、蔬果类、肉类、鸡蛋类、乳类、植物油类，选择相应的食物进餐。

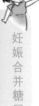

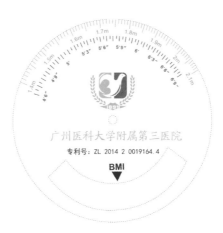

第一转盘

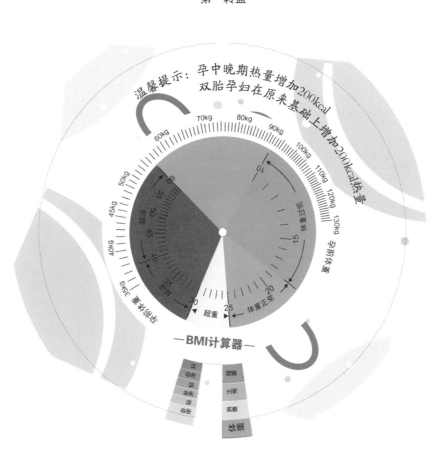

第二转盘

287

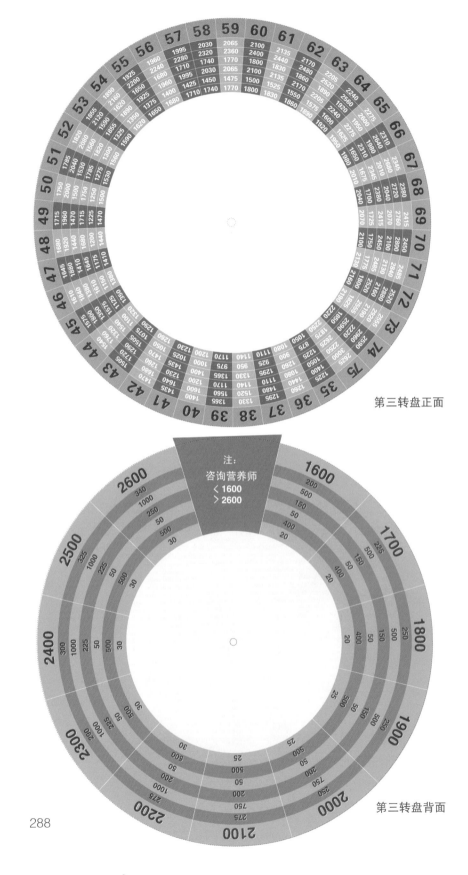

第三转盘正面

注：
咨询营养师
< 1600
> 2600

第三转盘背面

妊娠合并糖尿病知识读本

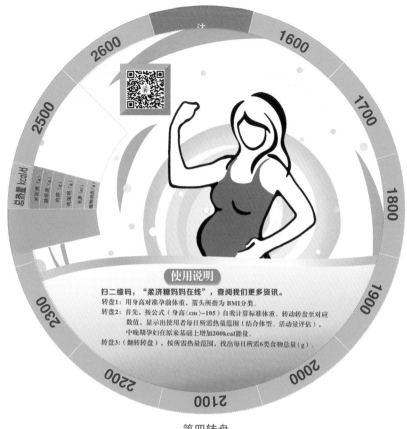

第四转盘

四、不同体重妇女孕期热卡和体重增长推荐表

1. 美国医学研究所推荐与孕前 BMI 相对应的体重管理

孕前 BMI / (千克 / 米²)	总增加体重		妊娠中晚期增加体重	
	区间 / 千克	区间 / 磅	平均值 / (千克 / 周)	平均值 / (磅 / 周)
低体重者: BMI < 18.5	12.5 ~ 18	28 ~ 40	0.51 (0.44 ~ 0.58)	1 (1 ~ 1.3)
正常体重者: 18.5 ≤ BMI < 25.0	11.5 ~ 16	25 ~ 35	0.42 (0.35 ~ 0.50)	1 (0.8 ~ 1)
超重者: 25.0 ≤ BMI < 30.0	7 ~ 11.5	15 ~ 25	0.28 (0.23 ~ 0.33)	0.6 (0.5 ~ 0.7)
肥胖者: BMI ≥ 30.0	5 ~ 9	11 ~ 20	0.22 (0.17 ~ 0.27)	0.5 (0.4 ~ 0.6)

注：①对于妊娠早期平均增重 0.5 ~ 2 千克（1.1 ~ 4.4 磅）；

②表中数据来源于"妊娠合并糖尿病指南（2014）"。

附录　糖妈妈常用工具表

2. 孕妇每日能量摄入推荐

项目 BMI / （千克 / 米²）	能量系数 / （千卡 / 千克 理想体重）	平均能量 / （千卡 / 天）	孕期体重 增长推荐 / 千克	妊娠中晚期推荐 每周体重增长 / （千克 / 周）
低体重者： BMI < 18.5	35 ～ 40	2000 ～ 2300	12.5 ～ 18	0.51（0.44 ～ 0.58）
正常体重者： 18.5 ≤ BMI < 25.0	30 ～ 35	1800 ～ 2100	11.5 ～ 16	0.42（0.35 ～ 0.50）
超重 / 肥胖者： BMI ≥ 25.0	25 ～ 30	1500 ～ 1800	7 ～ 11.5	0.28（0.23 ～ 0.33）

注：①平均能量（千卡 / 天）= 能量系数（千卡 / 克）× 理想体重（千克）；1 千卡 =4.184 千焦。对于我国常见身高的孕妇（150 ～ 175 厘米），可以参考：理想体重（千克）= 身高（厘米）–105。过矮或过高孕妇需要根据患者的状况调整膳食能量推荐。妊娠中、晚期孕妇在上述基础上平均每日依次再增加约 200 千卡；妊娠早期平均体重增加 0.5 ～ 2.0 千克；多胎妊娠者，应在单胎基础上每日适当增加 200 千卡能量摄入。

②表中数据来源于"妊娠合并糖尿病指南（2014）"。

五、常见运动方式与热卡耗能表

1. 运动方式

适宜开展的运动	不适宜开展的运动
游泳	跳跃
散步	震动
慢跑	球类
骑车	登高（海拔 2 500 米以上）
孕妇体操	长途旅行
瑜伽	长时间站立
爬楼梯	滑雪
Kegel 运动	潜水
	骑马

妊娠合并糖尿病知识读本

2. 耗能表（消耗 90 千卡能量所需要的时间）

活动项目	时间/分	活动项目	时间/分
睡眠	80	步行、跳舞、游泳	18～30
坐、写字	50	购物、走楼梯、体操	25
打字	45	骑自行车	15～25
弹钢琴	35	打乒乓球、排球	20
办公室	30	爬山、长跑、中球	10
扫地、铺床、烹饪	30		

注：靶心率＝170–年龄（岁）。肥胖或超重靶心率：20～29岁：110～131次/分；30～39岁：108～127次/分。

3. 运动强度分类

高强度运动：运动后心跳加速并自觉很疲乏，如跑步、游泳、爬山等。

中强度运动：运动后心跳加速但不自觉疲乏，如孕妇体操、疾步走、跳舞、上下楼梯和上肢举重锻炼（不超过 5 千克）等。

轻强度运动：运动后心跳不加速并不自觉疲乏，如散步、园艺和轻度的家务劳动等。

六、不同围生期阶段血糖目标值推荐表

时期		空腹血糖/（mmol/L）	餐后 2 小时血糖/（mmol/L）
妊娠前		3.9～6.1	＜7.8
妊娠期	GDM	3.3～5.3	4.4～6.7
	PGDM	3.3～5.6	5.6～7.1
产时（围手术和分娩）		5.0～10.0	—
产后		3.9～6.1	＜7.8

七、糖尿病合并妊娠常用控制血糖药物一览表

1. 口服类降糖药

药物名称		作用部位	孕期安全性分级	胎盘通透性	乳汁分泌
第二代磺酰脲类	格列本脲	胰腺	B	极少量	未知
	格列吡嗪、格列美脲	胰腺	C	未知	
双胍类（二甲双胍）		肝、肌细胞、脂肪细胞	B	是	动物
α-葡萄糖苷酶抑制剂（拜糖平）		小肠	B	未知	未知
噻唑烷二酮类（吡格列酮）		肝、肌细胞、脂肪细胞	C	未知	动物
非磺酰类胰岛素促分泌剂：瑞格列奈		胰腺	C	未知	未知

2. 可用于妊娠的胰岛素种类及特点

胰岛素类型	起效时间	高峰时间	持续时间	适应孕妇人群
人胰岛素（Regular）	30～60 分钟	2～3 小时	8～10 小时	可用
NPH（Neutral protamine hagedorn）	2～4 小时	4～10 小时	12～18 小时	可用
长效胰岛素（Detemir）	3～4 小时	无	20-24 小时	可用
30R	30 分钟	2～12 小时	14～24 小时	可用
50R	30 分钟	2～3 小时	10～24 小时	可用
速效胰岛素类似物——门冬胰岛素	5～15 分钟	30～90 分钟	4～6 小时	可用

八、糖妈妈病史收集表

基本信息
床号：　　　　　住院号：　　　　　　门诊卡号：

姓名：　　　　　年龄：　　岁　　　　籍贯：　　　　　　联系电话：

入院诊断：

口服葡萄糖耐量试验
孕周：　　周　　　　　　　结果：　　　mmol/L

第一次糖化血红蛋白：　　%（孕周：　　周）　　第二次糖化血红蛋白：　　%（孕周：　　周）

第三次糖化血红蛋白：　　%（孕周：　　周）　　第四次糖化血红蛋白：　　%（孕周：　　周）

背景情况
身高：　　厘米　　孕前体重：　　千克　　BMI：　　千克/米^2

第一次孕检宫高/腹围：　　/　　厘米（孕周：　　周）

分娩日孕检宫高/腹围：　　/　　厘米（孕周：　　周）

孕期体重增长情况
孕期总体重增长：_____千克

怀孕至20周：_____千克_____/（千克·周）

孕20周～诊断孕周（　周）：_____千克_____/（千克·周）

20～30周：_____千克_____/（千克·周）

30～_____周（分娩孕周）：_____千克_____/（千克·周）

疾病相关情况
家族史：有（　　）无（　　）　多囊卵巢综合征：有（　　）无（　　）

不良孕产史：有（　　）无（　　）　其他：

糖尿病类型
□A1级　　□A2级　　□B级　　□C级　　□其他_____

孕前糖尿病情况
正常（　　）　糖尿病前期（　　）　1型（　　）　2型（　　）　未发现（　　）

降糖药及剂量：

空腹血糖：　　mmol/L　　餐后2小时血糖：　　mmol/L　　糖化血红蛋白：　　%

眼底：　　肾功能：

注射胰岛素类型
□门冬胰岛素　　□赖脯胰岛素　　□精蛋白锌胰岛素注射液

□地特胰岛素　　□其他：

293

注射胰岛素剂量
注射开始孕周：　　周
初始剂量：　　U　　最大剂量：　　U　　分娩前剂量：　　U　　减量孕周：　　U

围分娩期情况
孕期特殊情况：低血糖（　　）次　　糖尿病酮症（　　）次　　DKA（　　）次

终止妊娠指征：　　　　　　　　剖宫产指征：
引产方式：水囊（　　）　　催产素（　　）　　人工破膜（　　）
顺产：　　总产程：　　小时　　第二产程：　　小时
产时出血：　　毫升　　24 小时总出血量：　　毫升
备注：

新生儿情况：
孕周：　　周　　体重：　　克　　Apgar 评分：　　脐血血气：

分娩前超声：　　BPD：　　FL：　　AC：　　WT：　　克　　羊水：

围分娩期血糖情况
产程中血糖波动：　　～　　mmol/L
手术前血糖：　　mmol/L　　术中血糖：　　mmol/L
术后 6 小时内血糖波动：　　mmol/L　　术后第一天血糖：　　mmol/L

地塞米松促胎肺成熟：　　时间：　　孕周：　　剂量和方法：

产后诊断糖尿病类型：
□A1 级　　□A2 级　　□B 级　　□C 级　　□其他 ____

产后糖尿病情况
降糖药及剂量：
空腹血糖：　　mmol/L　　餐后 2 小时血糖：　　mmol/L　　糖化血红蛋白：　　%
WBC：　　Hb：　　HCT：

注射胰岛素类型
□门冬胰岛素　　□赖脯胰岛素　　□精蛋白锌胰岛素注射液
□地特胰岛素　　□其他：
注射胰岛素剂量：

产后口服葡萄糖耐量试验
时间：产后 1 周　　产后 2 周　　产后 4 周　　产后 6 周
结果：

产后体重变化
分娩当天产前体重：　　千克　　产后 24 小时体重：　　千克
产后 1 周体重：　　千克　　产后 6 周体重：　　千克
产后 3 个月体重：　　千克　　产后 6 个月体重：　　千克
产后 12 个月体重：　　千克

九、糖妈妈日记本

个人资料

基本信息：

姓名 _____   年龄：_____ 岁

身高：____ 厘米   体重：____ 千克   BMI：____ 千克 / 米²

联系电话：

联系地址：

疾病相关情况：

糖尿病类型：

□ A1 级   □ A2 级   □ B 级   □ C 级   □其他 ____

注射胰岛素类型

□门冬胰岛素   □赖脯胰岛素   □精蛋白锌胰岛素注射液

□地特胰岛素   □其他：

妊娠期糖尿病饮食血糖日记监测记录表

日期	空腹	早餐后	午餐前	午餐后	晚餐前	晚餐后	22：00	胰岛素用量	体重	备注

注：①血糖控制目标：a. 孕期血糖：空腹：3.3～5.3mmol/L；餐前3.3～5.6mmol/L；餐后 2 小时及睡前血糖：4.4～6.7mmol/L；b. 产后血糖：空腹：3.9～6.1mmol/L，餐后 2 小时及睡前血糖：4.4～7.8mmol/L。

②如出现头晕、心慌、冷汗、饥饿感等不适症状，则可能出现了低血糖，应立即按照低血糖的方案去处理。

十、糖妈妈宫缩胎动记录表

宫缩记录表（周）

日期	强度	持续时间（秒）	宫缩总数 （1 小时）

宫缩强度评估标准：强：痛感，子宫硬如额头；弱：仅有下腹胀感。

宫缩持续时间：从胀痛感开始到完全消失。

提醒：宫缩＞4 次／小时，请通知您的医生或护士。

病人签名：

日期：

胎动计数记录表（周）

日期	早	中	晚	总数 （1 小时）

计算方法：可按孕妇本人习惯感受的胎动计数自成体系，每次按统一标准即可。

提醒：胎动＜ 3 次 / 小时，请通知您的医生或护士。

病人签名：

日期：